Seres *das Estrelas

Eles estão entre nós

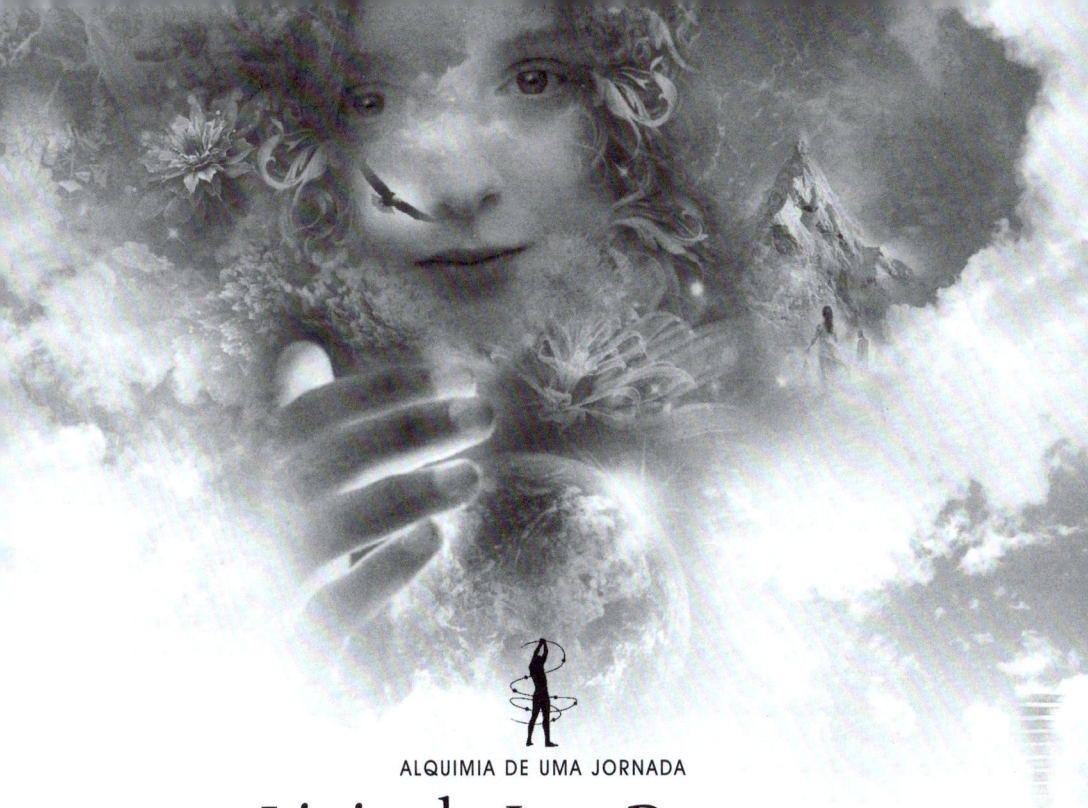

ALQUIMIA DE UMA JORNADA

Ligia da Luz Posser

Seres das Estrelas

Eles estão entre nós

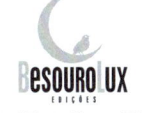

BesouroLux
EDIÇÕES

1ª edição / Porto Alegre-RS / 2022

Capa: Marco Cena
Produção editorial: Maitê Cena e Bruna Dali
Revisão e edição de texto: Gaia Revisão Textual
Produção gráfica: André Luis Alt

Dados Internacionais de Catalogação na Publicação (CIP)

P856s   Posser, Ligia da Luz
            Seres das estrelas : eles estão entre nós. / Ligia da Luz Posser.
         – Porto Alegre: BesouroBox, 2022.
            256 p.; 16 x 23 cm.

            ISBN: 978-65-88737-95-8

            1. Literatura brasileira. 2. Ficção científica. 3. Terapias
         holísticas. I. Título.

Bibliotecária responsável Kátia Rosi Possobon CRB10/1782

Todos os direitos desta edição reservados a
Edições BesouroBox Ltda.
Rua Brito Peixoto, 224 - CEP: 91030-400
Passo D'Areia - Porto Alegre - RS
Fone: (51) 3337.5620
www.besourobox.com.br

Impresso no Brasil
Novembro de 2022

Sumário

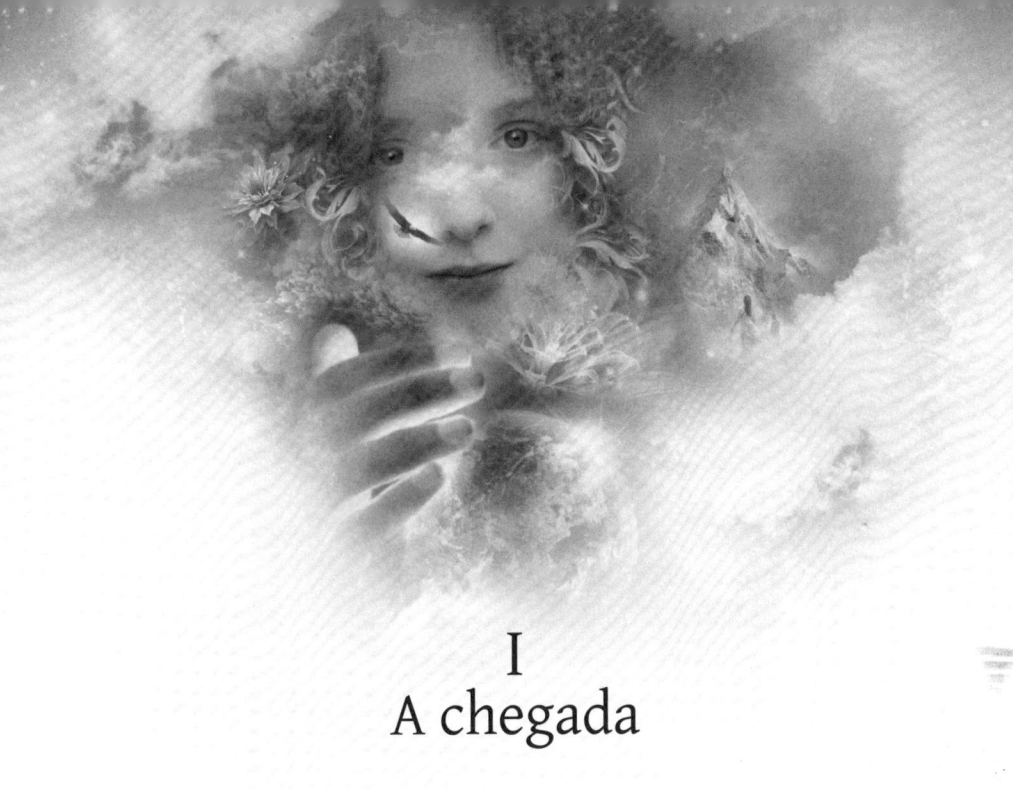

I

A chegada

Pelas ruas estreitas esgueirava-se furtivamente a figura de uma mulher. Suas vestes eram longas, com tecidos leves, coloridos e de caimento que emolduravam suas formas curvilíneas e femininas. Deslizava apressada pelas ruelas de um pueblo perdido na Cordilheira dos Andes, próximo à cidade de Cuzco. Ela tomava o caminho para fora do povoado, que ainda não percebia os primeiros raios do amanhecer sobre os picos nevados das montanhas verdes andinas. Era rápida, com passos seguros, demonstrando grande vitalidade. Resoluta, adiantou-se em direção a um tufo macio de folhas, atravessando-o, e sentiu mergulhar em uma espécie de portal energético. Um arrepio gostoso correu-lhe pelo corpo, um misto de alegria, leveza e a certeza de que estava chegando.

Hannah soltou o véu de seda que cobria seus longos cabelos. Emocionada, agora sabia que não estava perdida, e sim chegando. Aproximou-se das margens do riacho e, com as mãos trêmulas, retirou de uma bolsinha, sua companheira de jornada, uma pedra de cristal Ametista em forma de bastão, com pontas lapidadas em sete faces. Respirou fundo, buscando alento e coragem, em seguida apontou para o centro da cachoeira pronunciando algumas palavras, que pareciam um dialeto antigo. Olhando para o fundo da gruta, percebeu três aberturas na rocha.

Feliz e fazendo uso de poderes adquiridos, buscou conectar-se intuitivamente com as vibrações energéticas do espaço onde se encontrava, decidindo que a abertura da esquerda era o caminho a seguir.

– Enfim em casa! – Suspirou.

"Casa? Seria agora definitivamente meu lar?" Uma sombra de dúvida e tristeza em relação a esse pensamento toldou seu lindo semblante. Dirigiu-se até o centro do salão. Ansiosa, mas sem perder o foco, concentrou-se e voltou-se para o leste. Nessa mesma direção, o sol já brilhava, então estendeu novamente seu mágico bastão de Ametista, que tinha o poder de abrir portais energéticos, pronunciando palavras de sons e vibrações fortes aprendidas através dos tempos, e a rocha moveu-se, descortinando um portal, deixando passar uma luz azulada. Sons inespecíficos melodiosos e vozes começaram a ressoar.

Hannah mal conseguia conter sua inquietação. Num espaço de tempo curto e determinante, passou por sua mente tudo que viveu desde que chegou ao planeta Azul. Em missão na Terra, vencera uma etapa importante: a de levar luz às sombras. Durante esse despertar, nesta etapa terrena de transição da Era de Peixes para a Era de Aquário, enfrentou suas próprias sombras, sendo esse seu maior desafio e aprendizado.

Estava, enfim, de volta para seus amigos e companheiros. Em sua bagagem, carregava um projeto de transformação evolutiva para os humanos neste momento de transição para uma nova dimensão. Mudança esta que envolve toda a Galáxia, um mundo de regeneração, tendo agora, em um único tempo e espaço, passado, presente e futuro. Alguns ainda parcialmente resgatados, pois situações de relacionamentos interpessoais e a falta de fé, dentre outros aspectos, continuam ressoando e vibrando em universos paralelos e interconectados.

O fato de alguns estarem "parcialmente" resgatados por um breve instante apagou seu sorriso. Ansiosa, sabia de sua responsabilidade assumida e não lhe era permitido falhar. Sua missão principal estava apenas se iniciando, e uma nuvem de dúvida e angústia pelo incerto pairava no ar.

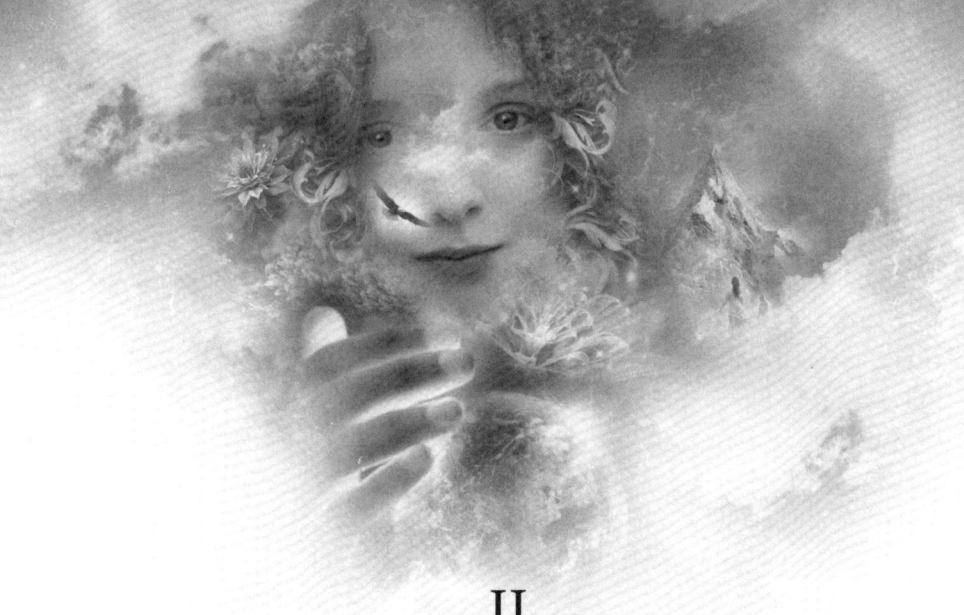

II
Assim caminha a humanidade

Com a história de Hannah que aqui será narrada, vamos mergulhar na vida de mensageiros da luz, mestres, anjos, arcanjos, ciganos, magos, bruxas e outros seres multidimensionais das estrelas, os quais vieram através dos tempos escrevendo a verdadeira história da epopeia humana, sua origem e seu destino.

No atual momento planetário, assim como há milhares de anos e em todas as épocas, seres vêm de fora da atmosfera terrestre, das esferas interestelares, em suas carruagens de fogo. São portadores de uma imensa capacidade amorosa e um conhecimento superior ao dos habitantes deste planeta, que ainda vivem e vibram na frequência da terceira dimensão quanto ao uso de suas capacidades. Os humanos ainda não aprenderam a acionar suas inúmeras possibilidades como entidades multidimensionais que são e poucos têm consciência de seus poderes intuitivos; muitos são simples humanos reativos, humildes, acionando mais sua parte instintiva, riso franco, quase infantil. Seu cotidiano os mantém bloqueados, estagnados pelos medos. Buscar escapar e sobreviver às agressões do meio selvagem e hostil, por bastante tempo, foram as ações que mais os ocupavam e mobilizavam.

A simplicidade e a pureza ainda na essência desses seres conhecidos como humanos, que, ainda ignorantes, erguiam barreiras contra seu potencial imenso de crescimento, tudo em nome da sobrevivência, funcionando e reagindo como sombras de si mesmos, fascinaram os viajantes estelares. Esses seres multidimensionais há tempos vêm em missão de ajuda e auxílio à humanidade, atuando na reversão da pobreza perceptiva, uma vez que estes se encontravam, alguns ainda se encontram, totalmente dependentes e movidos pelos cinco sentidos e um emocional imaturo. Seu plano de ação visa abrir caminhos de luz e possibilidades, oportunizados pela convivência mútua, para que os humanos consigam expandir sua consciência.

A trajetória de Hannah pode ser descrita como uma jornada para o resgate do amor, que sempre esteve presente na humanidade, mas nunca foi utilizado como uma ferramenta de poder. Você, leitor e leitora, durante esta jornada, que certamente já a trilhou, novamente fará parte dessa reconexão ou reconstituição da energia do amor nas mentes e nos corações. Vamos lá!

III
Trajetória de um ser interestelar no planeta Terra

Hannah acordou e se esgueirou furtivamente para fora da choupana enquanto todos dormiam, caminhou rápida em direção ao vilarejo, distante algumas horas, entre bosques e estradas pavimentadas com pedras irregulares.

A menina aparenta uns 15 anos, lembra de uma infância plena de dificuldades, habitando em uma casa que sentia não ser sua. Não sabia com clareza de que forma a vida a colocou no local onde estava, talvez tenha sido recolhida ou, como costume da região, vendida por seus pais, por não terem tido condições de criá-la. Era hora de partir, e Hannah não sentia ou tinha nenhum vínculo afetivo com as pessoas com quem convivia. Rejeição, maus-tratos e abusos descreviam o relacionamento com aquelas estranhas criaturas.

Parecia conhecer o caminho sem a lembrança de um dia nele ter transitado. Sentia a garganta arder, seca de sede e medo. Seu corpo tremia, suas pernas fraquejavam, sentia seu coração bater na garganta, sentia seu pulsar amoroso próximo das sensações e dos sentimentos que a sufocavam, dando-lhe alento e coragem de prosseguir. Era como se uma presença invisível protetora e amorosa a impulsionasse pelos batimentos de seu coração.

– Estou chegando! Quase chegando!

Ao mesmo tempo, não sabia onde iria chegar.

O medo, a incerteza e a angústia dos primeiros momentos em fuga abriram espaço à sensação de liberdade e leveza. Seu caminhar mais parecia um flutuar. Fechou os olhos, respirou fundo e chocou-se de frente com um senhor de vestes coloridas, botas de feltro verde-musgo e chapéu esquisito com uma pena, derrubando-o.

– Machucou-se? Estás bem? Qual é seu nome? Posso ajudar? Vens comigo?

Antes que Hannah organizasse seus pensamentos confusos para responder, ele pegou na sua mão de forma familiar, convidando-a a segui-lo, conduzindo-a por um caminho em direção a uma clareira, onde se via a fumaça de uma fogueira feita entre duas carroças, estas bem diferentes das que ela conhecia. Ele dizia:

– Venha, vais conhecer minha família...

Ela achou aquilo estranho. Jamais tinha visto o tal homem, mas sentia que podia confiar nele. E como confiar em quem nunca se viu? Dentro dela, o coração dizia: "sim, pode confiar". E ela o seguiu como se soubesse que, a partir daquele instante, tudo em sua vida iria mudar.

Uma carroça surgiu com a família daquele senhor, e todos foram apresentados, um a um. Alicia, uma bela cigana, de uns 40 anos de idade, chamou sua atenção. Ela tinha uma aparência jovem, vestia roupas muito coloridas e lindas e tinha duas longas tranças caindo caprichosamente pelos seus ombros e colo. Era uma cigana que tinha grandes conhecimentos, poderes esotéricos e místicos. Era intuitiva, clarividente, telepata e dominava o mundo de cristais, vegetais, luzes, cores e outras terapias sutis. Um espírito evoluído, com manifestações mais fortes e constantes de um amor incondicional, o que lhe conferia muito poder para transitar por dimensões interplanetárias. Seu companheiro de caminhada chamava-se Alejandro, "o cigano". Fisicamente, era um ser muito forte, com quase dois metros de altura, olhar bondoso e atento. Riso fácil, estava sempre alegre e era muito divertido.

Eles pertenciam ao Clã dos Caminhantes do Mundo, que levavam no fundo de suas carroças livros, medicamentos, infusões e um grande conhecimento milenar, que os seres das trevas tentaram abafar e acabar.

O casal trouxe ao mundo nesta existência dois seres interestelares, Inthi e Luhan, seus filhos, que eram adolescentes, tinham pele morena e olhos claros. Eles olhavam curiosos para Hannah.

– Vejam quem encontrei – Alejandro disse.

Todos sorriram. Parecia que a aguardavam há tempos.

Alicia logo deu as boas-vindas à menina assustada.

– Bem-vinda! Já estávamos a esperá-la. Sabíamos que viria, agora estamos quase prontos e temos que partir logo. Já a esperamos em demasia. As carroças estão carregadas, só falta apagar a fogueira e disfarçar o ambiente do entorno.

Alicia sugeriu que a menina trocasse de roupas entre os arbustos. Enquanto trocava suas roupas, Hannah sentiu uma intimidade inexplicável com aquela mulher. Vestiu-se e voltaram ao acampamento, no qual eram esperadas com ansiedade. Algo havia mudado no ambiente. Alejandro as apressou mais ainda, mal disfarçando uma preocupação súbita. Aproximou-se de Hannah, auxiliando-a a subir e entrar no interior da carroça maior, juntamente com os meninos, e colocou-se de imediato no banco do condutor da carroça, enquanto Alicia subiu na outra, tomando as rédeas com agilidade. Partiram seguindo uma estrada secundária e abandonada, longe da principal.

Alejandro e Alicia, como caminhantes do mundo, sabiam que sempre que um ser iluminado chega à Terra, eles são perseguidos pelos seres das trevas. Eles tinham que protegê-la. Hannah sentia que havia algo estranho, diferentemente da energia anterior, quando tudo era leveza e alegria. Acomodada no fundo da carroça, ela observava os dois silenciosos meninos, e também era observada. Tímida, sentiu-se envergonhada e fechou os olhos, sendo invadida por um cansaço, e adormeceu.

Muitas horas depois, com as carroças estacionadas, Hannah foi acordada por Alicia com um beijo na testa. A cigana estava profundamente sensibilizada com a sua presença. Um vínculo forte e luminoso de outras eras parecia estar sendo restabelecido naquele momento. Sorridente e feliz, lhe entregou um par de botinhas de camurça de bico fino. Ajudou-a a vestir uma saia longa colorida, penteou seus cabelos, fazendo uma trança grossa e a amarrando com um laço de fitas de cetim azul, jogou um xale com franjas da mesma cor sobre seus ombros e, abraçando-a, deu as boas-vindas ao seu mundo do Clã do Povo Caminhante, prometendo amá-la e protegê-la como a uma filha.

Se por um lado Hannah não conseguia entender aquele carinho, por outro, ela sentia uma segurança ao lado daquela mulher. Era inexplicável a sensação de familiaridade, como se a conhecesse de outros tempos. As duas saíram da carroça, e uma enorme fogueira iluminava o entardecer.

Alejandro preparava o jantar e dizia que ela, Luhan e Inthi seriam como irmãos. Aquela fala a deixou ainda mais segura. Inthi era um adolescente sensível, emotivo, intuitivo, doce e muito focado em busca de despertar e auxiliar ao máximo o próximo, sempre movido pelo coração. Ao mesmo tempo, era muito inteligente, determinado, observador e atento ao sentido de vida e qual sua verdadeira missão. Luhan era igualmente sensível e emotivo como o irmão, mas com um perfil mais prático e articulado, observador concentrado na busca de novos aprendizados e na elaboração de projetos, área esta em que era bem criativo e proativo.

A noite chegou, estendendo luz e sombras pelo acampamento. Por entre as árvores, observavam as estrelas, e a luz da lua veio iluminar o jantar como se uma lâmpada fosse acesa sobre o acampamento. Conversavam entre si, enquanto Hannah falava pouco do que lembrava de sua curta e triste existência. Explicou que tinha pouquíssimas lembranças de seu passado. Alicia, com um olhar sábio e significativo, sorriu e piscou para seu companheiro, afirmando:

– Vais lembrar, vais com certeza lembrar, pois tuas células de todo teu corpo físico e sutil, tua alma, têm memórias bem guardadas, tudo que for para ser recordado assim será, basta que queiras e estabeleças as conexões corretas. Tens todo o conhecimento dentro de ti, tua sabedoria é infinita. Por intermédio da meditação e de outras formas de iniciação, vais aprender, e tudo que quiseres saber estará ao teu dispor.

A pedido dos meninos, Alejandro preparou-se para contar uma história. Esta seria a primeira vez que ela participaria de um evento tão terno e familiar. Com olhos e ouvidos atentos, todos focaram atenção no relato:

– Contam que Deus, quando criou o planeta Terra, escolheu os humanos, entre tantos outros seres por Ele criados em muitas dimensões, para receberem uma inteligência privilegiada, que lhes daria um poder muito forte, e todos que aprendessem a usar esse poder conseguiriam realizar o que desejassem. Teriam acesso a tudo mesmo, alegria, saúde, fé, coragem, conexão com a abundância, consequente liberdade financeira e paz... Esse poder seria dado por Deus aos seres humanos.

Ajeitou o corpo para frente e continuou:

– Nesse momento, Deus chamou seus anjos auxiliares e os questionou: onde poderia colocar tal tesouro? Como era muito valioso, teria que ficar bem protegido e guardado, sendo somente acessado por aqueles que atingissem o poder de ser amor, partindo do Eu Sou. Uns sugeriram colocar no fundo dos oceanos, outros dentro de grutas protegidas por imensas montanhas rochosas, outros ainda entre as nuvens nos céus. Deus não estava entusiasmado com as ideias, então um anjo brincalhão indicou um caminho, sugerindo colocar o amor dentro de cada ser humano. Ele terá que buscar em seu interior. Se ele o descobrir, terá tido acesso ao seu maior poder no planeta. Deus sorriu satisfeito. Apesar de o anjo estar brincando, deve ter sido um momento de iluminação, e foi o que Deus fez. Iniciou-se assim a formação da humanidade no planeta Terra, que por muitos milênios viveu e interagiu com o uso pleno de seus poderes, vibrando em conexão direta com a sabedoria cósmica, aprendendo a usar os elementos da natureza de forma intuitiva, usando o poder eletromagnético dos metais, cristais e da água em conexão com a fauna e flora, tudo com muita ética e respeito. Enfim, os seres humanos viviam no paraíso, felizes, sem preocuparem-se com questões de sobrevivência. Somente reinavam a alegria, a abundância e a paz. E o principal, não tinham consciência do eu, naquela época o eu era "nós". A praga daninha dos egos ainda não havia sido semeada no interior dos seres humanos.

Todos ouviam com atenção quando Alicia levantou-se e, voltando-se para todos na roda, mudou sua postura e seu olhar, começando a falar com uma voz diferente, como que inspirada, intuída por seres de muitas dimensões:

– O momento planetário, mais uma vez, está nos sinalizando uma grande mudança. Medos, doenças, ambição, enfim, muitas vibrações negativas estão aflorando. A sabedoria milenar ditada pelo coração está correndo perigo de ser afastada para longe dos humanos, cada vez mais voltados para fora. Muitos seres interestelares neste final de milênio e no próximo início da Era de Aquário virão para auxiliar neste trabalho. A Terra passará por momentos muito difíceis, e os humanos sentir-se-ão perdidos, amedrontados, sem saberem que rumo seguir. Muitas ameaças de doenças e mortes, gerando inseguranças que afetarão suas mentes e corações... É necessário que se preparem para poderem auxiliar neste momento de crise planetária. Vocês entrarão em contato com Mestres e serão iniciados no aprendizado do discernimento correto, por meio das conexões com o coração. Amanhã bem cedo, tomem o caminho que os levará às Montanhas Azuis, que receberam esse nome pela cor azulada que a neve no Himalaia assume ao refletir o azul dos céus. Será na Montanha Makalu, que tem a forma piramidal em seu pico, que receberão as iniciações necessárias para a missão "Vitória da luz", que assumirão no próximo milênio. Estávamos aguardando essa última peregrina do amor, Hannah. Com a sua chegada, agora poderão partir. Lá chegando, vocês terão um período de orientações e iniciação, sob os cuidados de Mestre Sahnat, antes de subirem para as Montanhas Azuis. Vocês serão preparados para auxiliarem numa missão de busca do equilíbrio e de reconexão com a verdadeira essência dos humanos no planeta, pois toda a sua matéria viva, sua atmosfera, oceanos, mares, matas, solos, rios, enfim, tudo que forma sua energia vital, está adoecendo e morrendo. Até 2050, uma grande transformação terá que ocorrer na forma como vem se conduzindo a humanidade, sob o risco de...

Alicia se calou emocionada, olhou a todos e continuou com a voz embargada:

– E vocês, juntamente com um grupo de seres da luz que lá já chegaram, vindos de outras dimensões, serão orientados numa missão de auxílio e recuperação da Mãe Terra e dos humanos que estivem prontos para mudarem de dimensão. Com as iniciações do Mestre Sahnat, vocês irão compreender muitas coisas, algumas vezes por meio de uma linguagem intuitiva e telepática, acessando informações, realizando contatos com conhecimentos nunca antes pensados. Sentirão emoção de alegrias puras, de contentamento e conexões, momento este que estarão prontos a subirem as Montanhas Azuis e encontrarem-se com os Mestres e companheiros do passado, do presente e do futuro. Depois de passarem por experiências nas Montanhas Azuis, que se localizam na quinta dimensão, sobre o Himalaia, já como iniciados, voltarão à terceira dimensão e irão pelo planeta Terra encontrar outros seres que se encontram no serviço, ajudando os seres em sua reconexão com sua essência, que é o amor.

Alicia parou de falar, e todos fixaram um ponto de luz entre as estrelas, que brilhavam de forma diferente, sinalizando o caminho a tomar. Tinham que seguir para junto da Cordilheira do Himalaia, em direção às Montanhas Azuis.

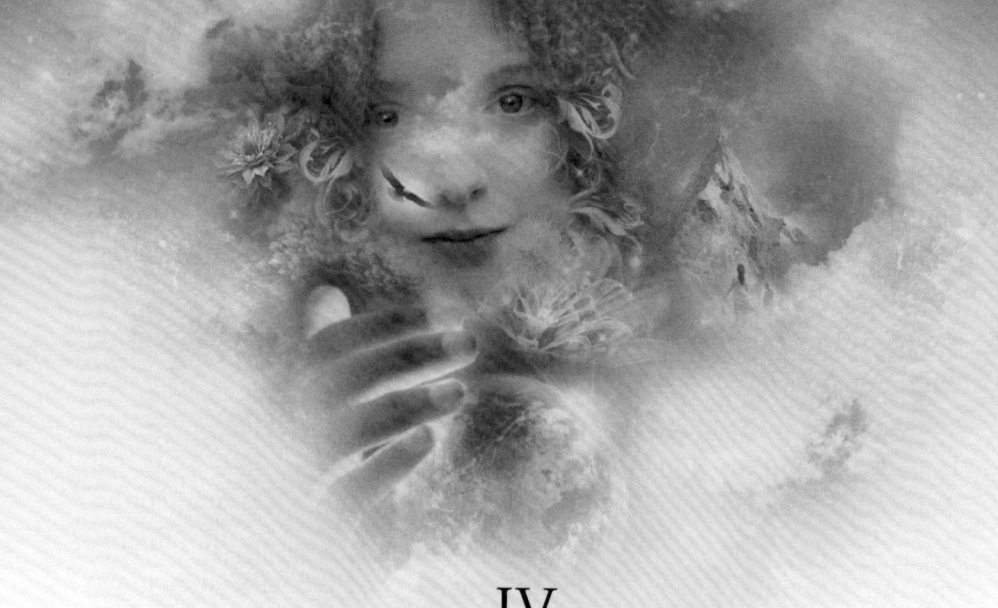

IV
Iniciação – aprendendo a caminhar na Terra

Era final do terceiro dia de viagem quando ouviram o grito feliz de Alicia:

– Estamos chegando! Mestre Sahnat está na porta da casa a nos acenar. Todos os nossos companheiros de jornada estão lá nos aguardando.

Ajudados pelos demais, retiraram os pertences pessoais das carroças. Agora Hannah também tinha sua pequena sacola de tear colorido, que lhe serviria por algum tempo. Foram acomodados em quartos aconchegantes. O aposento de Luhan, Inthi e Hannah era uma espécie de mezanino sobre a grande sala e cozinha. Os demais quartos estavam ocupados pelos que haviam chegado anteriormente.

Um aromático caldo de legumes os esperava fumegante no fogão de pedra. Sentaram-se à volta de uma grande mesa, e Mestre Sahnat, em postura de prece, agradeceu a Deus, aos Mestres e às energias amorosas do Universo por estarem juntos compartilhando daquele momento. Nesse instante, uma nova emoção tomou conta de Hannah.

Logo após o jantar, foram convidados a acomodarem-se numa sala ampla, com estofados macios, enquanto Alicia servia um chá de ervas aromáticas. Mestre Sahnat, de forma descontraída, falou:

– Meus queridos, a alegria de recebê-los aqui em minha casa se tornará completa quando a iniciação, que aqui vieram receber, estiver concluída e eu, pessoalmente, puder conduzi-los pelos caminhos rumo às Montanhas Azuis, para outra etapa preparatória de serviços planetários que vocês irão desenvolver.

Respirou fundo, sorveu um gole de chá e, olhando para todos, falou em tom paternal:

– Vocês terão uma iniciação com todos os amigos que aqui estão. Irão saber como funcionam as estruturas de todos os elementos da mãe Terra. Esse conhecimento é fundamental para todos vocês. Irão conhecer, identificar e sentir como são esses campos energéticos, como fluem e vibram. Aprenderão a perceber e diferenciar as frequências vibracionais de cada energia contida no ambiente e nos seres.

Hannah sentiu aquela emoção vinda do coração voltar, controlou-se atenta e continuou a ouvi-lo.

Após uma breve pausa, Mestre Sahnat continuou:

– Nesse estágio, vocês estarão preparados e já terão desenvolvido um pouco mais a comunicação intuitiva e telepática. Poderão então começar a visualizar como um dia irão teletransportar-se através das fitas e cordas pelo cosmos, indo para muitas dimensões em espaços e planos atemporais, apenas utilizando as frequências de luz e feixes de ondas eletromagnéticas específicas. Vibrarão em sintonia com a energia do Eu sou Amor, que os torna leves, sutis, pois será pelo domínio dessas frequências e controle dos campos de energia que vocês conseguirão viajar pelas espirais de luz, percorrendo todas as dimensões e todos os mundos interconectados.

Inthi e Luhan buscaram com o olhar Hannah, que atenta ouvia cada palavra. Inexplicavelmente, tudo entendia e sentia que lhe era muito familiar. Seu coração batia acelerado e feliz. Então baixou os olhos se questionando: "será que seus dois amigos estavam captando e percebendo seus sentimentos?" Olhou furtivamente para eles e percebeu que estava sendo observada, e quando seus olhos se fitaram, envergonhada, sentindo seu rosto corar, voltou rapidamente sua atenção ao Mestre, que continuava a falar:

– Assim, minha tarefa com vocês finalizará. Estarão prontos para subirem as Montanhas Azuis, que se encontram na quinta dimensão, para reverem os seres que transitaram com vocês no passado e quiçá transitarão no futuro, em muitos planos e dimensões. Vocês têm muito a aprender e realizar nos próximos dias, pois serão preparados para dar continuidade à missão "Vitória da luz!" Esta soará na humanidade como um mantra de poder.

Então dirigiu-se a cada um deles, dizendo:

– Comecemos por Alejandro, que é, por suas características, uma alma dentro dos padrões de energia vibratória em sintonia com todas as cores do espectro solar, tendo sua frequência mais focada na faixa do azul-índigo ao lilás, com elevada capacidade intelectual, sendo um grande questionador. Veio agora em missão para ajudar a mudar paradigmas que têm prejudicado e dilapidado nosso planeta. É um pesquisador inquieto, e não hiperativo, como muitos no futuro classificarão esses seres. No entanto, por sua forma de ser, perde sua alegria e espontaneidade quando tem que se submeter a normas e formas de vida do sistema que vão contra sua natureza livre. Muitos seres humanos neste momento planetário estão sentindo-se assim.

Mestre Sahnat abre um parêntesis para explicar essa última fala:

– No futuro, já de posse de suas missões, vocês verão que o ensino e as escolas dos humanos estarão totalmente superados. Eles vêm desencadeando traumas e síndromes por criarem um campo energético com exigências de conhecimento e habilidades que as crianças não estão preparadas a realizar, tolhendo seus dons e suas liberdades de irem e virem, de serem ativas, criativas e livres.

Após essa explicação e uma pequena pausa, o Mestre volta a falar sobre Alejandro:

– Mas voltemos a Alejandro. Os seres como ele são fisicamente fortes, possuem muita vitalidade e facilidade para a comunicação telepática. São intuitivos, sensitivos e, em muitos casos, estabelecem com naturalidade a comunicação com seres estelares, pois são protetores, amorosos e vieram antes. Estão desde 1950 chegando ao planeta para preparar o espaço vibracional para outros seres que virão para realizar uma missão em conjunto no próximo milênio.

Referindo-se a Hannah, explicou:

– Foi a forma que ele foi ao encontro de nossa Princesa das Estrelas.

Havia muito a ser dito ainda, então o Mestre continuou:

– Nossa querida Alicia veio com a condição de doar-se por meio de sua forma intuitiva e amorosa. Tendo vivido e interagido com Avatares, assumiu a missão de concepção pela união de almas semelhantes, para trazer, cuidar, proteger e iniciar no mundo seres com missão de alma avançada para serviços específicos no Planeta Terra, recebendo e acolhendo em seu ventre Luhan e Inthi. Quando uma alma evoluída como ela retorna, assumindo o compromisso de gerar e criar seres dentro de uma proteção amorosa educacional, forma-se em seu entorno uma egrégora de seres que vibram em frequências mais próximas do Amor Incondicional, sentimento este que a humanidade ainda não atingiu, mas que fará parte da missão "Vitória da luz", que estamos iniciando. Alicia tem como missão ensinar novos códigos de posturas e comportamentos. Veio para auxiliar a mudar sentimentos e emoções que já deveriam estar ultrapassados; como pensar e agir com atitudes desprovidas de afeto, sinalizando e orientando sobre como tomar novos caminhos de desapego, libertando os humanos de seus egos dominadores. Existe também, no campo vibracional desses seres, grande predominância da cor azul.

Todos o ouviam com atenção, e ele prosseguia:

– Luhan e Inthi, seus filhos, são almas que vivem em dois mundos, transitando por realidades paralelas e, ao mesmo tempo, interconectadas: uma junto à humanidade, com as energias da Terra, e a outra mantém uma relação com seres interestelares, de onde vieram. Assim que aqui chegaram, já começaram a ser iniciados, orientados por afinidade vibracional e energética com seus atuais progenitores neste planeta. No caso, Alicia e Alejandro vieram para auxiliar nesta missão planetária.

O silêncio era absoluto enquanto o Mestre falava.

– Assumiram, ao conectarem sua alma estelar num corpo humano, algumas missões e tarefas específicas de Almas Missionárias. A missão que Luhan e Inthi receberam está diretamente relacionada a contratos a serem cumpridos por eles junto com a humanidade. No caso dessa família tão especial e inusitada vinda ao planeta Terra, especificamente os dois meninos e seus pais, trabalharão na mudança de paradigmas e resgate da essência amorosa, que ficou entesourada dentro dos seres humanos. Assim, os prepararão para fazer a passagem para além da terceira dimensão, onde atualmente a humanidade está adormecida. O objetivo será levar todos ao despertar, para poderem, nas próximas décadas, transitar livremente para essas dimensões mais sutis.

Dirigiu seu olhar para Hannah e prosseguiu:

– Hannah é um ser interestelar vindo de Vênus. Sua Alma, ao aqui chegar, buscou, por afinidade e patamar vibracional evolutivo, um ser humano com características e frequências de amor similares, encontrando assim a Alma de uma adolescente frágil e infeliz, que morava em uma cabana próxima à Cordilheira dos Andes, onde sofria abusos, maus-tratos e estava morrendo, deixando o corpo físico pleno de dor e tristeza. Hannah acolheu essa Alma de menina e a encaminhou a dimensões de luz e proteção, com possibilidade de evolução, preparando-a para um dia regressar de forma mais íntegra e feliz.

Hannah ouvia com atenção cada palavra enquanto ele prosseguia:

– Essa forma de utilizar um corpo sem vida, dando-lhe nova energia vital, denomina-se Alma entrante, ou Alma transmigrada, agora com vibrações mais elevadas e com poder para reagir e partir para uma nova forma de vida. E foi o que realmente ela fez, ao fugir da casa, vindo intuitivamente ao encontro dos caminhantes, que a esperavam.

Inthi e Luhan olharam-se felizes e orgulhosos, pois se sentiam parte da história de vida de sua querida e nova amiga. O Mestre os fitou enigmaticamente por uns segundos e continuou:

– Hannah é agora um ser humano e, como tal, irá desenvolver elevados poderes classificados na Terra como paranormais. Com os devidos ajustes do processo evolutivo, terá sempre que necessário contatos diretos com os seres interestelares, Mestres e outros seres de dimensões fluídicas diferentes do magnetismo terráqueo. Eles sempre estarão a postos para orientá-la, intuitivamente, pois como ela está agora dentro de um corpo humano, muitos de seus poderes e capacidades estão em fase de esquecimento.

Todos ouviam com atenção enquanto ele continuava, compenetrado:

– Existem em todo o planeta milhares de seres como Hannah. São Almas entrantes vindas de outras dimensões, ocupando corpos físicos, geralmente, e na maioria das vezes, por ocasião do nascimento de crianças cujas Almas, ao nascerem, abandonam o corpo nas primeiras horas de vida, tendo o diagnóstico dos médicos de natimortos. De repente, para alegria dos pais, o bebê renasce e começa a chorar. É um milagre bem comum e conhecido por muitos.

E assim, concluiu:

– No caso de Hannah, devido à urgência de sua missão, que se iniciará no próximo milênio, e por estar sendo esperada por seus companheiros de jornada, teve um processo diferente, utilizando um corpo de adolescente que estava morrendo. Para sua proteção, essa adolescente foi intuída a partir rapidamente, sem nem mesmo saber o porquê.

Hannah, nesse momento, sentiu uma emoção arrebatadora e, ao mesmo tempo, uma certa sensação de alívio por estar acessando informações de sua vida pregressa, que ainda estava envolta em muita nebulosidade, o que a deixava muito ansiosa e insegura. Além disso, esse esquecimento de seu passado a incomodava.

– Essas Almas podem trocar, transmutar e metamorfosear seu corpo físico durante o desenrolar de sua vida e missão, sendo auxiliadas por seus amparadores interestelares nesse processo, podendo, inclusive, acoplar dentro de outros corpos. Explicando melhor, essas Almas possuem a condição de, durante a realização de seu projeto-missão, se morrerem ou serem mortas, voltarem em outro corpo. Todas as Almas transmigradas possuem um determinado tempo de missão, e quando chegado o momento final de suas funções aqui na Terra, devem retornar ao seu local de origem – esclareceu o Mestre.

Percebendo os olhares curiosos de todos, prosseguiu:

– No caso de Hannah, deverá regressar ao planeta Vênus. Só poderá permanecer na Terra após esse período se assim quiser e se as relações de afeto que a prendem ao planeta não forem baseadas em apegos e egos. Deverá, portanto, estar vivendo a Plenitude do Amor Incondicional.

Hannah sentiu um calafrio, e um mal-estar apossou-se de seu corpo, sentindo-se observada. Virou o rosto e viu claramente um movimento, um vulto no fundo do corredor escuro. Com medo, buscou segurança e apoio junto a Luhan e Inthi, que a olhavam fixamente. Era uma sensação estranha ainda não percebida, de medo, sem saber identificar de onde estava vindo aquela ameaça. "Vontade de fugir ou de sumir, mas fugir de quê e por quê?" – se perguntava.

Nesse momento, percebendo que o campo vibracional estava ficando mais denso, Alicia e Alejandro sentiram que era hora de interferir, anunciando que já estava muito tarde, convidando os participantes a retirarem-se. Todos afetuosamente os envolveram em energias amorosas e foram repousar, pois bem cedo começaria a iniciação de chegada às Montanhas Azuis.

Ao acordaram, fizeram um delicioso desjejum e foram juntos sentar em círculo em uma clareira na floresta. Nesse dia não estavam mais sós, havia outras pessoas participando. Hannah sentia-se mais solta, mas ainda um pouco apreensiva. Era tudo muito novo e impregnado de um mistério. "Por que estava ali com todas aquelas pessoas aos pés das Montanhas Azuis? O que estava por vir?" – refletia silenciosamente. Sentia um vazio em sua vida até então inexplicável.

Mestre Sahnat iniciou seu relato falando sobre o motivo e a não casualidade de estarem naquele momento todos reunidos, muito próximos e, ao mesmo tempo, distantes das Montanhas Azuis, pois na verdade elas se encontravam na quinta dimensão, sobre as montanhas do Himalaia. Próximas estavam para aqueles que, a partir de seu desenvolvimento pessoal, vibracional e energético, em conexão com o caminho interno do coração, poderiam com facilidade transpor os portais de pedra na entrada do desfiladeiro, de difícil e perigoso acesso para os seres da terceira dimensão.

Assim, Mestre Sahnat começou a relatar que muitos, na tentativa de chegar às Montanhas Azuis, perderam-se por dias e nunca mais voltaram. Os que retornaram pareciam demenciados e, por algum motivo, não falavam sobre o que lá viram e nunca mais voltavam a ser como antes. Por isso, poucas vezes um morador da região chegou ao final do vale dos famosos e enfeitiçados caminhos de pedra que iniciavam a subida para as montanhas, pois de antemão temiam as consequências. Era onde os portais de pedra do desfiladeiro ofereciam acesso perigoso aos seres da terceira dimensão.

– Os indianos e outros moradores dos arredores, principalmente nepaleses e tibetanos, que guiavam os turistas vindos à Índia querendo conhecer o Himalaia, quando solicitados a ir para os lados do desfiladeiro das Montanhas Azuis, diziam que era impossível passar pelo desfiladeiro e ir adiante. As poucas vezes que alguém aventurou-se chegar mais próximo, ao voltar relatava só ter visto cavernas profundas, escuras, penhascos e, olhando para cima, nuvens espessas que encobriam os picos piramidais das montanhas.

Deu uma breve pausa, fechou os olhos e continuou:

– Ao mesmo tempo que faziam tais relatos, demonstravam muito temor, medo e até um certo pavor, por isso que nenhum indiano aceitava, por mais atraente que fossem os valores monetários oferecidos. Não passavam do vale, bem mais distante de onde estamos neste momento, sentados nesta clareira.

Estavam bem mais próximos do desfiladeiro, e, elevando os olhos, poderiam ver vapores de água condensada cobrindo o que poderiam ser os picos da montanha azulada pela neve e pelos céus, tão sonhada, coberta mais abaixo de verdejantes florestas e rodeadas no alto por um anel de nuvens e brumas azuis.

No povoado que havia na descida para o vale, logo abaixo do local onde habitava Sahnat, seus habitantes contavam histórias terríveis sobre feitiçarias e fatos intrigantes e perigosos, como que para justificar a eles mesmos que ir além dos limites do vale seria entrar em contato e mesmo ofender os senhores moradores das Montanhas Azuis. Só tinham ido perto da subida, onde habitavam alguns nativos das matas e dos vales, considerados pelos indianos como guardiões dessas montanhas. Alguns eram Sadhus, uma espécie de místicos renunciantes ascetas que moravam em cavernas na entrada do desfiladeiro, também conhecidos como os feiticeiros das montanhas. Muitos desses vivem de prana, sem alimentar-se, recebendo somente a luz do Sol e bebendo as águas das fontes límpidas que jorravam e desciam em direção ao povoado no vale.

Diante desses relatos, uma certa ansiedade com pinceladas de insegurança começou a aflorar. Percebendo esse clima, o Mestre continuou:

– Para todos da região, as Montanhas Azuis soam como algo terrível e assustador, um verdadeiro enigma, pois não são capazes de supor a existência de um Universo paralelo nessas montanhas. Todavia, é um local com muitas cachoeiras, árvores floridas e frondosas, cavernas de cristal, pirâmides imensas, espelhos de lagos dourados, nuvens brancas azuladas nos céus, refletindo seus picos nevados sobre as montanhas de pedra de um azul profundo, entre as cores turquesa e azul-esmeralda, enfim, paisagens de encantamento e magia incríveis, sem falar nos seres de muita luz e amor que por ali transitam.

Essa fala deixou todos ansiosos para conhecer esse paraíso na Terra o quanto antes. No entanto, para chegar lá, é preciso ter a chave do portal de acesso, ou seja, saber acionar a frequência vibracional até a quinta dimensão, em sintonia e energeticamente compatível com as frequências existentes no local. Há uma maneira especial e única para encontrar e entrar nos espaços das Montanhas Azuis: uma intensa iniciação.

Hannah olhou para Inthi e Luhan e sorriu feliz. Quando ia dizer algo, Inthi educadamente sinalizou para que ela apenas escutasse o Mestre.

– Esse lugar – continuou o Mestre Sahnat – é atemporal, encontra-se fora do tempo e do espaço físico por nós conhecido. Nesse paraíso, seres mais evoluídos de muitas dimensões estelares e alguns habitantes da Terra chegam projetados por meio de faixas vibracionais após sintonizarem suas frequências compatíveis. Vamos iniciar hoje, e continuar durante os próximos dias, vivências e trabalhos visando ao desenvolvimento de capacidades e frequências vibracionais que os prepararão para essa passagem, que na verdade é um portal para outras dimensões, onde as interconexões, por intermédio de fios e fitas vibracionais, possibilitam viajar em mundos paralelos, como um teletransporte desta existência física e como Almas livres.

Muitos o olhavam boquiabertos, demonstrando não o terem compreendido, o que levou Mestre Sahnat a ficar em pé para dar mais ênfase ao que estava falando, caminhando por entre o grupo, falando pausadamente e de forma clara, para que aquele conteúdo fosse absorvido.

– Calma, não se agitem, não estou dizendo incongruências. Posso garantir que vocês estão em boas mãos e não sou "ainda" nenhum louco ou lunático, como assim denominam os humanos. Para entenderem tudo isso que estou falando, é necessário acessarem sua sabedoria emocional, através do coração, sentirem sua energia vibracional, sem questionar ou tentar com a mente racional explicar ou compreender, pois isso só bloqueará o fluir do fato real de que todos um dia poderão ir para outras dimensões em tempo e espaço interconectados. Viajarão transportando a essência de sua Alma, presente no corpo físico que agora utilizam. Essa essência sutilizada só será possível quando os seres aprenderem a vibrar numa frequência altíssima e em ondas vibracionais curtíssimas de amor. Aliás, o que mais ouvirão nos próximos anos é falar a palavra "amor".

Respirando fundo, num tom mais baixo, quase confidencial, o Mestre confessou:

– O que mais lamento hoje, que me entristece constatar, é o fato de a humanidade, em nome de crenças, religiões e sexualidade deturpadas, banalizar o nome dessa frequência energética poderosa chamada amor. Somente quando os humanos entrarem ou retornarem à sua essência e deixarem aflorar esse sentimento na sua forma mais pura, com muita força e poder, um novo ciclo de vida e relacionamento se iniciará para o planeta Terra e seus habitantes. Pode ser e parecer uma frase feita, mas o resgate do verdadeiro amor será uma das principais missões de todos vocês.

Após uma breve pausa, continuou:

– Vocês são seres interestelares recém-chegados ao planeta, portanto ainda não foram contaminados por essas crenças limitantes. Para vocês, o sentimento de amor ainda vibra em frequências altas e toca fundo no coração. Em outras palavras, esse teletransporte só existirá quando os seres conseguirem vibrar em uma frequência mais alta, que sutiliza e transforma suas moléculas corporais em vibrações sutis e especiais, com partículas e ondas menores que a energia da luz. Essa vibração se assemelha à sintonia que se atinge quando se vibra no sentimento de amor total uno com a Fonte, com sua essência "Eu Sou". E já vou lhes informando que o despertar da consciência "Eu Sou" é a chave que abre portais para essas novas dimensões.

Sahnat parou de falar e ficou olhando e avaliando sorridente como tudo isso estava sendo absorvido pelo grupo. Alguns olhavam, piscavam, num esforço imenso para assimilar e compreender o que foi dito. Balançavam a cabeça, como se estivessem começando a compreender, agora mais preparados para assimilar e dar continuidade à explicação sobre as faixas ou fitas de teletransporte. Inthi, Luhan e Hannah ficaram entusiasmados para entregarem-se e viajarem no espaço-tempo. Nesse momento, Sahnat, mental e energeticamente, os puxou, chamando-os de volta e pedindo mais disciplina aos três. Ao ouvir a palavra "disciplina", Hannah sentiu uma sensação estranha e não gostou disso. Mestre Sahnat então olhou diretamente para ela, dizendo mental ou telepaticamente com firmeza e amorosidade: "Mais tarde, falaremos sobre disciplina, quando vocês aprenderem que terão que ser discípulos de si mesmos, sem mestres ou gurus, mas, antes de tudo isso, disciplinados e focados. Por agora, voltemos ao nosso tema".

Nesse momento, Hannah pensou: "Eu não preciso compreender/entender, pois sei que assim é, foi assim que eu vim e vou para outras dimensões, não preciso entender para crer, e sim vivenciar o processo, daí será bem mais fácil compreender o que o Mestre Sahnat está explicando. Mas por que disciplina?"

Sahnat olhou para ela e concordou num aceno singular. Hannah entendeu, feliz, que estavam comunicando-se telepaticamente.

– Peço agora uma especial atenção para que percebam a força e a importância do devido cuidado que temos que ter com a qualidade de vibração eletromagnética formada em nosso organismo, criando um campo vibracional forte por meio de ondas de nossos pensamentos, sentimentos e emoções, pois são ondas que vibram e interagem com outras ondas. Elas influenciam, pelo efeito ressonante, todo o planeta e, num segundo momento e imediatamente, todo o sistema solar e todos os sistemas cósmicos existentes. Desse modo, recebemos também vibrações vindas de muitos diferentes tipos de campos vibracionais, todos interagindo interconectados uns com os outros.

Hannah sentiu uma onda vibracional amorosa a envolvendo, como se fosse um toque sutil em seu esterno, e imediatamente juntou as mãos em forma de prece. Em seguida seu peito iluminou-se, o coração acelerou seus batimentos, e uma lágrima de felicidade misturada com saudade a invadiu. Num segundo, seu pensamento e coração atravessaram os espaços siderais em direção ao planeta Vênus, e neste momento se questionou: "quem realmente sou? Por que estou aqui? Eu estava bem? Era feliz em meu local de origem?" A emoção tirou-lhe um pouco da concentração, e abriu os olhos a tempo de ouvir as explicações finais de Mestre Sahnat.

– [...] E é assim que se forma, como uma malha energética de campos vibracionais interligados, cada um pulsando em uma frequência própria, muitas em ritmo harmonioso, outras nem tanto, mas sempre que um foco de perturbação e de negatividade tenta interferir nesse ritmo harmonioso, uma nova onda de energia e frequências se forma, e o ritmo ordenado reinstala-se no sistema vibracional, equilibrando-o. Isso significa que a luz sempre ilumina as trevas, e estas desaparecem, ou seja, as trevas se iluminam e tornam-se luz. Tudo no mundo caminha nesse sentido. O poder vibracional das frequências de luz é mais forte e poderoso, por isso a missão na Terra foi intitulada "Vitória da luz", que soa como um mantra/decreto. Não existe outro caminho, no final, a luz sempre vence. O mesmo serve para a dualidade do bem e do mal, do medo e da confiança, e outros tantos sentimentos e energias que fluem dos corações humanos. Por essa razão, temos que cuidar e nos afastar de pessoas que só vibram no negativo, só falam de tragédias e sempre creem e temem pelo pior, pois essas pessoas estão criando um campo vibracional que vai contaminando o entorno. Felizmente, as vibrações positivas são mais fortes, contagiantes e aos poucos vão neutralizando essas formas de ser e sentir das pessoas denominadas negativas, transmutando para a luz.

A emoção tomou conta de seus corações. Fazer parte desse projeto/missão "Vitória da luz" e compreendê-lo os conduzia a muita paz, a terem mais fé, confiança e vibrarem positivamente com essa nova responsabilidade.

V
Natureza

Dando continuidade aos ensinamentos e às vivências na natureza, Mestre Sahnat falava com muito entusiasmo, pois esse era um tema que o encantava particularmente.

– Vocês hoje irão interagir e trocar energias com os seres da natureza, experimentando, doando e recebendo vibrações em frequências energéticas vindas do mundo dos vegetais. Antes de saírem para suas experiências, buscas e trocas vibracionais com as plantas, gostaria de lembrar-lhes alguns fatores que são considerados primordiais dentre tantos benefícios que este reino nos proporciona. Fiquem atentos e observem as maravilhas da fotossíntese, com seu amoroso aporte de oxigênio aos seres vivos do planeta, e a sutileza dos aromas e das cores das pétalas. Abram-se para o sentir, sem o mental. Tomem os caminhos do observar com o coração, para terem uma percepção extrassensorial, entrando em comunicação sutil com as plantas, pois, assim como elas crescem em direção à luz, realizam trocas vibracionais com as energias circundantes, inclusive com vocês. O campo eletromagnético que desenvolvem em seu entorno é de uma frequência poderosa, sábia, equilibradora e curativa, então aproveitem para usufruírem desse maravilhoso contato energético com as plantas.

Todos pareciam ansiosos por aquele momento, e ele prosseguia:

– Portanto, meus amados e minhas amadas, sintonizem com a alquimia das flores, por meio da energia sutil de suas essências e aromas, podendo esse contato causar efeitos incríveis sobre a mente e psique de vocês. Não se esqueçam de sempre iniciarem os contatos emitindo um sentimento imenso de gratidão. Agradeçam à sombra acolhedora das árvores. Ao abraçá-las, sentirão sua energia amorosa. Estabeleçam trocas, a fluir de vocês para elas e delas para vocês, como se vocês se tornassem unos com elas. Enraízem-se, colocando os pés no solo, sentindo a seiva fluir e ser compartilhada com vocês. Abraçar árvores é a melhor terapia que a natureza pode oferecer aos humanos.

Todos ouviam o Mestre ansiosos para saírem experienciando tudo que havia sido orientado. Já estavam levantando quando ele pediu:

– Calma! Esperem um momento, pois é importante nesta caminhada que se lembrem da existência de outros seres conectados com o reino vegetal, que atuam como colaboradores, protetores e amigos. São os elementais, devas, gnomos, fadas, dríades das árvores, dentre outros seres sutis – enfatizou Mestre Sahnat, olhando a todos, sorridente e se divertindo com a pressa deles.

Ele também advertiu que todos prestassem atenção aos locais onde habitavam esses seres, pois são sagrados, muitos impenetráveis, em matas fechadas, rochas e arbustos às margens de lagoas e riachos. Esse cuidado é importante, uma vez que, como seus corpos são feitos de substância etérea, sutil, tornam-se invisíveis aos olhos físicos. Continuou contando que esses seres conseguem atravessar corpos sólidos, troncos de árvores, paredes, assim como nós atravessamos o ar, e seus corações amorosos e sensíveis captam nossas vibrações. Por fim, pediu muita atenção, advertindo-os:

– Portanto, cuidado com bloqueios mentais, pois o excesso de julgamentos os afastará, tornando vocês cegos para essas conexões sensitivas. Usem e aproveitem a oportunidade para desenvolverem sua capacidade vibracional de amor e entrega perceptiva. É importante que saibam que eles, geralmente, constroem suas moradias dentro da terra, em troncos de árvores, pequenas grutinhas e aglomerados de pedras, que têm uma energia especial. Para a maioria dos seres humanos, são invisíveis. Só permitem serem vistos após sentirem a energia e a frequência amorosa do humano que se aproxima. Com as crianças, devido à sua pureza, eles facilitam a vidência e comunicação.

Mestre Sahnat divertia-se com a vontade ansiosa de todos, principalmente de Hannah, Inthi e Luhan. Estes já se encontravam na soleira da porta, escutando em pé. O Mestre parecia estar trabalhando a paciência deles, pois tranquilamente continuou:

– Avancem silenciosos na mata e, quando escutarem o farfalhar das folhas nas árvores, ou os estranhos e alegres saltos de gotas nas águas dos lagos, formando círculos sem nada perceptível ter provocado esses movimentos, entrem em sintonia com esses seres, que trabalham para manter puras as energias das florestas e flores. Enviai-lhes, mentalmente, muito amor e gratidão, que com o tempo e a manutenção dessa vibração, eles aparecerão para vocês.

Sahnat falava com um entusiasmo contagiante. Estavam todos cada dia mais ansiosos pela chegada do momento de transpor os portais das montanhas e começar a praticar tudo que estavam aprendendo, o que, com certeza, germinaria em solo fértil, regado com muito amor e dedicação. No entanto, agora, só queriam sair e explorar o mundo vegetal no entorno.

Hannah saiu rapidamente, esgueirando-se por entre arbustos, querendo vivenciar sozinha essas experiências. Logo se arrependeu por não ir junto com seus amigos, pois assim que passou por uma alameda em direção ao jardim, sentiu-se novamente vigiada por um vulto, que se esgueirou atrás de uma árvore. Caminhou rapidamente para a entrada da mata, desconcentrando-se pelo medo, esquecendo-se do que tinha ido fazer. Respirou fundo, tentando entregar-se às novas percepções, como ouvir pássaros, observar arbustos e flores, mas seus pensamentos e sentimentos a mantiveram por muitos momentos distraída e sem foco, olhando para os lados, sem nenhuma condição de captar o mundo sutil dos elementais.

Quando retornaram, o Sol descia rápido no horizonte. Sahnat chamou-os para juntos meditarem e focalizarem o sentimento de gratidão, explicando que esse é o sentimento que deveriam sempre nutrir no final de cada dia. Deveriam nada pedir, somente agradecer do fundo do coração, ou melhor ainda, vibrar com todo amor que essa energia amorosa pode proporcionar.

Hannah buscou com os olhos seus companheiros de quarto, ficando feliz em perceber que já estavam vindo ao seu encontro. Nesse instante, Hannah sentiu uma estranha sensação de estar sendo observada, olhou ao redor, mas nada viu. Isso fez com que seu coração acelerasse. Tentou ver algo na escuridão da noite e teve a impressão de que uma sombra se movimentou e desapareceu na penumbra. Não se sentiu à vontade. "O que está acontecendo?" – Pensou. Ela tinha certeza de que estavam sendo observados.

Já estavam acomodados prontos para dormir quando Alicia veio até seus aposentos, sentou-se na beira da cama de Hannah, presenteando-a com um cordão de prata com um pingente de ametista em forma de gota. Prendeu-o em seu pescoço, explicando que os cristais de ametista, pela vibração de sua cor violeta, são poderosos em energias transmutadoras, por isso ela deveria o manter sempre junto consigo. Também a orientou a segurar a pedra nas mãos e mentalizar a luz lilás quando se sentisse ameaçada.

Acordaram cedo e, após o desjejum, foram em grupos em direção ao vale, no pé das montanhas, onde Hannah sentiu um frio estranho. Olhando ao redor, percebeu que todos estavam vestindo roupas leves, e os primeiros raios de sol já aqueciam os caminhos. Um tremor percorreu seu corpo, e uma jovem, de seu grupo de estudos, com um sorriso meigo e olhar forte, aproximou-se envolvendo-a em seu xale e falou baixinho:

– Desde criança, tenho um sentido mais desenvolvido em captar as energias circundantes das pessoas e percebi que, a cada dia que passa, apesar dos seus esforços e da sua grande energia mental, seu corpo está mais frágil, por isso essa sensação de frio. Venha, se apoie em mim, você vai ver que a subida ficará mais leve e suportável.

Hannah sentiu uma onda de alegria e olhou para sua nova amiga sorrindo. Ela se apresentou dizendo que seu nome era Cristal e que vinha de uma família de três irmãs, todas tinham nomes de pedras semipreciosas: Ametista e Jade. Sua mãe, Esmeralda, teve uma educação diferenciada e era uma estudiosa sobre ervas, plantas e pedras, com os quais fazia elixires e pomadas curativas.

Uma nuvem de tristeza a envolveu, mas continuou a falar:

– Devido à perseguição de alguns senhores magos da aldeia, minha mãe teve que se esconder nas montanhas do Himalaia, deixando-nos sob os cuidados de Mestre Sahnat, para iniciarmos no mundo da alquimia e nos prepararmos para chegar às Montanhas Azuis. Minhas irmãs, que são mais velhas, já se encontram lá, e eu espero estar pronta para seguir com o próximo grupo.

Hannah sorriu feliz, pois agora tinha uma amiga para compartilhar suas coisas de menina. Assim, subiram tagarelando como velhas conhecidas, chegando à ravina verde de frente para o Sol, que já brilhava.

Mestre Sahnat, em posição respeitosa em saudação ao Sol, começou a falar:

– Assim como no entardecer, nos conectamos com os sentimentos de gratidão por tudo que somos e recebemos a cada dia em nossas existências. Agora no amanhecer, vamos entrar em conexão com as energias da criatividade, fixando e tomando decisões sobre metas a seguir, desenvolvendo melhor nosso sentido de vida, mantendo o foco, a atenção concentrada e o discernimento. Este é um momento em que muitas intuições e conexões com a Sabedoria Cósmica fluem com rapidez. No silêncio do amanhecer, nos conectamos com nossa essência, o que somos e o que aqui viemos realizar, ou seja, nosso propósito de vida.

Permaneceram em quietude e paz, apenas meditando por longo tempo.

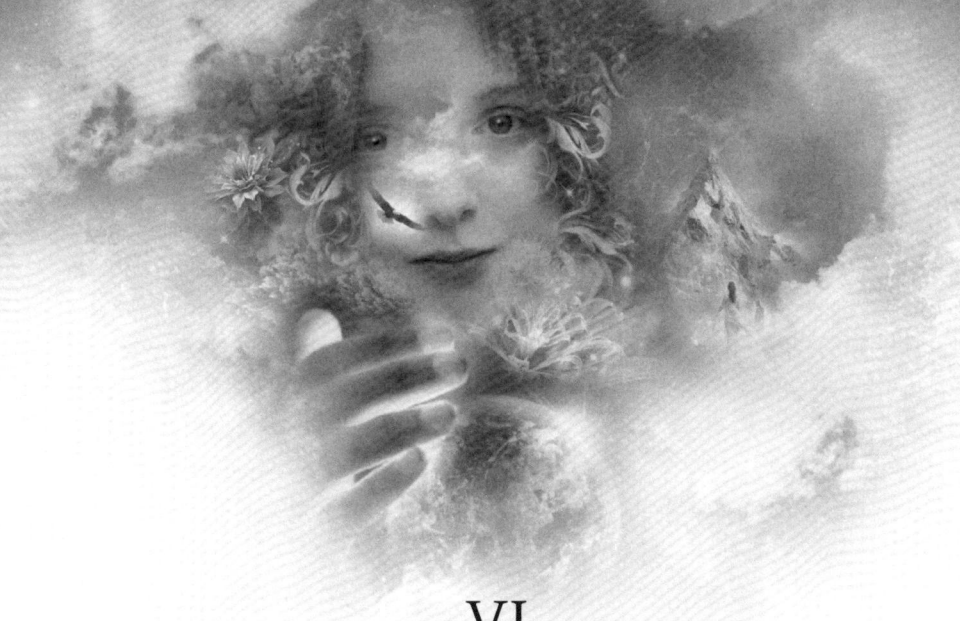

VI
Conexão com seu Animal de Poder

Mestre Sahnat, reunido com seus discípulos aos pés do Himalaia, num ponto elevado junto a um círculo de pedras, foi dando continuidade à iniciação e ao preparo para que todos possam chegar às Montanhas Azuis. Assim, relembrou em breves palavras as vivências em contato com a flora e seus amigos elementais. Agora, para que a experiência fosse integral, falariam sobre outro elemento importante: a fauna. Propôs entrarem em contato com a fauna planetária e astral, interagindo em todos os níveis do material ao sutil, e por afinidade identificarem seu Animal de Poder. Sentia-se motivado e vibrante em trazer esse tema ao grupo, já que era um dos seus preferidos:

– Saibam que há energeticamente um animal guardião presente com cada humano? Vocês o identificarão por afinidade. Seu animal de poder atuará também como um espírito protetor, que os conecta com seu lado mais forte, instintivo e menos racional. Cada animal, através de sua aparência e essência selvagem, transmitirá sua mensagem de sabedoria e conexões com mundos elementais e sutis.

Todos estavam atentos e curiosos, e ele prosseguiu:

– Portanto, encontrar seu Animal de Poder será como deixar se manifestar aquela parte que falta em suas posturas e atitudes para aquilo que vieram trabalhar. Devem então olharem-se bem fundo, sem autojulgamentos, e entregar, deixar fluir. Com as vivências que surgirem, devem entrar em conexão, entender o que a energia desse ser veio ensinar ou completar. Vocês verão que tudo fluirá de forma harmônica e coerente, e muitas respostas irão auxiliar e potencializar suas atitudes diante da vida após a identificação de seu Animal de Poder. Existem várias formas e diversos modos para se entrar em conexão e identificação com ele. As características de cada animal irão influenciar vocês a assumirem personalidades e maneiras de atuar, muitas vezes até tomando decisões na vida inspirados pelo amigo protetor. Vejamos então alguns significados da simbologia. Enquanto eu vou nomeando-os, percebam se algo toca seus corações e sensibilidade por afinidade.

Assim, ele explicou:

* Águia ou falcão: simboliza liberdade, flexibilidade, poder, visão, coragem, oportunidades, voos altos e conexões com a sabedoria e o recomeçar.

* Beija-flor – fluidez, autenticidade, fragilidade, conexão com abundância e força interior.

* Borboleta – animal da mudança, da autotransformação, clareza mental e liberdade, liberação, alegria. Quando surge uma borboleta como Animal de Poder, está indicando transformação interior.

* Cachorro – símbolo da lealdade, entrega, estar a serviço e atenção, paciência, humildade do amor incondicional.

* Cavalo – liga-se a pessoas de pensamento indomável, grande fertilidade mental, criatividade, energia, força e fidelidade.

* Coruja – liga-se a pessoas de espírito evoluído, mais velhos, sabedoria antiga e habilidades ocultas, meditação, oráculo e transcendência.

* Elefante – indica longevidade, inteligência e memória ancestral, proteção e ternura; trabalha a paciência.

* Formiga – indica força, trabalho em equipe, paciência e resistência, entrega com fé e confiança.

* Gato – liga-se a pessoas que gostam de animais de simbologia mística, sensualidade, limpeza de ambientes e abertura para visão mística, sabedoria milenar.

* Golfinho – símbolo da evolução espiritual planetária; transmutação-intuição, fluidez, amorosidade, conexão entre seres de muitas dimensões, seres estelares.

* Joaninha – liga-se a pessoas que têm como missão o resgate da natureza; abundância; trazem prosperidade, singeleza, alegria natural e despertam confiança.

* Leão, puma ou tigre – símbolo de lideranças em missão, poder, força felina sábia, nobreza e liderança, energia vital, ação com comando e equilíbrio, justiça.

* Libélula – conecta-se a pessoas ativas, possibilita mudanças radicais, entrega com objetivos, clareza, liberdade sem medos, enfrentamentos.

* Lobo – símbolo de esperteza, agilidade e fidelidade, família, aconchego, amorosidade.

* Tartaruga – símbolo de estabilidade, longevidade, honra e proteção, persistência e paciência.

Sahnat parou sua explanação, pois percebeu que muita informação seria neste momento cansativa e desnecessária.

– Existem muitos outros, mas por hora fiquemos por aqui, vamos agora sair em duplas e interagir com os elementos desta natureza maravilhosa e abençoada do mundo dos animais, colocados em nossa caminhada evolutiva para que, por meio das diferenças, semelhanças e afinidades, possamos juntos, seres de todas as espécies, evoluir. Agora, vão na busca de seu Animal de Poder.

Hannah se levantou, à procura de Cristal, e no mesmo instante sentiu um braço envolver seus ombros. Era Inthi, que foi logo dizendo de forma autoritária:

– Vamos logo! Quero entrar na floresta, atravessá-la e chegar a um campo florido que vi ontem à noite em desdobramento.

Luhan vinha logo atrás. Percebia-se uma nuvem de tristeza em seu olhar ao perder a oportunidade de formar dupla com Hannah, mas que logo foi dissipada pela chegada de Cristal, que de muito bom humor gracejou:

– A dupla dos que restaram acaba de ser formada, Luhan e Cristal. Pelo jeito vamos seguir assim divididos por muito tempo, mas ao menos pergunto: podemos ir com vocês? Onde é que iam mesmo?

Foi assim que se formaram duas duplas inseparáveis: Inthi/Hannah e Luhan/Cristal. Indo à frente, Inthi ia mostrando o caminho entre arbustos e árvores frondosas, que atravessaram quase correndo. Hannah sentia-se ofegante e faltava-lhe ar, então pediu para irem mais devagar, ouvindo um irônico "meninas", como desaprovação, vindo dos lábios de Inthi, mas reduziram o passo. Luhan e Cristal caminhavam lentamente, e assim lhes foi possível sentir e perceber a energia e vibração da floresta, que pulsava numa frequência cheia de mistério, entre luzes e sombras, através dos raios de Sol, que já brilhava alto nos céus colorindo tudo que iluminava.

Cristal, que era muito sensitiva, captava detalhes do entorno de forma mágica e sutil. Com imensa doçura e gestos suaves, parou numa curva do caminho curvando-se em uma elegante mesura, cumprimentando algo no vazio, para o resto do grupo. Voltando-se os apresentou como alguns seres, fadas, gnomos, enfim, os responsáveis pela beleza e por todo aquele paraíso pleno de vibração de paz, equilíbrio e acolhimento. Sorriram na expectativa de encontrarem seu Animal de Poder.

Numa curva do caminho, perceberam que uma flor de um amarelo profundo se movimentou sem ter brisa, quando viram Cristal estendendo sua mãozinha e deixando um pequeno inseto pousar, sendo identificado por ela como uma joaninha. Sorrindo, trouxe-a perto dos lábios como se fosse beijá-la, no que Luhan arrepiou-se e gritou, advertindo-a que poderia engoli-la. Cristal ria feliz com sua preocupação e deixou a joaninha partir, e ela voou sobre suas cabeças, indo pousar nos cabelos negros de Cristal, permanecendo ali.

Inthi, muito irritado, pois havia se adiantado ao grupo, retornou contrariado e reclamou:

– Vocês vão ficar borboleteando sobre as flores aqui na floresta? O local que quero levar vocês está cheio delas. Vamos depressa!

– Inthi, não pode nos apressar, pois cada um tem seu ritmo próprio de caminhar, de ir observando e sentindo. Lembra que o Mestre Sahnat falou para entrarmos em contato com a vibração e os seres da flora e fauna?

Hannah falou irritada com tanta imposição, já que queria se sentir livre e deixar-se levar pelo que estava ocorrendo, deixando fluir, e não ser aquela que provocava os acontecimentos. Sentia-se estranhamente exausta e começou a dar-se conta de algo que ao longo desta sua existência iria ter que trabalhar: a paciência. Precisava saber tolerar as diferenças entre as pessoas, mas neste momento ela não estava disposta a abrir mão de sua experiência na busca de conexão com as energias da natureza, plantas e animais. Sugeriu então que se separassem, mas Luhan a lembrou que a vivência era para ser compartilhada em duplas, falando em tom definitivo:

– Alguém tem que ceder.

É claro que foi nosso amigo Inthi, que voltou para o grupo, com ar enfastiado e indiferente. Acompanhando-os pelos caminhos, uma borboleta azul surgiu por entre as flores e veio rodopiando ao redor de sua cabeça. Inthi falou com gentileza e convicção:

– Olha bem quem vai escolher pousar, eu não sou a pessoa mais indicada, tenho mais a ver com felinos, águias e outros animais selvagens grandes, essa sua fragilidade não tem nada a ver comigo. Portanto, procura outros tantos que estão espalhados por esta floresta.

Todos riram, e o belo inseto pousou em seu ombro. Inthi, ao invés de espantá-la, iluminou-se em um sorriso lindo, estendendo sua mão para perto de sua face, e a borboleta azul pousou com suavidade em sua mão. E junto ao seu rosto algo aconteceu: os olhos negros da borboleta pareciam fixos no azul dos de Inthi, estabelecendo-se uma comunicação entre dois seres tão diferentes, mas tão afinados. Desde então, Inthi esqueceu sua pressa e quedou-se o mais imóvel possível, como para prolongar a permanência de sua nova amiga pousada em sua mão.

Nesse momento, foi a vez de Luhan reclamar e convidar para seguirem em direção ao campo de flores. Agora já eram seis: Hannah, Luhan, a joaninha tranquila agarradinha nos cabelos de Cristal, Inthi e sua borboleta. Ele caminhava com cuidado, e com sua mão um pouco à frente da face, transportava seu novo tesouro enquanto pedia ajuda para lembrar o que Mestre Sahnat havia dito sobre as borboletas como Animal de Poder.

Dona de uma incrível memória, Cristal foi falando:

– Joaninhas trazem abundância, conexão com a prosperidade, se ligam a pessoas simples e com muita alegria no coração, "eu".

Fazendo uma mesura, os fez rir alto, no que Inthi reclamou que iriam assustar sua nova amiguinha. Cristal continuou com ares de doutora no assunto:

– Borboletas procuram meninos chatos e mandões – disse às gargalhadas. – Na verdade, significa que se ligam a pessoas que estão em fase de autotransformação, e sua presença proporciona maior clareza mental. São pessoas que gostam de sua liberdade e buscam a evolução através da liberação de paradigmas antigos.

Inthi feliz exclamou:

– Tudo a ver comigo! Com este meu momento.

Seguiram felizes, saindo da floresta acompanhada por Cristal e Luhan. Logo atrás, Inthi veio caminhando lentamente em êxtase, pleno de encantamento.

No meio do campo, Hannah jogou-se no chão, apoiando a cabeça com as mãos, fechou os olhos, respirou fundo e sentiu-se novamente sendo observada. Nesse mesmo instante, ouviu um guincho, e uma enorme águia veio em sua direção. Seu coração bateu acelerado. Seus amigos olhavam com pavor, e aquela ave de rapina realizou um voo rasante sobre sua cabeça. Neste momento, seus olhares se encontraram, e através daquele olhar Hannah sentiu a coragem tomar conta de seu ser. Ela estendeu relutante seu braço para acolhê-la, mas a ave respeitosamente passou por cima de sua cabeça e pousou no chão, a poucos metros, olhando firme nos seus olhos. Hannah sentia uma liberdade incrível, sentiu que tudo podia com a proteção de seu Animal de Poder. Hannah acreditou, intuiu ou sentiu que muitas oportunidades iriam surgir em vivências com sua amiga águia. Caminhou até a águia, curvou-se, passando seus dedos por entre suas penas, experiência esta que ficou geneticamente gravada nas memórias agradáveis de suas células.

Era quase meio-dia, o sol estava alto, então decidiram voltar, exultantes com suas experiências, quando Luhan falou em tom de choramingo:

– E eu? E meu Animal de Poder?

Cristal tomou sua mão e, como uma profetiza que lê as linhas das mãos, falou solenemente:

– Luhan, o dia ainda não acabou, tem muitas horas pela frente. Você vai encontrar seu Animal de Poder, está escrito aqui nas linhas de sua mão.

Consolado, mas não bem convencido, retornou com seus amigos pelo caminho. Algumas vezes, Hannah olhava para o alto e percebia sua amiga águia desenhando espirais durante seu voo sobre suas cabeças, lá no azul dos céus, e quando baixou os olhos para um recanto mais escuro e denso da floresta, viu dois olhos brilharem na escuridão, observando-a.

Chegaram à casa de Sahnat, e todos já estavam comendo um lanche frugal, compartilhando suas experiências da manhã sobre seus encontros com seus Animais de Poder e suas trocas energéticas com tudo que a natureza pode ofertar. Falavam quase ao mesmo tempo. Então Alejandro chegou trazendo um embrulho nos braços e o entregou a Luhan, dizendo:

– Este é o presente que te prometi um dia te dar.

O pacotinho mexeu-se, Luhan já sabia que era um cãozinho pequeno, pelo macio, cor creme, era um vira-lata, muito meigo, olhar terno, puro amor. Sempre foi seu desejo ter um cão, mas como deslocavam-se em carroças e em alguns lugares que acampavam não permitiam cães, além de que viajavam de forma mais discreta possível, não queriam criar problemas por onde passavam, mas agora que estavam próximos a ir para as Montanhas Azuis, chegara a hora de Luhan realizar seu sonho.

Alicia e Alejandro olhavam e sorriam em conversa telepática. Hannah percebeu que outros que estavam presentes na varanda, sorridentes ou sérios, naturalmente compartilhavam das conversas dessa maneira. Telepatia entre seres afinados é algo natural que flui e desenvolve-se com naturalidade.

Nessa tarde, Sahnat os orientou para voltarem, para experimentar contatos com plantas, trocar energia, entrar na frequência vibracional dos animais, buscar entrar em sintonia e contatar com os devas, gnomos, enfim, com todos os elementais da natureza. E foi advertindo a todos:

– Vocês irão sem julgamentos, sem teorizar e explicar os possíveis diálogos internos que possam chegar em seu mental, apenas deixem fluir, entrando em sintonia pelo coração. Se a vibração e entrega for sincera, o que parece a princípio ser uma imaginação, uma criação mental, começa a se materializar primeiro na mente, depois para os olhos físicos, através de sutis percepções sensoriais de imagens e sons estalidos na relva. É nesse momento que os elementais permitem serem vistos, um pouco tímidos, mas observando curiosos o quanto estão realmente sendo sintonizados na mesma frequência vibratória deles.

E percebendo dúvida e apreensão de alguns, que se sentiam incompetentes, explicou:

– Este momento é único, incrível e está dentro das inúmeras possibilidades e capacidades que os humanos possuem e perderam, com suas mentes e corações embotados por véus do descrédito. Sem querer magoar ninguém, posso afirmar que as pessoas que não têm vidência são ignorantes, por ignorarem suas reais e totais capacidades de conexão com este mundo mágico e sutil.

Sahnat exortou-os a entrarem na floresta abertos para o desenvolvimento da visão espiritual, por intermédio do terceiro olho, localizado na fronte entre as sobrancelhas, possibilitando a percepção do mundo suprassensível, o mundo dos devas e dos espíritos da natureza, buscando também visualizar a aura de luz, cores e radiação que envolve tudo e todos os seres.

VII
Finitude: vida e morte – um novo aprendizado

O dia amanheceu nublado, e nuvens cinzas cobriam o Sol no amanhecer. Cristal, ao chamar os amigos para o café, percebeu que Hannah não estava bem. Ela sentia-se estranha, uma letargia e sonolência entremeada por calafrios. Preocupado, Inthi correu para chamar seus pais, enquanto Luhan e Cristal a cobriam com mais agasalhos, até que sua visão foi esmaecendo e ela perdeu os sentidos. Alicia e Alejandro, seguidos de Sahnat, chegaram nesse exato momento. Sahnat mediu sua pulsação e, entre surpreso e pesaroso, comunicou:

– O corpo de Hannah está morrendo. Sua alma estelar foi acolhida por um corpinho frágil e doente de uma adolescente, e este foi muito exigido em energias, sugando cada dia um pouco de sua estrutura material humana. Mesmo tendo um espírito forte, o corpo físico está partindo, já quase sem vida.

A tristeza e a dor, mesmo eles sendo espíritos evoluídos e conhecedores da continuidade da vida, tomaram conta de todos na casa de Sahnat. Fraquejaram diante da impotência de ajuda e socorro. Era uma matéria física corporal que foi ao seu limite e não tinha mais energia vital para continuar sua jornada. Orações e vibrações só poderiam fortalecer sua alma, já forte e potente, até porque era um ser espiritual energeticamente diferenciado, por vir de outras dimensões, mas estava totalmente frágil, desvitalizada, dependendo de um corpo que estava se aproximando de sua falência total.

Cristal chamou Mestre Sahnat para outra sala, sendo seguida por Alejandro e Luhan, enquanto Inthi e Alicia revezavam-se em cuidados com um corpo inerte, quase sem energia vital. Todos do grupo foram chegando e cercando o leito de Hannah, a envolvendo em projeções de energia vital, enquanto Mestre Sahnat afastou-se em direção ao penhasco na entrada das montanhas, mentalizando esferas superiores e vibrando em frequências altíssimas. Logo começou a invocar os queridos seres da oitava e nonas esferas de dimensões, sendo imediatamente atendido.

Três Mestres de luz, que já vibravam em frequências próximas ao plano terrestre, baixaram mais rapidamente suas frequências vibracionais para no instante seguinte estarem ao lado de Mestre Sahnat, que telepaticamente já havia partilhado suas questões e possibilidades de ajudar Hannah nesta sua existência, que vinha tão bem se desenvolvendo.

Ao chegar no local, um dos Mestres dirigiu-se para perto da cama, observando as poucas reações vitais de Hannah e como estava reagindo à doação de energia do grupo. Sua alma mantinha-se junto ao corpo inerte, com coração quase parando. O Mestre voltou-se a todos, pedindo que elevassem ao máximo suas frequências vibratórias em sintonia com o amor e a compaixão, sem pena ou apegos, para, dessa forma, dar tempo ao outro Mestre, mais ligado a terapias da natureza e alquimia transmutadora, de organizar um espaço onde as possibilidades de cura do corpo físico pudessem talvez ocorrer.

Sob sua orientação e com o consentimento de Sahnat, Hannah foi transportada para uma floresta densa junto às pedras mais altas na montanha, onde o ruído de uma imensa cachoeira unia-se aos sons dos gorjeios dos pássaros e de uma brisa suave. Durante o trajeto, o Mestre da cura ia explicando a todos:

– Nos lugares mais altos das montanhas, no meio de florestas frondosas e junto a quedas-d'água, o ambiente propicia a presença aumentada de íons negativos de oxigênio, que são formados em doses elevadas por centímetros cúbicos de ar, tão benéficos na manutenção da saúde. São ideais para a recuperação de um organismo físico enfraquecido como o de Hannah, potencializando e acelerando sua recuperação. Seria como uma transfusão de energia pura para dentro de seus pulmões e de um corpo já inerte e sem receber o alento do oxigênio necessário para sua recuperação.

Em continuidade ao que vinha orientando, pediu para alguns abraçarem as árvores e de mãos dadas formarem uma corrente perto do corpo de Hannah, como uma transfusão de fluidos e seiva de cada árvore que amorosamente doavam-se. Os que possuíam o dom da vidência puderam constatar a presença e aproximação respeitosa de seres da natureza, elementais, devas, gnomos, unindo-se em correntes de transfusão de energia vital ao seu corpo agora quase sem vida, percebendo-se apenas a presença de sua Alma junto ao corpo.

Do alto de uma árvore, sua águia amiga veio pousar, deixando passar por entre suas asas abertas os raios do Sol, como se os filtrasse em fótons de luz numa projeção cromoterápica de cores sanadoras. Nesse instante, abrindo caminho por entre os arbustos e saltando no meio da clareira na cachoeira, um tigre maltês, ou tigre azul, aproximou-se silencioso do corpo de Hannah, causando espanto e apreensão, pois a presença de um felino sempre causa medo. O Mestre que estava ao lado do corpo de Hannah pediu que não se mexessem e não reagissem ao que iria ocorrer, mas que apenas continuassem a vibrar em frequências elevadas.

O tigre azul suavemente aproximou-se de cada um dos mestres, permitindo que colocassem suas mãos em sua cabeça imensa de felino, e logo se aproximou do corpo de Hannah, bramindo um som forte, que vibrou como um urro de poder e força, e em sequência o inesperado aconteceu. Ele aproximava-se cada vez mais, indo aos poucos mesclando sua massa corpórea de felino ao corpo de Hannah, metamorfoseando os espaços moleculares de seu próprio corpo, que iam ficando fluidos, invisíveis, até a total fusão com o corpo de Hannah. Essa completa metamorfose corporal do tigre com o corpo físico de Hannah a trouxe de volta à vida.

Nesse instante, os mestres solicitaram que todos mantivessem a frequência vibracional em sintonia com as energias de luz e força que até então os envolvia. Lentamente, Hannah abriu os olhos e, auxiliada por um dos Mestres, sentou-se na pedra em forma de altar em que fora colocada. Ainda sonolenta, olhou ao seu redor e sorriu feliz, e uma emoção de alegria tomou conta de todos. Estava salva, seu corpo revigorado tivera uma nova oportunidade. Assim, todos aprenderam a grande lição de que nada adianta desenvolver uma mente brilhante e um espírito evoluído se o corpo que acolhe todas essas energias é fraco, pobre e malcuidado. Temos que ser e desenvolver-nos de forma integral, ter um corpo saudável, amado, respeitado, nutrido de forma correta e com atividades físicas que possibilitem mobilidade e o tornem forte e resistente.

Os sentimentos que os levaram na ida pelos caminhos da floresta já não eram os mesmos. Antes estavam silenciosos, tensos e tristes, mas agora, de volta à casa de Mestre Sahnat, uma alegria ruidosa os contagiava. Com a presença de todos, Mestre Sahnat solenemente comunicou que a experiência vivenciada acelerou o processo de iniciação, portanto iriam receber a última vivência antes de subirem em direção às Montanhas Azuis. Antes, porém, lhes seria passado um método para acionar e manter as frequências vibracionais em ondas curtas em conexão constante com alegria, contentamento e energia de poder do Eu Sou através da vibração do sentimento do amor desperto.

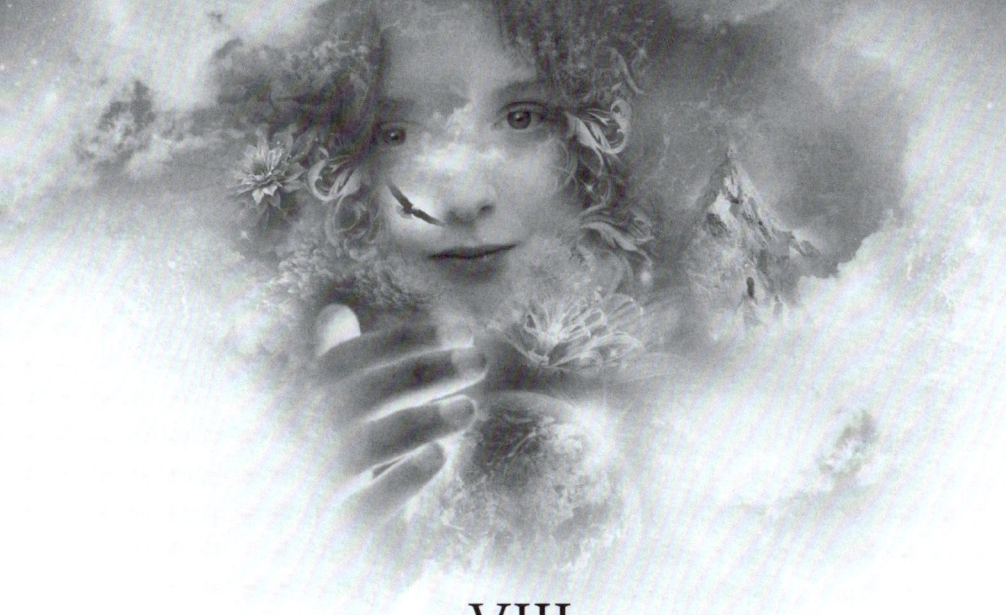

VIII
Rumo às Montanhas Azuis

O coração de todos acelerou. Felizes e entusiasmados, estavam ansiosos para chegar nas Montanhas Azuis. Antes, porém, era preciso fazer uma imersão rumo à depuração, para atingir a evolução como seres espirituais, vibrando na mesma sintonia. Os Mestres amorosamente concordaram em participar dessa iniciação final. Assim, formaram um grande círculo em frente à casa de Sahnat, que começou a falar:

– Este ritual de conexão e sintonia para preparar e manter o campo vibracional do entorno será primeiramente passado a vocês para, mais tarde, quando estiverem em missão planetária, transmitirem aos humanos. Perceberão que, à medida que conseguirem tornar essa prática um hábito diário em suas vidas, um salto quântico será acionado.

Recebendo olhares inquisidores, Mestre Sahnat percebeu que muitos dos ali presentes desconheciam o significado de salto quântico, por isso resolveu explicar melhor:

– É importante vocês compreenderem o que é salto quântico, então vamos lá. Por ressonância, um amplo campo vibrando em sintonia com as mesmas frequências irá contagiar, envolver e manter estes e outros campos ecoando sempre e cada vez mais em conexão com as mesmas vibrações, por isso fiquem atentos a esta afirmação: semelhante atrai semelhante. Com certeza, muito ainda vocês irão ouvir falar sobre como oscilam por meio de movimentação rápida essas moléculas dentro do campo vibracional num processo de atração e repulsão.

Nesse momento, Mestre Sahnat e os outros Mestres começaram a preparar todos para a iniciação, espargindo suavemente no ambiente aromas com potencial energético específicos para esse instante único de sutilizar tudo e todos. Raios terapêuticos do Sol iluminaram suas frontes. Foram orientados a colocarem o melhor e o mais suave sorriso que tinham em suas faces e permanecerem sorrindo. Imediatamente foi explicada a possível dificuldade que alguns teriam de manter o sorriso nos lábios, pois os humanos desaprenderam a sorrir de forma constante. Em razão disso, deveriam perseverar, já que essa postura é algo que deveriam doravante reaprender como tarefa.

E sorrindo continuou:

– Num futuro, o ato de tomar medicamentos para depressão e tristeza será substituído pela adoção desse hábito. O cérebro recebe a informação dos movimentos tônicos e musculares mantidos por um sorriso na face e envia comandos às células responsáveis pela secreção das serotoninas e endorfinas e, imediatamente, o estado vibracional da pessoa é alterado, ancorando paz, alegria, entusiasmo, fé e muita confiança, em conexão com a abundância cósmica. Esse é o poder sutil, vibracional e hormonal do sorriso.

Um dos Mestres convidados aproxima-se e assume o comando da iniciação.

– Vamos neste momento fechar os olhos e silenciar a mente, esvaziá-la dos pensamentos, trazendo uma respiração suave, profunda e natural, cada um no seu ritmo, entrando profundamente em seu ser, se conduzindo em sintonia com a serenidade e paz interior. Coloquem agora a mão esquerda sobre o coração, permaneçam assim alguns minutos, apenas sentindo seu pulsar, sua energia fluir. Ouçam seus batimentos através de suas almas despertas; sintam emergir do fundo um sentimento amoroso e forte; aumentem essa vibração de amor, amem mais, sintam mais, e mais amor fluirá de dentro de vocês; deixem-se embalar por esse sentimento, deixem o amor crescer. E quando sentirmos que vocês estão prontos, juntos vamos passar para a iniciação de coração e mente. Elevem lentamente a mão direita em direção à fronte, sentindo fluir as energias eletromagnéticas do coração ao cérebro e vice-versa, visualizem então uma energia luminosa circular, formando um sinal de infinito, fluindo por entre o coração e a mente e mentalizem: "Eu Sou Amor Desperto".

Com todos muito concentrados, o Mestre deu continuidade ao próximo passo:

– Para elevarmos a consciência, vamos agora realizar a conexão do timo, localizado ao lado do coração, no centro do peito, elevando a imunidade e se conectando com sentimentos de paz e leveza pela alegria. Vamos ligá-lo fluidamente com a glândula pineal no interior do cérebro, aumentando a energia vital. Deslizem a mão esquerda agora no centro do peito e a direita a desloquem da fronte para o alto da cabeça. Permaneçam por alguns segundos vibrando nessa conexão energética, timo/pineal.

Após alguns segundos, continuou:

– Hoje tivemos uma vivência com Hannah que nos mostrou a importância de uma energia vital saudável e fluida para a sobrevivência e vida. Está sendo aberto em todos vocês novas conexões com o terceiro olho no frontal, por intermédio da pineal com o campo vibracional do entorno, pela vidência, telepatia, intuição e outras formas fluídicas de comunicação tão importantes para o futuro trabalho na Terra que vocês irão desenvolver. Respirem fundo, fechem a mão esquerda e, com o punho fechado, deem uma batida forte e duas consecutivas mais fracas sobre o timo. Continuem a tamborilar dessa forma, ao mesmo tempo mantendo a respiração lenta e suave, afirmando mentalmente: "eu tudo posso", "eu quero", "eu mereço esta nova oportunidade nesta minha existência de alma neste corpo".

Deu uns segundos e seguiu:

– Dessa forma estarão, a partir de agora, aumentando a imunidade física e o potencial de conexões cósmicas por meio da intuição telepática com esferas mais sutis. Então, soltem os braços ao longo do corpo, permanecendo ainda imóveis, silenciosos e sorridentes. Mantenham essa vibração em frequência alta, respirem, relaxem e entrem em meditação pelo tempo que sentirem necessário para cada um.

Discretamente, os Mestres se despediram, retirando-se e prometendo encontrá-los num futuro próximo, lembrando-os que sempre que os evocassem, se fariam presentes diante de uma real necessidade.

Na manhã seguinte, bem cedo, todos se encontravam prontos para irem às Montanhas Azuis e receberam as seguintes orientações:

– Deixem todos seus pertences, só levem a roupa do corpo.

Nesse instante, ouviram um som de passos vindo detrás da casa, e Luhan apareceu seguido de seu novo amigo. Com olhar de súplica e com receio do que poderia ouvir, perguntou ao Mestre Sahnat se poderia levar consigo Dali, seu cãozinho, no que exultou de contentamento por receber uma resposta pronta e afirmativa. Sahnat também informou que nas Montanhas Azuis todos os Animais de Poder de cada um estariam presentes e interagindo para a evolução individual e do grupo.

Tomaram um caminho que subia diretamente aos penhascos, com um desfiladeiro formando imensas torres de pedras, algumas com formas esculturais e tão simetricamente colocadas que mais pareciam totens feitos pela mão de um artista escultor. Subiam silenciosos, admirando tudo pelo caminho. Havia flores, árvores e alguns animais da região, que paravam curiosos para observar e, sem medo, permitiam a aproximação.

A estrada antes ampla e bem definida foi ficando estreita e sinuosa, obrigando-os a andar cautelosos e quase em fila. De um lado tinha um paredão de pedras brancas, meio amareladas, e, de outro, um penhasco e um desfiladeiro, com um rochedo elevando-se até a altura de nuvens cinzas-azuladas, que envolviam e escondiam seus picos.

Hannah seguia ao lado de Luhan, que sorria muito e carregava Dali; Inthi vinha mais atrás, conversando com Cristal; Alejandro, em comunicação telepática, chamava a atenção de Alicia para que observasse os casais que estavam se formando, no que ela ficou subitamente séria, olhando para os demais que vinham enfileirados mais atrás, então voltou seu rosto em direção ao seu companheiro, sorrindo enigmaticamente, com um trejeito de dúvida em seu semblante.

Já estavam caminhando umas três horas quando Sahnat parou para observar uma fenda pequena na pedra. Retirou de dentro de sua túnica um cristal translúcido lapidado em forma de bastão e apontou em direção à abertura, pronunciando algumas palavras baixinho. De repente, uma abertura nas dimensões de uma pequena porta desenhou-se na rocha, e imediatamente, olhando para todos os lados, os orientou mais uma vez que deixassem tudo que ainda tinham consigo e só entrassem com a roupa do corpo. Todos foram ultrapassando aquele estreito portal, respeitosos e emocionados, pois sentiam que estavam entrando em um espaço sagrado.

A entrada fechou-se assim que o último adentrou, e permaneceram silenciosos aguardando orientações de como proceder. Olhando ao redor, perceberam que estavam dentro de um salão, que parecia uma espécie de cápsula de pedra dentro da montanha, agora sem entrada nem saída. Nesse instante, num movimento simplesmente natural, como quem avança um passo à frente, um Ser de muita luz, um pouco maior que a estatura das pessoas do grupo, atravessou a parede de rocha com fluidez, vindo sentar-se numa pedra em frente de todos. Sorridente, com um olhar amoroso e cativante, era Mestre Mohan, monge tibetano, que foi logo convidando a acomodarem-se ao seu redor. Ao se aproximarem, sentiram uma energia diferente os envolvendo, como se entrassem em outra esfera, cortando o ar como se fosse um gel mais denso que a atmosfera, proporcionando de imediato sensações de paz e bem-estar. Estavam, na verdade, entrando no espaço áurico de Mohan, usufruindo da mesma frequência de seu campo vibracional, que era amoroso e tranquilo.

Uma forte emoção de alegria e êxtase tomou conta de seus corações. Estavam com olhos lacrimejantes, sentiam arrepios e uma sensação de estarem se conectando com sua essência mais íntima e pura. Perceberam que estavam compartilhando de um mesmo espaço áurico. Era uma nova vivência e forma de compreender o que se passava. Esse momento, no futuro, seria de muita valia para suas convivências e os trabalhos que iriam desenvolver. Até então, eram insensíveis a essa percepção de compartilhar do mesmo campo vibracional e ter a clara percepção de que tipo de energia flui no entorno.

Mohan pediu que a partir daquele momento o ouvissem com o coração, explicando que quando ouvimos com uma mente atenta, acionamos julgamentos, egos que querem se manifestar e demonstrar sua sapiência, interrompendo quem fala, mesmo em pensamentos silenciosos que não conseguem calar, perdendo assim oportunidades mágicas. Quando se ouve com o coração, conecta-se coração com coração. Foi ensinado aos seres humanos, ao longo de suas existências, que ouvissem a voz da razão, mas a voz da mente é a que mais mente e engana. A fala do coração, ao contrário, não se engana, pois é a intuição fluindo em conexão diretamente com a Fonte.

Em tom professoral, explicou:

– Vocês chegaram a esta etapa após a iniciação ministrada pelo Mestre Sahnat, que é responsável por essa tarefa neste momento planetário, ou seja, de auxiliar no resgate da essência verdadeira dos seres humanos, perdida ao longo dos milênios. Os humanos passaram por fases de grande evolução e iluminação, assim como por destruição total, trevas e decadência, ocasionando grande sofrimento à nossa amorosa Mãe Terra. Destruição esta que vem se manifestando por meio de dilúvios, maremotos, inundações, vulcões, que destroem tudo. A humanidade vem andando em círculos espiralados, felizmente sempre ascendentes, apesar de ter ficado milênios no mesmo círculo, parados, dando voltas sobre voltas, perdidos em guerras, destruição planetária, sempre movidos por egos. Tudo que falarei aqui tem relação direta com o que irão trabalhar no próximo milênio, mas terão de saber a história daqueles que vêm atuando nessa missão.

Após uma breve pausa, continuou:

– No próximo milênio, com tudo que irá acontecer, e vocês já estarão lá atuando até 2050, o planeta passará por provações para alguns, ao mesmo tempo a paz, prosperidade e harmonia serão sentidas por outros, tudo ligado ao lado que eles se colocarão, se nas trevas ou na luz. Os humanos mais despertos, com o corpo mais sutil, estarão diretamente envolvidos com o processo de evolução planetária, por isso é certo que vocês irão intensificar, por décadas, sua caminhada para seu interior, evoluindo em direção ao seu coração, onde está escondido o tesouro de Deus.

Hannah procurou o olhar de Inthi, que sinalizou positivamente, pois conhecia essa história, revelada a ele e seu irmão por Alejandro. Mohan, com uma simplicidade de monge, mas com um campo vibracional forte e luminoso, seguiu falando:

– Vocês que aqui estão fazem parte de um grupo diferenciado em missão planetária de despertar, pois os humanos, ao receberem a capacidade de discernimento e livre-arbítrio, vêm ao longo dos milênios fazendo uso errado e contrário à sua própria essência e liberdade, nutrindo sentimentos de inveja, ganância e ódio, destruindo-se mutuamente.

Evolução é auxiliar, compartilhar, doar-se com amor na busca da unidade, buscando dentro de si, e não fora, a sua essência.

O som das palavras de sabedoria de Mohan ecoava fundo em seus corações, despertando um entusiasmo ansioso, num misto de incerteza de que se eram realmente capazes em levar adiante essa importante missão. Captando esses pensamentos do grupo, Mohan buscou acalmar seus corações, responsáveis e dispostos a doarem o seu melhor:

– Fiquem tranquilos, tudo se desenvolverá por etapas. Vocês serão aprendizes dentro de todo esse processo e irão primeiro desenvolver dentro de si essa conexão com o coração. Quando estiverem prontos como iniciados, viajarão em grupos ou sós pelas espirais dos Universos paralelos, interagindo e levando todo esse conhecimento a cada ser humano, visando reativar o que está adormecido, embotado. Por deslocamentos interdimensionais, como mensageiros da luz, levarão orientação, exemplo e ensinamento, para que os seres humanos se voltem em direção à sua luz interna, despertando-os.

Todos ouviam silenciosos quando lhes foi informado alguns detalhes de como seria esse processo no trabalho de amor e doação:

– Sabemos que não é fácil essa tarefa, pois vocês estarão envolvidos no processo, vivendo e sentindo como humanos. Em várias partes do planeta Terra, auxiliarão outros seres de luz que já estão trabalhando. Vocês serão orientados a estimular a formação de grupos, aldeias, comunidades com filosofias e posturas semelhantes, assim como novas formas de governos, dentro de outros paradigmas, onde todos os lugares tristes, doentios e obscuros do planeta serão iluminados, até o dia que se ouvirá alto e em tom festivo: "Vitória da luz", "Vitória da luz". Vocês, discípulos iniciados pelos Mestres, irão acender o candeeiro de amor dentro de cada um. Nesses serviços de amor e doação, vocês irão reencontrar muitos de seus semelhantes, e o sinal de reconhecerem-se será pelo sentimento que aflorará de uma alegria incontida de estarem juntos novamente, de um amor imenso, uma familiaridade desperta pela semelhança de sentir, pensar e agir. Esse processo já se iniciou no planeta, e esses reencontros estão ocorrendo, aqui e agora.

Hannah, emocionada e empolgada sobre as tarefas que iriam desenvolver e os possíveis reencontros com os afinados com a missão, olhou para seu lado direito, atraída por um olhar forte sobre ela, mas não conseguiu divisar bem sua face, coberta por uma névoa de sombra. Um arrepio gelado atravessou seu corpo, e ela foi chegando mais próxima de Luhan, como se pedisse proteção. O Mestre, que tudo observara, continuou:

– A humanidade passou, está passando e passará por processos evolutivos em vários momentos e etapas isoladas. Caminhar para dentro é o correto, e não buscar fora o que está dentro.

Hannah olhou para o lado como que atraída por um chamado, e seus olhos fitaram os de Sahnat, que telepaticamente comunicou que em breve ainda se encontrariam em travessias, por intermédio de membranas de fitas e cordas, em muitas existências e etapas evolutivas da humanidade, porém agora tinha que voltar, pois um novo grupo de aspirantes de discípulos da luz estava por chegar na encosta das Montanhas Azuis. No instante seguinte, sentiu seu abraço energético envolvê-la com muito amor. Sahnat piscou um olho e, sorridente, atravessou a rocha, sumindo sem ruído.

Mohan explicava como seria a próxima etapa de estudos e treinamento que os mensageiros da luz iriam passar: por processos de desenvolvimento de telepatia, precognição, teriam acesso à biblioteca cósmica, conectando-se com o conhecimento universal e inato e disponível a todos. Seriam iniciados na comunicação com seres da flora e fauna de forma mais efetiva e interativa; iriam desenvolver-se na comunicação e troca eletromagnética vibracional com os seres elementais, animais, vegetais, minerais, pedras, água, ar e fogo, mas antes teriam que se preparar para a passagem vibracional para outra dimensão e entrada nas Montanhas Azuis.

Com um tremor de ansiedade, olharam-se felizes e sorridentes e mal podiam esperar por esse momento. Estavam dentro de uma caverna de pedras no coração da montanha, uma cápsula sem portas, isolados de ondas eletromagnéticas de fora, e uma sensação de leveza e fluidez tornava-os sensíveis e presentes. Percebia-se uma luminosidade diferente e maior transparência em seus corpos. Olhavam e ouviam atentos Mohan a orientá-los:

– Meus queridos, liberem tudo que é bagagem que ainda porventura tenham descuidadamente trazido consigo, começando pelo ego em todas as suas reminiscências e manifestações como medos, raivas, ganância e apegos, sentimentos estes que observo quase não mais pertencerem a vossas vibrações usuais. Vejam o ego como inibidor de crescimento, então retirem o poder dele para que ele nunca mais impeça seu progresso. Usem-no para seus serviços, e não mais sirvam a ele. Sintam-se empoderados, vibrem em frequências cada vez mais altas.

Ainda sorrindo e olhando ao redor, Mohan declarou:

– Percebo ainda alguns sinais de apego entre vocês.

Nesse momento, um ruído como um resmungo ouviu-se na sala. Luhan tentava aconchegar, apertando mais junto ao seu corpo, seu amigo cãozinho Dali, que havia trazido junto dentro de seu capote. Surpresos e acolhendo com alegria essa sua atitude, muitos manifestaram-se aprovando sua ação, já outros questionavam-se da real possibilidade de levá-lo fisicamente nessa travessia.

Sorrindo bondosamente, Mohan explicou para Luhan e para os demais que o que iriam realizar nos próximos minutos seria uma forma de teletransporte, com a elevação da frequência vibracional a um nível ainda desconhecido, elevando e transformando a matéria física do corpo em uma forma de energia diferenciada, mais sutil, totalmente fluida, transmutada em feixes de luz lilás. Vibrariam cada vez mais em uma altíssima frequência e velocidade, sem peso, gravidade e densidade, até a total fluidez e invisibilidade. Nesse mesmo instante, já nas Montanhas Azuis, fariam o caminho inverso, reduzindo de altíssima frequência para vibrações mais adequadas à nova dimensão, lentamente reconstituindo o corpo físico com todos os seus atributos humanos e passando assim de um plano dimensional para outro.

Alguns ainda consideravam quase impossível teletransportarem-se, mas Mohan foi explicando:

– Para que saibam e tenham mais clareza do que iremos realizar, informo que essa capacidade de teletransportar-se é inerente ao ser, mas por caminhos paralelos tomados, a humanidade foi afastando-se de muitos poderes naturais em sua essência, por isso agora, aos poucos, estamos buscando a retomada, hoje com vocês e, no futuro, para todos. Fiquem tranquilos, respirem fundo e vão relaxando, entreguem-se.

Após, dirigiu-se a Luhan e, fitando-o profundamente, perguntou:

– Entendeu que a condição para teletransportar-se é vibrar na frequência do amor sem apegos, dúvidas e medos? E como pensa transportar junto seu amiguinho?

Dando um passo à frente, abriu seu casaco e deixou uma terna cabecinha peluda surgir, olhando curiosa o ambiente ao seu redor, então Luhan falou confiante:

– Penso, senhor, que se a ação de teletransportar-se depende de vibrar em frequências de amor e luz, meu amiguinho chegará antes de mim às Montanhas Azuis. Reconheço nele um ser evoluído capaz de doar-se e amar incondicionalmente, como nenhum ser humano consegue.

Mohan orientou que o soltasse, deixando-o livre no chão, e pediu que todos se preparassem para a passagem com o auxílio dos Mestres presentes no recinto. Distraídos com Luhan e seu cãozinho, o grupo não percebeu a chegada de muitos deles.

– Vocês vão entrar agora em altas frequências vibratórias por meio da respiração, da visualização de feixes de luz lilás, então concentrem-se e tomem o caminho do coração, sintam sua vibração amorosa, ampliem essas ondas em frequências cada vez mais fortes e profundas, sintam amor, respirem amor, percebam os batimentos cardíacos numa cadência cada vez mais lenta e permitam que a luz projetada através dos Mestres os envolva, penetrando e iluminando cada célula de seus corpos físicos. Sintam-se cada vez mais leves e fluidos e vão passando por entre esses fios como franjas de raios de luz focada; passem por entre essas membranas e feixes de luz. Mais... mais luz..., isso..., ondas sutis vibram em torno de vocês, agora, nesse caminho para dentro. Suave e mentalmente afirmem: "o fluxo universal do amor está ancorado em mim, eu sou amor, eu sou luz, eu sou luz..., eu sou, eu sou... eu sou o que sou..., eu sou Deus interior em ação, eu sou, eu sou, eu sou..." Permaneçam, permaneçam, "eu sou..." Ótimo, muito bem, vocês estão indo muito bem, mantenham essa conexão...

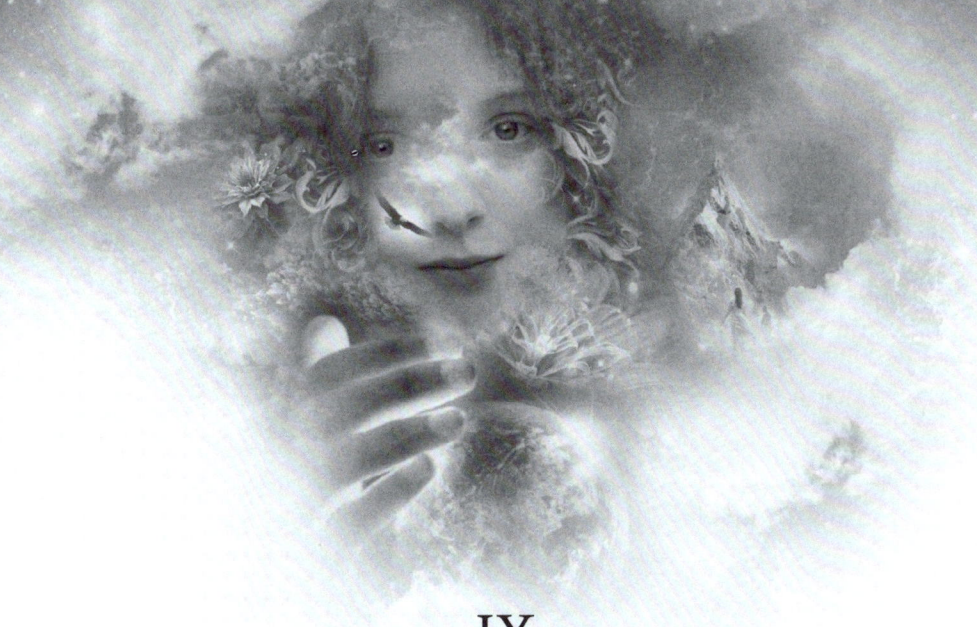

IX
Entrando na
quinta dimensão – aprendizados

Um zunido forte e contínuo atravessou mentes e corpos físicos numa vibração sutil em formas de fótons de luz, e ondas curtíssimas em frequências altas envolveram a todos. Quanto tempo durou essa sensação? Nunca saberão quantificar, apenas davam-se conta de um chamado, e uma voz dentro de suas mentes cada vez mais próxima dizia:

– Agora abram lentamente os olhos, mas ainda permaneçam alguns segundos imóveis, dando um tempo para que todas as adaptações físicas mais sutis, da micro à macromolécula, ocorram. Respirem suave, normal e lentamente. Aos poucos vão dando-se conta do aqui e agora e do aqui e onde. Por fim: bem-vindos às Montanhas Azuis.

Foram tomados de uma alegria quase que incontida, vontade de saltar, pular, abraçar, sair correndo, mas algo como uma energia diferenciada os mantinha paralisados, como se fios fluídicos os envolvessem e os contivessem. Ouviram então dentro de suas mentes uma voz interior telepaticamente os orientando:

– Vivenciem essa sensação e esses sentimentos em seus corações, para serem iniciados como mensageiros da luz em sintonia com as frequências do amor. E para que aos poucos se acostumem com essas energias suavemente, compartilhem essa alegria através das janelas da alma. Olhem nos olhos uns dos outros, sorriam com os olhos e transmitam todo esse sentimento pelos olhos. Envolvam uns aos outros nessa amorosa e afetuosa luz de seus olhares. Acenem um "sim" de forma telepática e mental a todos. Tocados por uma sensação contagiante, indescritível, continuaram a receber a comunicação telepática:

– Somente agora, com as bombas cardiossensíveis carregadas, envolvam a pessoa ao lado em um abraço de coração para coração, agora no plano de manifestação física, para que sintam e percebam melhor seus corpos na quinta dimensão. Vamos ensinar-lhes um novo tipo de abraço: elevem o braço direito por cima do ombro do outro e, com o esquerdo, desçam pela cintura, fechando um anel em volta do corpo, onde os corações irão bater em uma frequência muito próxima, quase colados um ao outro. Essa é uma nova forma de abraçar envolvendo todo o plexo cardíaco de dois seres em muita vibração amorosa.

Foi natural obedecerem a esse comando, mas como ele chegou a suas mentes? Sem som que comunicasse verbal e sonoramente, olharam atônitos e sorridentes em direção a Mohan, que continuou mentalmente seu diálogo telepático, agora convidando-os a acompanhá-lo, explicando que nas Montanhas Azuis a comunicação sonora verbal era muito pouco adotada, uma vez que as vibrações sonoras dos sons da voz, nessa etapa de desenvolvimento evolutivo, ainda tinham uma frequência muito influenciada pelos componentes dos cinco sentidos e pelas emoções terrenas. Portanto, se ficassem em comunicação telepática, seria menos uma "onda", na maioria das vezes tagarela, a vibrar nesse campo de energias fluídicas mais sutis.

– Num futuro, quando suas vibrações sensitivas estiverem mais controladas pelas frequências do coração, suas vozes serão melodiosas e de uma sonoridade que soarão como música para os ouvidos. Então, somente quando sentirem vontade usarão a voz como comunicação.

Todos ficaram encantados com essa nova possibilidade e perguntavam-se: como de forma tão rápida adquiriram e desenvolveram a comunicação telepática? Pensavam que seria um longo e árduo treinamento antes de chegarem a essa etapa.

Alejandro emitiu uma energia mental mais forte, pedindo a atenção, pois alguns do grupo, "falando" mentalmente ao mesmo tempo, tentavam responder ao questionamento dos jovens. Nesse momento, ficou claro que a comunicação telepática em grupo acontece da mesma forma que uma comunicação sonora verbal. Alejandro se impôs explicando:

– A comunicação telepática, assim como outras formas de trabalho com energia, tem potencialidades latentes nos seres humanos, que transitam desde a terceira até as demais dimensões, sendo ainda na terceira dimensão bastante embotada, pois alguns seres ainda não entendem o cuidado que se deve ter com o julgar, o controle de suas mágoas, raivas, curiosidade mexeriqueira e outras emoções desprovidas de compaixão. A telepatia é um tipo de comunicação que é dada de imediato a todos de um grupo quando chegam às Montanhas Azuis, mas pode a qualquer momento ser retirada como capacidade telepática se vibrações de falta de amor, julgamentos e egos ainda presentes se manifestarem.

Alguns se olharam, tentando identificar uns nos outros quem ainda estava a ouvir as comunicações e quem já a havia perdido, o que levou a maioria dos presentes a perder a comunicação. Esse foi o primeiro de muitos aprendizados nas Montanhas Azuis. Perceberam que estavam longe de vibrarem no verdadeiro e amplo sentido do amor sem julgamentos.

Muito sorridente, Mohan falou, agora com um bom tom amoroso e sonoro de voz:

– Esse foi o primeiro teste de muitos que vocês passarão em suas iniciações. Olhar para si, para dentro, e não buscar fora com olhar e dedos apontando julgadores. Olhem vocês como estão, em que etapa de desenvolvimento se encontram. Para tal iniciação, quero apresentar a vocês nosso Mestre Sunyata. Seu nome significa no budismo tibetano o caminho do despertar de uma mente não desperta. Sunyata vai acompanhar vocês nos próximos dias, auxiliando nesse dar-se conta e despertar por meio de um trabalho interno e pessoal, ensinando como acessar suas supraconsciências, para que muito breve possam desenvolver mais suas ações e compreensões interdimensionais. Para tal, alerto-os da necessidade de esvaziarem suas mentes, silenciem os ruídos e deixem fluir; entrem no processo, entreguem-se.

Com calma e demonstrando felicidade ao passar essas lições, dizia:

– Existe uma grande diferença entre aqueles que vivem o processo, transitam entre dimensões, têm clarividência, comunicam-se telepaticamente, porque sabem que assim é e aceitam como algo natural, e entre aqueles que se debatem, na maioria das vezes cegos, com egos cheios de dúvidas e buscas de comprovações formais, quando no mundo sutil muito do que é pode ser invisível aos olhos físicos. Desse modo, vocês irão perdendo-se em tentativas infrutíferas de compreender, deixando de relaxar. É preciso deixar fluir o captar, sentir a essência vibracional do processo, ao contrário nunca chegarão lá.

Sunyata surgiu ao lado de Mohan ou estava ali antes? Apresentando-se de forma inusitada, era um monge com sorriso de criança, olhar bondoso, suave, com uma expressão divertida e moleque. Usava uma túnica laranja, de um tecido diferente do que era conhecido pelo grupo, de uma leveza e movimento que atraíram a atenção de todos. Logo foi reunindo o grupo que o iria acompanhar, sendo que Alejandro, Alicia e mais uns cinco que vieram até ali seguiram com Mohan em direção a um prédio de colunas de mármore branco e rosado, rodeado por um jardim muito bem cuidado, com árvores imensas e flores exalando um perfume que inundava todo o ambiente ao seu redor.

Sunyata olhou a todos sorridente, parecendo se divertir com a postura séria, silenciosa e formal de cada um. Estavam se observando para mostrar seu melhor, sem mais gafes, vigiando pensamentos e ações. Na verdade, estavam extremamente tensos e comportados quando ouviram uma gargalhada, ao mesmo tempo que sinalizava que o acompanhassem. Todos olhavam incrédulos pelo riso alto. Nesse momento, Sunyata passava do riso para convulsões de gargalhadas, entre lágrimas, quase se afogando. Foi controlando-se aos poucos, respirando fundo, vendo que ria sozinho, mas ainda se divertindo com a situação. Sorrindo muito, convidou-os a acompanhá-lo até um jardim interno, junto a um bosque com uma fonte entre pedras e arbustos, muito bem cuidado e limpo. Sentaram-se em um grande círculo, num gramado verde, mas ainda se sentiam cautelosos e pouco à vontade. Tentando ficar mais sério, Sunyata falou:

– Meus queridos, respirem, relaxem seus músculos e mentes. Vocês vêm transitando desde o dia anterior por uma iniciação e rituais de passagem que exigiram muita entrega e esforço. Envolveram-se com muito afinco, por isso estão aqui, e a forma de recepção foi perfeita, pois pôde mostrar-lhes todo o potencial que vocês podem atingir e, ao mesmo tempo, o muito que ainda têm que vigiar, trabalhar e desenvolver. Temos muito respeito e uma consideração especial e única para cada um de vocês que se dedicaram e desenvolveram ações e propósitos. Sabemos que para chegarem a esta etapa, passaram por longo tempo de estudos, vivências e conexões com o mundo sutil em muitas vidas, nem sempre foi fácil manter a alegria, a leveza, o esvaziar da mente, o deixar fluir, o que de agora em diante serão comportamentos que farão parte de seu cotidiano. Portanto, soltem-se, falem, expressem seus pensamentos e sentimentos, ninguém aqui é um santo ou aspirante a sê-lo, apenas estamos juntos nesta jornada rumo ao reencontro com nossa essência primordial, que é vibrar no amor incondicional. Primeiro, vocês trabalharão em vocês, e assim, num futuro próximo, estarão aptos para seguirem em suas missões e propósitos. Sabem o que isso significa?

Sunyata fez uma pausa, pois sentiu que o grupo estava se soltando, relaxando, então continuou:

– Amar sem colocar condições? A humanidade, neste próximo milênio, irá caminhar nessa direção. Quanto mais vocês assimilarem esse propósito, ancorado no coração, mais estarão próximos da descoberta do tesouro que Deus lhes reservou, escondendo no interior, até o momento de aprenderem o caminho do coração. Nestes primeiros dois dias, vou dedicar-me a mostrar-lhes e explicar tudo sobre as Montanhas Azuis. Hoje ainda, vocês terão a oportunidade de discernir onde e como irão se alojar. Terão estes dias para me acompanhar por diversos locais, conhecendo, sentindo as energias dos ambientes visitados, compartilhando experiências e também conhecendo algumas formas de se alimentar. Terão a opção de escolha de como irão se nutrir. Enfim, serão dois dias com muita leveza, por isso espero que se soltem e usufruam de nossa acolhida amorosa. No terceiro dia em diante, começaremos as iniciações do trabalho interno de ativar a superconsciência na busca de acessar outras dimensões.

Começaram a se soltar e sorriam felizes quando Hannah novamente se sentiu observada. Voltando seu olhar para a direita, percebeu que um dos jovens do grupo a olhava de forma enigmática, e uma sensação estranha e misteriosa tomou conta dela. Sentiu uma espécie de arrepio, como um presságio.

Sunyata, percebendo o que estava acontecendo, olhava na sua direção, e esta foi uma das poucas vezes que deixou de sorrir. Hannah respirou fundo, fechou os olhos, envolveu-se em uma bolha de luz, como havia aprendido, e assim permaneceu por alguns minutos. Mais serena, pôde voltar a participar do que estava acontecendo, ouvindo Sunyata novamente sorridente tomar a palavra e convidar a todos para irem conhecer as possibilidades de habitação que poderiam escolher.

– Seguindo por estas alamedas de flores, existem casas pequenas e acolhedoras, lembrando as casas do Ocidente terráqueo. Subindo a encosta, junto daquela montanha de um azul profundo, existem grutas preparadas para recebê-los individualmente ou pequenos grupos. Seguindo a trilha das matas, ao lado de um rio com pedras brancas roladas, terão choupanas de madeira rústicas, mas confortáveis. Por hora são essas as opções que coloco a dispor de vocês. No decorrer dessas iniciações, alguns, conforme as etapas e o grau de desenvolvimento que apresentarem, ou outros motivos que venham a ocorrer – disse isso olhando significativamente para Hannah – poderão optar por outras moradias. Inclusive, alguns irão passar para outros planos, através de alguns locais que a partir de amanhã vamos visitar e conhecer, mostrando-lhes a parte que nos é permitido revelar. Quanto à alimentação nestes primeiros dias, será servida num dos salões em frente ao anfiteatro que acabamos de ver. E no futuro, conforme o desenvolvimento e as escolhas de cada um de vocês, as opções de nutrição também irão se diferenciar.

Cristal veio rapidamente na direção de Hannah, pedindo para ficarem no mesmo alojamento, no que logo ela concordou, mas pediu-lhe que, por uma questão de memórias do passado recente e não tão feliz, não ficassem na choupana perto do rio. Inthi e Luhan já haviam optado por lá e se dirigiram felizes por poder reencontrar-se com Dali. As casas com características mais ocidentais já tinham sido ocupadas por alguns do grupo, restando uma gruta individual e duas para duas pessoas. Uma foi ocupada pelas duas e outra por um casal de irmãos, e a gruta para uma pessoa solitária restou a Pedro, cujo olhar enigmático intrigava Hannah desde a chegada nas Montanhas Azuis.

Com todos já presentes no salão, no centro foi servida uma linda mesa com frutas, verduras, legumes refogados, castanhas, tortas de frutas vermelhas, pães, mel, queijos, geleias e sucos, sendo logo compartilhado por todos com muita alegria e prazer. No final da ceia, Alicia olhou a todos com carinho e, sem muitos rodeios, comunicou que ela e Alejandro estariam partindo ao amanhecer. Para melhor cumprirem essa etapa de sua iniciação, foram autorizados a irem através de fitas e cordas interdimensionais a outros planos, em outros mundos habitados, assim, possivelmente, nesta etapa evolutiva e nestes corpos com essa personalidade não mais os encontrariam.

Alejandro, dirigindo-se a Luhan e Inthi, continuou:

– Meus amados filhos, o momento que sempre viemos falando e preparando vocês está para acontecer. Espero da parte de vocês a demonstração de que aprenderam bem a trabalhar os apegos e as dependências, vendo-nos partir sem sofrerem a separação física de convivência familiar. Sabíamos que um dia chegaria este momento, e as únicas lágrimas que permitiremos que rolem nas faces são as da alegria e gratidão pelo tempo e amor recíproco compartilhados. Nada é nosso, ninguém pertence a ninguém. As relações familiares são saudáveis quando não se criam apegos, pois tudo é passageiro e temos que viver bem e de forma amorosa, intensa, enquanto estamos juntos, deixando partir, seguir sua caminhada, sem exigir do outro renúncias em nome de saudades. O verdadeiro amor libera, liberta e fica feliz com as escolhas do outro. A única coisa que permanece é a vibração do amor e da gratidão por tudo que foi lindo e compartilhado enquanto estivemos juntos.

Longos e carinhosos abraços seguiram-se de recados, conselhos, sorrisos e, claro, lágrimas furtivas, até porque mesmo as emoções boas e felizes mexem com o coração. Sorrindo com muita ternura, Alicia completou:

– E não existe "nunca mais". As voltas que as vidas dão nas espirais dos Universos paralelos e interpenetrados nos possibilitam reencontros e novas formas de relacionamentos. Nós os amamos muito, por isso sejam felizes e saibam que nós estamos felizes e assim permaneceremos. Sempre sentiremos suas vibrações para sabermos se estão bem e seguindo suas caminhadas evolutivas, portanto, aprendam que amar o outro não necessita de presença contínua ao seu lado.

Hannah e Cristal saíram logo depois desse encontro. Enquanto subiam distraídas conversando sobre os últimos acontecimentos, indo em direção de sua gruta, avistaram Pedro sobre uma imensa pedra suspensa na entrada de sua gruta. Parecia fazer movimentos de uma dança muito suave, que exigiam muito equilíbrio e força para manter-se em algumas posturas, quase contrariando a gravidade. Mantia-se em cada posição por alguns segundos. Era uma figura linda de se ver, tendo ao longe as estrelas no firmamento, cintilando como uma plateia de camarote nos céus, espiando encantadas o que estava acontecendo.

Passaram furtivas e silenciosas próximo à pedra onde ele estava, tentando não atrapalhar e não serem percebidas, principalmente Hannah, que inexplicavelmente sentia algo estranho e desconfortável em sua presença. Dirigiram-se para a gruta delas, que as recebeu toda iluminada. Suas paredes pareciam ter luz própria, mas não havia lamparinas nem outro tipo de candeeiro aceso. Era uma iluminação que fluía de forma natural das pedras, em tons de citrino, espalhada pelas paredes em formas de drusas. Ambas se recolheram exaustas pelas emoções do dia, fechando os olhos e adormecendo. A luz, lentamente, foi ficando suave e deixou as sombras da noite entrarem, proporcionando um sono tranquilo e reparador.

Acordaram cedo e encontraram na saída do refeitório Sunyata, que sorridente anunciava a todos do grupo que chegavam:

– Hoje teremos o dia todo para realizarmos passeios e visitas, então preparem-se com olhos, mentes e corações bem abertos, pois conhecerão lugares onde terão algumas revelações e ensinamentos que irão os surpreender e, claro, que alguns de vocês irão apenas recordar. Lembrem-se das orientações de Mestre Mohan, ou seja, num primeiro momento aceitem e deixem fluir, entreguem-se, não fiquem julgando e questionando as verdadeiras possibilidades ou buscando explicações científicas. O aprendizado será mais proveitoso se adotarem a leveza e aceitação, pois aqui na quinta dimensão e nas esferas mais superiores muito do que fisicamente é impossível acontecer no planeta Terra, aqui é simplesmente possível e normal.

Sunyata, agora com ares de um guia turístico, de forma divertida, foi informando o trajeto que iriam seguir:

– Vamos tomar o Caminho das Águas. Iniciaremos pelo Lago Azul-Turquesa, que tem essa cor devido às suas águas profundas e serenas, que refletem o azul-celeste que preenche desde o vale até a metade da subida das montanhas. Vamos caminhando e admirando tudo sem pressa. Observem que do outro lado do lago, no encontro da montanha com as margens das águas, há uma enseada com uma pequena praia de areias brancas entre a vegetação exuberante. Lá vão encontrar a entrada de uma gruta, em que parte dela está submersa nas águas do lago, então será preciso mergulharem nele para entrar. Passarão por corredores submersos, caminhos intraterrenos, indo para o interior, descendo ao fundo da montanha, porém, se subirem até o topo dessa mesma montanha, divisarão uma imensa cratera de um vulcão antigo, sendo esta uma segunda entrada intraterrena que se comunica em uma determinada altura com os mesmos túneis e caminhos, chegando ao outro lado da montanha. Tanto uma como a outra são portais de chegada e saída de seres interdimensionais.

Todos se acercaram mais de Sunyata com olhares indagadores: "portais de entrada e saída?" Percebendo o interesse, Sunyata prometeu solenemente retomar o assunto.

– Estamos felizes que cada dia mais seres humanos estão tendo a visão clara de naves e seres interestelares em chegadas e saídas. Com o tempo e a abertura do terceiro olho, através do estímulo e desenvolvimento da pineal, todos os humanos irão retomar essa capacidade, que ficou perdida e embotada no passado. Retomarão o hábito de olhar e contemplar os céus, assim como hoje lhes é natural ver aviões passarem nos céus, no futuro o avistamento de naves também será algo comum no cotidiano dos humanos. Hoje, porém, me sigam, pois subiremos pelas margens do rio que desemboca no lago, vamos em busca de sua nascente, que brota numa fonte natural considerada sagrada. Na verdade, todas as fontes são sagradas, porque sempre que a água brota na superfície da terra em forma de nascente é símbolo de energia vital fluindo. Muitos de nossos mestres, anjos e arcanjos assumiram, junto com os seres elementais e alguns humanos, a responsabilidade de cuidar desses mananciais de água, que são sagrados para a vida. São aquíferos com imensos lagos subterrâneos no subsolo, lugares de purificação e, muitas vezes, portais de passagem para outras dimensões. Fiquem tranquilos, sei que é muita informação, mas falar sobre as águas é um dos temas primordiais para as futuras gerações no próximo milênio.

Hannah procurou divisar onde se encontravam Inthi e Luhan, afinal, seus pais acabaram de partir e eles poderiam estar tristes, necessitando de apoio. Assim que os viu, seus olhos arregalaram, incrédulos: Inthi veio rolando uns 3 metros, caindo e arranhando-se nas pedras após tentar subir pela encosta da cachoeira na nascente do rio, torcendo o tornozelo; Luhan, que ficou pendurado numa saliência mais abaixo, tentou saltar ao lado da cachoeira, escorregando, e foi rolando até parar próximo a Inthi, gemendo baixinho. Definitivamente, os ombros de Hannah e Cristal eram o apoio que eles precisariam para se apoiarem e caminharem durante o restante da trilha.

Todo o grupo foi chegando próximo à cachoeira. Sunyata festejava feliz a oportunidade de ali estarem no exato momento em que o astro-rei derramava seus raios sobre a queda livre de água, formando um lindo arco-íris, cada vez mais nítido e forte, brilhando num arco de luz de energia e beleza por sobre suas cabeças. Entusiasmado como uma criança, Sunyata bailava, estendendo os braços ao alto como se quisesse tomar o feixe de cores em suas mãos, quando um segundo arco-íris se formou, maior e mais forte em seu brilho e cores. Emocionado, Sunyata ajoelhou-se para orar, agradecer e reverenciar a Deus, ao Universo e a todos os elementos da natureza que ali se manifestavam.

Todos permaneceram encantados com o que viam, e Sunyata emocionado voltou-se para o grupo entusiasmado:

– Visualizar dois arco-íris num mesmo local é uma rara oportunidade, é sinal de muita fartura e abundância em conexão com a nossa essência amorosa. Essas energias são muito fortes e só se manifestam quando o campo vibracional está vibrando em frequências elevadíssimas e poderosas, podendo ser canalizadas para trabalhos energéticos específicos, como uma forma de auxílio para os seres que ainda estão vibrando em campos densos e negativos. Pode-se ainda, de forma pessoal, aproveitar toda essa vibração energética e ancorar metas e visualizações de sonhos futuros.

Hannah olhou para Inthi, Luhan e Cristal tristemente, se questionando:

– Que sonhos eu posso ter?

Sentia um vazio de vontades internas, dando-se conta que se conhecia muito pouco. Inthi e Cristal se aproximaram e a abraçaram carinhosamente, secando uma lágrima teimosa que corria em sua face.

Tocados ainda por uma profunda emoção, o grupo deixou o Caminho das Águas, tomando uma alameda que os levaria, após atravessarem um pequeno bosque, diretamente ao Vale das Pirâmides. Antes, numa curva da estrada, encontraram uma toalha estendida na relva com um lanche frugal, que os encantou, então observaram felizes que tudo que é prazeroso torna-se duplamente importante pelo inesperado da surpresa.

Enquanto comiam, Sunyata colheu alguns cactos, retirando seu miolo em forma de gel. Buscou argila verde na encosta de um barranco, macerou o gel com a argila e umedeceu essa mistura com um pouco de água, fazendo uma pasta espessa. Chamou Inthi e Luhan, que ainda mancavam e reclamavam de dor. Um edema arroxeado se formava no tornozelo de Inthi, e o joelho de Luhan também havia inchado muito. Curiosos, todos se aproximaram, enquanto Sunyata explicava que os géis dos miolos de alguns cactos possuem ativos anti-inflamatórios e cicatrizantes. Já as argilas têm grande poder regenerador, uma vez que reduzem rapidamente os edemas e hematomas e, consequentemente, a dor desaparece. E aproveitando a plateia interessada que se formou, foi informando que uma das iniciações que teriam nos próximos dias seria de terapias naturais com uso e aplicação de muitos recursos que a natureza sabiamente coloca ao dispor de todos.

Habilmente, Sunyata envolveu os locais lesionados com uma espessa camada do macerado de argila e, a seguir, foi retirando do pescoço sua manta de linho, rasgando-a ao meio para enfaixar primeiro o tornozelo de Inthi e depois, com cuidado, para imobilizar o joelho de Luhan com duas hastes de um galho de cipreste. Assim, eles poderiam caminhar melhor e já quase sem dor. Informou que o edema e a dor, com os procedimentos, iriam ser reduzidos em 30 a 40%, e o restante seria por meio de comandos mentais, impulsos do coração e vontade, com mentalização focada sobre as células lesionadas, para reduzirem e até serem curadas em pouco tempo, de minutos a horas ou até dias. Agora só dependeria deles.

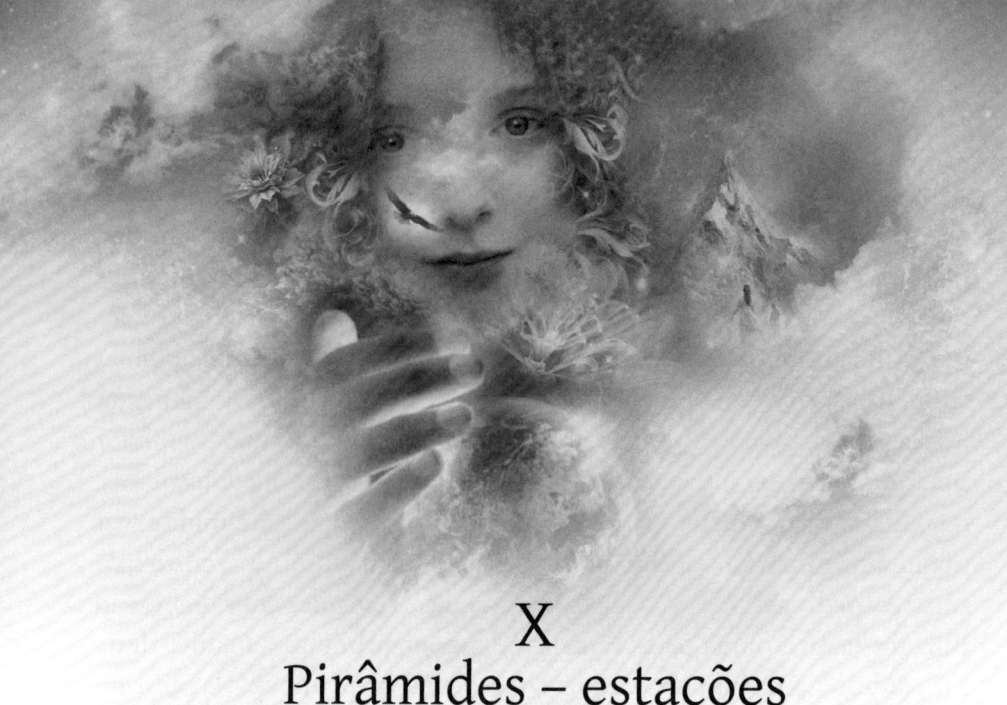

X
Pirâmides – estações interestelares

Impressionados com mais esse aprendizado, o entusiasmo de todos seguia crescente. Então tomaram o caminho em direção ao vale, onde ao longe avistaram três pirâmides imensas competindo com a altura das montanhas.

Pedro, que sempre os seguia silencioso, não se conteve:

– Como pirâmides por aqui?! Como e por quê?

Nesse questionamento incluíam-se todas as perguntas que, possivelmente, a humanidade inteira se faz para entender para que servem, como foram construídas e com qual objetivo. E a maior pergunta explodiu num entusiasmo curioso, contido, quando Pedro questionou:

– Quem construiu as pirâmides em todo o planeta? E para quê? Com que finalidade?

Na encosta do vale, todos permaneceram parados olhando atônitos e surpresos com a explosão entusiástica de Pedro, sempre tão calado e silencioso. Ao mesmo tempo, compartilhavam de seus questionamentos, então voltaram-se para Sunyata, que vibrava como uma criança feliz com tanto interesse e atenção. Ele tinha muita informação a revelar sobre os mistérios que atravessaram milênios de silêncio.

– Meus queridos discípulos – iniciou sua fala, mal podendo conter sua alegria e arrebatamento pelo fato de que todos estavam fortemente interessados e centrados no que ia revelar, pois somente quem ensina e dá palestras sabe o quanto é gratificante quando se tem um público atento e realmente empenhado em aprender.

– As pirâmides que vou descrever são as que se encontram aqui nas Montanhas Azuis, na quinta dimensão. Vou descrever resumidamente a pirâmide que agora vamos visitar, tendo em sua parte final e superior uma ponteira de ouro maciça, que mede em torno de 60 centímetros, com mais 40 centímetros de chapas de ouro. O corpo da pirâmide é formado com pedras de diversas formações, desde granito rosa, cristais de quartzo, pedras-ferro e outros sedimentos de rocha desconhecidos, como uma rocha mais dura que o diamante, denominada diorita. Dentro dessa pirâmide, há uma haste de ferro que desce de cima da ponta de ouro até a parte inferior e se conecta com uma imensa base de cobre abaixo de sua superfície.

Pedro, novamente atropelando as palavras, perguntou ansioso:

– Com que objetivo todos esses materiais foram simetricamente colocados e que energias são geradas por essas engrenagens? Para quê? Com que finalidade? Que tipo de frequências vibracionais desencadeiam? Sem entrar em um outro mistério, mas que força motriz e energética conseguiu realizar semelhante construção?

Todos ouviam atentos, e uma ansiedade crescente foi tomando conta do grupo. Muitos questionamentos afloravam, e Sunyata, cuidando com as palavras e o que ia revelar, continuou:

– O único fato que foi identificado pelos cientistas humanos é que existe uma energia de frequências vibracionais diferenciadas em suas câmaras e antecâmaras. Há milênios são realizados trabalhos de curas de pessoas e animais e feitas experiências com vegetais em seu interior, que não deterioram e se mantêm intactos por longos períodos. Uma das muitas energias que essas pirâmides geram é a energia orgônica.

Pedro, num ímpeto não comum ao seu temperamento, foi atropelando as palavras, informando:

– Mestre Sahnat, em uma de suas aulas, falou desse tipo de energia, denominada orgônica. Na época nos ensinou a trabalhar com os orgonites, que são artefatos artesanais, sendo confeccionados a partir dessas buscas de vibrações, visando elevar as possibilidades de cura e gerando uma energia positiva no entorno dos orgonites. Eles são compostos de cristais, metais, pedras e outros elementos naturais

Sunyata, embevecido com a participação de Pedro e a atenção motivadora do grupo, prometeu um dia, em uma das oficinas, ensinar como se constrói um artefato de energia orgônica, os orgonites, que podem ser distribuídos nos ambientes da casa e do trabalho. E continuou sua explanação:

– Sabemos que em todas as pirâmides do planeta Terra existem energias e campos vibracionais diferenciados, conforme a forma e os materiais que foram construídas, mas com certeza posso lhes afirmar que essas maravilhosas e poderosas construções não eram apenas para servirem de túmulos. Há muita especulação científica e mística, mas os homens ainda não se aproximaram da real verdade.

Hannah, pela primeira vez, direcionou um olhar diferente e mais harmonizador, com um certo encantamento, para Pedro, sendo alvo dos outros olhares atentos de Inthi e Luhan, que já estavam percebendo uma sintonia diferente entre eles.

Sunyata, com olhinhos brilhantes, baixou o tom de voz, como se fosse revelar um grande segredo:

– Uma das grandes verdades, meus queridos, agora vou lhes revelar. Vamos até o interior de uma dessas pirâmides e verão com seus próprios olhos o que muito em breve toda a humanidade vai saber. Assim, poderão entender, captar e vivenciar essa energia. Aqueles que ainda vibram na terceira dimensão só divisam câmaras vazias, sendo que nem todas ainda foram por eles desveladas. As pirâmides das Montanhas Azuis, assim como as do planeta Terra e as de outros pontos do Universo, funcionam praticamente da mesma forma. No momento em que a humanidade conseguir perceber e vibrar na quinta e sexta dimensões em diante, poderá ver não mais corredores e câmaras vazias, mas, sim, um intenso ir e vir de seres de muitas dimensões, que utilizam as vibrações construtivas das pirâmides como estações interestelares.

O olhar atento e inquisidor do grupo levou o mestre a detalhar mais suas informações:

– Sim, muitas das pirâmides são locais de embarque e desembarque, de chegadas e saídas, são pontos de passagem de uma dimensão a outros planos e foram construídas por seres de muitas dimensões e planetas. Devido a suas características construtivas e frequências vibracionais, vêm funcionando assim há milênios.

– Por que até hoje não se descobriu e explicou algo tão óbvio? – Hannah perguntou, como se essas informações lhe soassem algo familiar.

– Porque a humanidade continua vibrando em frequências no máximo na terceira dimensão, e esta é limitada à percepção dos cinco sentidos apenas, estando os outros ainda embotados – Sunyata respondeu amorosamente.

Feliz em poder compartilhar essas informações, com voz professoral continuou:

– Se alguém puder ter uma visão cósmica avançada de quinta e sexta dimensões poderá, com certeza, vislumbrar e deslumbrar-se com as estações que existem, que estão e sempre estiveram em funcionamento, cheias de seres deslocando-se em chegadas e saídas interplanetárias. Tudo ocorre no mesmo espaço, mas em frequências vibracionais diferenciadas dentro dessas câmaras, ditas vazias, em conexão com outras estações/pirâmides, viajando pela interposição do entrelaçamento de planos dimensionais dentro do cosmos. E nos escritos dos hieróglifos nas paredes de muitas pirâmides existem muitos desenhos específicos descrevendo essas viagens, saídas do corpo, naves e outros seres das estrelas.

A curiosidade e animação dos discípulos só aumentavam enquanto Sunyata falava sem parar:

– Vejam que interessante este detalhe que fará muita diferença para os humanos em seus deslocamentos pela Terra. O documento hoje ainda utilizado no planeta Terra para deslocamento de um país ao outro em todo o mundo chama-se passaporte, que contém a devida identificação da pessoa, e ninguém pode deslocar-se de um lugar ao outro entre países sem ele. No futuro, com o processo evolutivo da humanidade e de outros seres do Universo, em lugar de passaportes, todos terão que passar apenas por portais refletivos de vibrações frequenciais. Assim, conforme mais elevada for a frequência, mais credenciais terão para poder viajar e deslocar-se em todos os planos, ou seja, as futuras identificações de campo vibracional tomarão o lugar dos passaportes, que serão obsoletos. Eles, na verdade, não representam o que a pessoa realmente é.

– Como assim? – Luhan perguntou intrigado, lembrando de seus pais e suas orientações de cuidados com os passaportes quando viajavam, atravessando de um país para outro, pois nas fronteiras era um verdadeiro estresse os tais passaportes.

– Atualmente, Luhan – explicou o mestre –, uma pessoa que tem vibrações baixas de raivas, que rouba, trafica drogas, é ambiciosa e egocêntrica, que não se importa em prejudicar o outro, pelo simples fato de possuir um passaporte, pode viajar pelo mundo todo. No futuro, com essa nova forma de controle de entradas e saídas, as travessias e passagens apenas serão permitidas às pessoas que atingiram uma frequência vibracional alta. Esta será a nova ética cósmica, que esperamos estar implantada na década de 2040, até antes ainda. Esperamos que, com a ação massiva de seres interdimensionais, os terráqueos passem por uma forma diferente de ser, pensar e agir, ressignificando a vida e as relações humanas em todos os continentes.

– Nesse momento, iremos aplicar e trabalhar com tudo que aprendemos – argumentou Inthi, que queria entender melhor a futura trajetória de sua missão, pedindo a Sunyata que continuasse, mas foi interrompido bruscamente por Luhan:

– Então as pirâmides são estações de chegada e saída? – perguntou, quase gritando, Luhan, encantado com a ideia que lhe vinha à mente.

– Sim – respondeu Sunyata, entendendo o porquê de seu entusiasmo –, e se nos apressarmos, poderemos ainda nos despedir e ver como funciona essa passagem dentro da estação interplanetária das pirâmides, onde Alejandro, Alicia e outros amigos estão neste momento preparando-se para embarcar.

Seguiram Sunyata, mal podendo conter o entusiasmo e a curiosidade. Estavam felizes pela possibilidade de encontrarem Alicia e Alejandro. Inthi e Luhan correram na frente, esquecidos dos edemas e das dores provocados pela queda recente. O comando mental pela vontade já estava funcionando nas células lesionadas em seus corpos.

Ao chegarem à entrada da base da pirâmide maior, foi-lhes orientado que elevassem a vibração de suas consciências, usando o impulso do coração, expandindo-as ao máximo em frequências altas, dentro das capacidades recentemente aprendidas. Como quem segue uma série de orientações de um passo a passo, todos se entregaram, buscando vibrar em sintonia com suas consciências em expansão. A convite de Sunyata, entraram por um corredor, descendo uns sessenta metros abaixo do solo, onde abria-se uma passagem de uns 25 metros que terminava numa galeria fechada, sem saída. Olharam ao redor ansiosos, atônitos e disfarçadamente decepcionados, pois não queriam manifestar que na verdade não estavam vendo nada além de um salão com pé direito alto, muitas formas com pontas retangulares e triangulares acima de suas cabeças, tudo vazio e silencioso. Na verdade, não totalmente vazio, pois todos puderam ver numa parede uma enorme tarântula caminhando tranquilamente, que era o único ser que podiam visualizar.

Sunyata olhava sério para cada um do grupo, de forma avaliativa, e não irônica, como fazia cada vez que precisava apontar as ditas falhas nesta caminhada evolutiva.

Permaneceram silenciosos, impassíveis, mas não queriam delatar-se, pois desconheciam como estava a percepção de cada um do grupo. Sunyata, lamentando, considerou que as etapas básicas de expansão de consciência deveriam ser retomadas com mais vivências e treinamentos, para trabalharem e desenvolverem juntos o processo de elevação de vibrações frequenciais para o interior de cada um, e não para fora. Isso ainda não estava bem lapidado e ancorado, por isso seus discípulos não haviam atingido a necessária expansão sutil e ideal para captar as imagens da verdadeira estação interestelar que ali existia, no mesmo plano, mas em outra dimensão.

Quando iria lamentar que nada mais poderia ser feito naquele momento, Mohan surgiu através da parede do fundo, informando que foram vistos da dimensão em que estavam e, a pedido de Alicia e Alejandro, os veio buscar para mais um encontro, pois sentiram que assim seria necessário. Como o tempo corria, por conta da terceira dimensão mental de todos, comunicou que eles seriam teletransportados diretamente ao local de embarque, que estava sendo preparado. Deixou claro que isso só ocorreria desta vez, pois ainda não atingiram a frequência vibracional sutil necessária. Pediu para fecharem os olhos e entregaram-se de imediato, sem questionar as vibrações frequenciais que perpassariam por seus corpos; que simplesmente deixassem fluir, esvaziando ao máximo a mente de pensamentos e emoções, e assim foi feito. Um zunido forte foi sentido em seus ouvidos, uma espécie de onda vibratória, como fios amortecendo e passando ao longo do corpo.

Sem sair do lugar, mantendo seus corpos no mesmo espaço, apenas elevando ao ponto máximo suas frequências, expandindo a consciência e vibrando com o fluxo do amor, sentiram tudo mais leve e iluminado. Então foi pedido que abrissem os olhos e olhassem ao redor com os olhos do coração.

XI
Despertar de sentimentos desconhecidos

Ao abrir os olhos, Hannah sentiu uma onda de felicidade com a aproximação de Alicia e Alejandro, sorrindo com os olhos do coração em conexão com a alma. Foi tão forte a explosão de amor e alegria que ela sentiu seu corpo levitar, subindo no espaço. Ao mesmo tempo, sentia-se iluminada e leve. O que ela sentiu foi algo tão sutil que pensou em conversar com Sunyata mais tarde, para melhor compreender o que estava lhe acontecendo, mas sabia que era uma sensação extremamente boa. Já estava uns 3 metros acima do chão quando foi chamada de volta. Hannah questionava, sentindo-se zonza, com uma tontura gostosa:

– Onde foi fui parar? O que aconteceu?

Todos a olhavam sorrindo. Inthi, encantado com o ocorrido, lhe disse baixinho:

– Incrível o que aconteceu, depois me ensina como se faz isso?

– Isso o quê? Eu não sei o que aconteceu comigo, perdi o controle do meu corpo, e ele flutuou – respondeu um pouco assustada.

Alejandro estava envolvido em abraços, em manifestações de afeto e amor com os dois filhos, sendo acompanhado por Alicia, que como toda mãe zelosa orientava-os carinhosamente a ter boas posturas e atitudes, com liberdade de pensar e agir. Luhan deu um passo para trás e falou alto para todos ouvirem:

– Ter liberdade é também ser verdadeiro comigo mesmo? Posso desabafar?

Alicia envolveu-o em seus braços e falou:

– Sim, filho, fala. Eu sentia que ainda teríamos este encontro, pois ainda perduram sentimentos nebulosos em seu coração que devem ser dissipados. Fala, querido Luhan.

– Até agora venho me controlando, sufocando e censurando-me por estar enfrentando emoções que tentei manter ocultas, bloqueadas, como se quisesse congelar uma parte de minha consciência com meus sentimentos, mas ainda sofro com a separação. Não quero me separar de vocês, meus pais, sei que deveria já ter superado essa situação do ego, mas me soa como se não fossem somente apegos do ego, não poderia ser amor? E por amor, quem ama quer manter-se e permanecer perto, não é? Pronto, falei, desabafei, tinha que dizer, estava sofrendo calado.

Todos o olhavam surpresos e, ao mesmo tempo, encantados. Quanto mais se exaltava, mais uma luz aumentava ao seu redor. Afastou-se de Alicia, ficando de frente para todos na estação de embarques interdimensionais. Parecia que o tempo também tinha parado para escutar Luhan, que continuou:

– Tenho dito para mim mesmo que essa situação de apego é que está me abalando, que tenho que ser mais forte e me controlar, mas como posso sufocar o que estou sentindo? Aprendi com vocês que as emoções descontroladas não são sentimentos confiáveis, mas amá-los e querer permanecer ao lado de vocês é algo errado? Por favor, pai e mãe, eu amo vocês e está sendo difícil dizer adeus. Esse sentimento de nunca mais vê-los, sentir seus afagos e beijos de boa noite dói muito.

Todos foram tocados, num misto enternecedor e eletrizante. Foram fortemente impressionados pelo que assistiam, e antes que se transformasse em comoção, Alicia tomou carinhosamente as mãos de Luhan e falou comovida:

– Meu querido e amado filho, como sua mãe, eu o amo muito e sei que nos ama. Aprendi que amar também é um aprendizado, mas veja bem, meu querido, existem muitas formas de amar e todas elas são verdadeiras e fortes, como o amor de casais, amor de pais para com filhos e vice-versa, amor entre amigos, amor pela natureza, pelos projetos e pelas metas que queremos realizar e nos quais colocamos muito amor, enfim, existem centenas de milhares de formas de amar e todas fazem parte de uma grande caminhada em direção a nossa evolução, a Fonte, para sermos unos com ela, que é o máximo que chegaremos a sentir e vibrar com esse amor.

Nesse instante, toda a estação interdimensional parou silenciosa, enchendo-se de luz. Centenas de seres de muitas dimensões ali chegados pararam sensibilizados, compartilhando desse lindo momento. Não estava sendo fácil para Alicia, contagiada pelos sentimentos que se formaram no entorno, então silenciou emocionada, e Alejandro continuou, completando o que ela estava tentando transmitir:

– Como estava dizendo Alicia, existem muitas formas de amar, assim como existem muitas almas em diferentes etapas evolutivas neste planeta. Além disso, ocorrem os encontros de almas afins, com muitas maneiras de manifestar amor, que fazem parte desta caminhada. Vocês já ouviram falar de almas gêmeas?

Sem esperar por uma resposta, continuou:

– Geralmente, são almas de amigos afinados que atravessam milênios em jornada evolutiva, com semelhança de formas de ser, agir e propósitos comuns. Tem também as almas complementares, que de alguma forma ou motivo estão juntas para se complementarem, e estas se dividem em três formas: almas complementares em missão, almas complementares em evolução e almas complementares em ajustes. Cada uma desses grupos de almas se reencontram com um motivo ou propósito já determinado.

Alguns sinalizaram não saber bem o que competia a cada tipo de alma, e Alejandro continuou:

– As almas complementares em missão são, na maioria das vezes, seres que estão muito próximos de serem iluminados, estando na categoria de mestres, portanto, não necessitando usar mais um corpo físico para sua caminhada no planeta, mas esses seres optam por voltar com almas afins em missão de amor e doação. Os Mestres Sahnat, Mohan, Sunyata e outros que irão conhecer e conviver estão nessa condição. As almas complementares em evolução vêm de muitas dimensões e planos intergalácticos e, geralmente, estão no mesmo grau evolutivo. Assim, fortalecidas pelo mútuo apoio, vão cumprir missões planetárias, auxiliando na jornada dos que buscam evoluírem mais rapidamente. Neste último grupo que chegou às Montanhas Azuis, temos algumas dessas almas complementares em evolução.

Alejandro falou, olhando diretamente nos olhos de alguns que assistiam atentos:

– Existem também as almas complementares de ajustes, que são aquelas que fora do plano físico optam por voltarem juntas, em uma mesma família, comunidade ou planeta, para que através do convívio tenham a oportunidade de ajustes evolutivos e assim possam se harmonizar. Muitas vezes, são almas antagônicas, com muitos episódios de desafetos ao longo de sua jornada evolutiva, e vêm para, dessa forma, mudar as frequências vibracionais e evoluírem individualmente e em grupo. Essas almas complementares de ajustes têm como maior aprendizado o perdão e a gratidão. As frequências vibracionais da essência amorosa em seu interior, ao se manifestarem, recuperam essas almas em apenas uma existência, bastando para tal que essas almas não levem nada para o lado pessoal, se mantenham acima de mágoas e rancores e tenham os sentimentos de compreensão e perdão bem claros em seus corações.

O grupo estava atento às suas explicações, que continuaram:

– Existem ainda outras formas e etapas evolutivas de almas, como: almas missionárias, almas transmigradas e almas entrantes. Essas almas vêm com um propósito, na maioria das vezes através de seres interestelares em missão específica no planeta. São seres evoluídos que trazem alguma memória e conhecimento de suas vidas anteriores, para contribuírem muitíssimo com o momento evolutivo que irá passar o planeta Terra. Muitas dessas almas ainda crianças são tidas como superdotadas para a música, as ciências exatas e matemática, por exemplo. São crianças que cada vez mais vêm surpreendendo pais e professores pelos seus conhecimentos avançados em tão tenra idade e por sua sabedoria, sendo denominadas crianças prodígios. Estou falando em detalhes a vocês porque na missão que irão assumir, esse conhecimento será muito útil.

Após uma breve pausa, Alejandro continuou:

– Há ainda as almas perdidas, errantes ou penadas, que cada vez menos estão surgindo ou voltando à Terra nessas faixas evolutivas, pois o mundo espiritual, por intermédio de mestres, anjos e arcanjos, vem tomando conta e cuidando desses seres, resgatando-os e encaminhando-os para outras dimensões evolutivas.

Todos na estação estavam silenciosos e atentos, ouvindo Alejandro falar, esquecidos do motivo emocional que os mobilizou a estarem ouvindo essas explanações. Sorriam encantados com as informações que eram passadas. Alicia, recomposta das emoções que embargaram sua voz, pediu a Alejandro para continuar:

– Gostaria de finalizar falando das almas gêmeas com missão em conjunto, que geralmente vêm reencontrando-se ao longo de faixas evolutivas, retornando juntas e realizando trabalhos para seu próprio crescimento, bem como no auxílio a seres de muitas dimensões. São almas muito afinadas, ligadas pelos elos do amor desde o físico até o espiritual, e esse é o caso meu e de Alejandro. Meu querido filho Luhan, olhe ao redor e veja se consegue identificar, sentir, se entre os seres desse grupo há alguém que seja ou venha a ser contigo esse tipo de reencontro. Um ser, querido filho, que vai amar mais que a você mesmo, mas sem esquecer de amar a si mesmo; um ser que tem tudo a ver contigo e com sua etapa evolutiva, pois é muito importante, nesta etapa de reencontros, que seja com almas afins anteriormente comprometidas e que, sobretudo, vibrem na mesma sintonia, pois a missão que terão necessitará cada vez mais de almas gêmeas com missão em conjunto. E muitos de vocês neste grupo também são desse tipo de almas.

Hannah fechou os olhos e sentiu intuitivamente Luhan buscando-a com seu olhar, e ela desesperadamente pensava: "Não, não sou eu, sinto que não é assim, eu não me vejo sendo sua alma gêmea, quero ser e ficar invisível neste momento e assim permanecer quieta e silenciosa". Luhan continuou a procurá-la, sendo desviada sua atenção para uma luz que se formava ao lado de Hannah, bem ao seu lado. Pensava ela: "Essa luz vai me iluminar e ele virá em minha direção, e não quero decepcioná-lo, pois sei que ele está confundindo afetos, e eu não sou a alma comprometida com ele, eu sei, assim o sinto". Hannah orava de olhos fechados, silenciosa, e assim permaneceu por algum tempo.

Quando abriu os olhos, assistiu a uma cena inusitada que nunca iria esquecer. A luz que se formara ao seu lado tornava-se cada vez mais forte e intensa, Luhan então deslocou-se em sua direção, com olhos cheios de amor e ternura, batimentos cardíacos acelerados, estendendo as mãos em direção à luz, que obstruía sua visão, indo encontrar-se com as mãozinhas quentes e amorosas de Cristal, que murmurava baixinho, com suas mãos entrelaçadas com as de Luhan:

– Desde que o vi chegar à casa de Mestre Sahnat, eu sabia que o havia reencontrado, uma alegria incontida tomou conta de meu ser, mas pacientemente silenciei, pois quem espera por milênios sabe que um dia chegaria para você a revelação. Aguardei até hoje com muita paciência e amor o momento do seu despertar, em que seriam retirados os véus que encobriam os olhos da alma e veria, com toda a luz que nos envolve, a missão que juntos assumimos no passado.

Luhan não se conteve e, sem se importar de estarem todos olhando, a puxou para seus braços, segurando-a forte, olhos nos olhos, esquecidos de tudo e todos. Falava baixinho, roçando feliz seus lábios em sua face, beijando-a com ternura, revelando todo o amor que tinha guardado para este momento, mesmo sem saber com quem iria dividir tanta emoção de felicidade.

Alicia, feliz, aproximou-se do casal, retirou de seu dedo um anel de brilhantes, lapidado em muitas faces para aumentar seu brilho, e o entregou a Luhan. Emocionada, foi dizendo:

– Filho muito amado, esse anel que recebi de teu pai, Alejandro, no dia de nosso casamento, quero que agora o coloques no dedo de Cristal, para que juntos abençoemos essa união.

Luhan ficou muito comovido e pegou o anel, dando um carinhoso beijo em sua amada mãe. Trêmulo, voltou-se para Cristal, colocando o anel em seu dedo anelar. Alejandro e Alicia abençoaram a união dos dois, ouvindo-se a voz rouca e emocionada de Alejandro:

– Meus filhos muito amados, abençoamos essa decisão de vocês. Sigam unidos e felizes como almas gêmeas com missão em conjunto, cumprindo o que aqui vieram realizar. Declaro-os marido e mulher, unidos pelo verdadeiro amor e com o testemunho de todos aqui presentes.

E sorrindo, acrescentou:

– Pode beijar a noiva.

Todos no salão ficaram com os olhos lacrimejando e tremulavam as mãos com os dedos estendidos para o alto, festejando, como uma forma de conectar-se com a alegria mais pura compartilhada com todos: a magia linda desse momento de despertar de duas almas gêmeas.

Hannah sentiu-se novamente sendo observada. Era algo forte, quase tocando em sua pele, como uma carícia invisível. Um sentimento estranho e desconhecido, mais uma vez, tomou conta dela, como um pressentimento, pele arrepiada. De olhos baixos, não ousava procurar de onde vinha esse olhar, que de certa forma a constrangia. Era uma energia diferente, e tudo que acabara de assistir havia mexido muito com seu lado sensível e desconhecido, seu controle emocional, como mulher e humana. Deu alguns passos em direção a Cristal e Luhan, abraçando-os com lágrimas a correrem pelas faces, e mais braços foram fechando no entorno do casal, formando uma mandala de seres felizes se abraçando com muito amor. Riam, brincavam e falavam felizes e ao mesmo tempo.

Aos poucos, todos silenciaram, para ouvir um Mestre com vestes brancas e um manto lilás que estava nos portais de luz no alto da pirâmide, que com voz suave, mas ao mesmo tempo firme, falou:

– Este momento foi muito forte e transmutador, por isso quero manifestar a todos meu amor e minha gratidão pelas energias amorosas que se formaram neste encontro. Elas servirão como material de ondas eletromagnéticas geradoras de frequências vibratórias para facilitar nossos serviços em muitas dimensões. Foram colhidos aqui fluidos de substâncias energéticas vivas, de um amor muito forte e puro em vibrações e muito sutil em conexões de um coração para outro. Essa energia que aqui se formou é de uma preciosidade incrível para os que seguirão no auxílio de suas Jornadas alquímicas de resgate e reconexão do ser humano com sua essência. Vamos agora iniciar os procedimentos de embarque dessas almas que, em nobre missão, irão percorrer, atuar e levar luz a locais e momentos da caminhada da humanidade na busca de transformação, de iluminar mentes e corações de vidas que se afastaram de sua essência, levados por medos, ambições e raivas, passando de geração em geração sentimentos obscuros e destituídos das vibrações das frequências do amor.

XII
A revelação

Hannah saiu sozinha de dentro das pirâmides, perdida em seus pensamentos e emoções até então desconhecidos. Seguia em direção à sua gruta, sendo chamada por Cristal, que vinha logo atrás radiante, visivelmente diferente, de mãos dadas com Luhan. Os dois eram a imagem da felicidade. Hannah sorriu constrangida, pois sentimentos e manifestações de afeto e intimidade a dois, até então para ela estranhos, a deixam sem jeito, confusa, sem saber como proceder ou o que falar.

– Hannah, venha conosco, vamos até o vale ver o pôr do sol, o entardecer estará lindo. Muitas vezes, sonhei com este momento de assistir um pôr do sol juntinho com Luhan.

Hannah sorriu, meio sem graça, mas tinha curiosidade em ver o casal junto, como se portavam e o que falavam. Sentia uma espécie de timidez, perdeu a naturalidade de antes. Sentia-se frágil, exaurida, um tanto confusa.

– Hannah, o que está acontecendo? Está pálida, trêmula, estranha, está bem?

– Sim, Cristal, estou bem, talvez um pouco cansada. Foram muitas emoções durante o dia de hoje, só preciso ficar um pouco só e elaborar melhor tudo que aconteceu, mas tenham certeza de que estou muito feliz com a descoberta de vocês dois. Vai sozinha com Luhan, vocês devem ter muito a conversar, vou subindo para a nossa casa.

Cristal abraçou-a carinhosamente enquanto cochichava confidente em seu ouvido:

– Sou a pessoa mais feliz do planeta, ainda não estou totalmente acreditando que tudo isso está acontecendo. É muita alegria, como uma explosão dentro de meu peito, não consigo desgrudar dele, parece que sempre vivemos esse sentimento. Bem, Hannah, vai descansar, depois conversamos.

Hannah sentiu uma sensação esquisita e ficou olhando Cristal e Luhan afastarem-se abraçados, parando a todo instante para trocarem longos e afetuosos beijos. Definitivamente, ela não estava sentindo-se bem, então decidiu caminhar um pouco, procurando avaliar o que estava lhe acontecendo. Não era tristeza nem cansaço, era uma espécie de vazio, sentia falta de algo, um aperto na garganta, uma vontade de chorar... "Mas chorar por quê? Por quem?" – se perguntou.

Com passos rápidos, seguiu em frente. Num certo ponto do caminho, teve a nítida impressão de estar sendo seguida, observada, mas não viu ninguém, era apenas aquela sensação estranha e angustiante de sempre, garganta seca, coração acelerado. Numa curva, esbarrou em uma roseira, despetalando uma rosa, então deteve-se pesarosa a observar suas pétalas suavemente caindo na terra. Sentia-se igual àquela rosa, que perdia suas pétalas e jamais voltaria a ser rosa. Nesse momento, não pôde conter o riso e pensou: "quanta tragédia, o que estava acontecendo?"

Uma ansiedade crescente tomou conta dela, passou da ansiedade ao desespero e teve vontade de sair correndo, fugir de si mesma, de seu passado desconhecido. "Mas por que fugir de seu passado? Que passado seria este que a deixava nervosa e despertava sensações de insegurança e medo?" – pensou. Sua respiração tornou-se ofegante, seu coração batia acelerado, e voltou-se rapidamente, decidida a sair correndo dali, quando foi contida em um abraço firme, envolvendo e segurando-a de uma fuga.

Pedro, que vinha seguindo-a há algum tempo, segurava-a firme em seus braços e falava com segurança e doçura:

– Calma, menina, aquieta-se, respira fundo e lentamente. Fica tranquila, relaxa, é assim mesmo no início.

E sem a soltar de seu abraço, agora a olhando em seus olhos, continuou:

– Eu também passei por isso quando cheguei ao planeta, ocupei um corpo e deixei meu passado perdido no lugar de onde vim. No início foi muito difícil, é como ser um recém-nascido mentalmente, porém com uma vida e corpo de adulto, vivendo e interagindo com conhecimento e sabedoria suficientes para se comunicar, interagir e ser, mas ser a partir do agora, sem lembranças, sem passado. Quando viemos para a Terra, aceitamos essa condição de esquecimento enquanto alma habitando em um corpo humano.

Hannah foi respirando mais compassadamente, na mesma cadência de Pedro, sentindo seus batimentos cardíacos e voltando a um ritmo mais calmo. Relaxou, apoiando a cabeça em seu peito e deixando as lágrimas rolarem. Não tinha pena de sua situação, apenas queria ter o controle. Pensava: "mas o controle de quê? Quem era essa Hannah? Por que tudo isso acontecia com ela? Que emoções eram estas que a sufocavam e a perturbavam?"

Fitando os olhos de Pedro, mentalmente perguntou: "Por quê? Como pode saber tudo que estou sentindo?"

Sorrindo, Pedro respondeu, revelando-lhe que há muito tempo havia descoberto que tinha um bom domínio da telepatia, e como veio seguindo-a desde a sua saída das pirâmides, vinha captando seus sentimentos e pensamentos questionadores. Abraçando-a e fitando seus lindos olhos azuis, um estremecer gostoso passou por seu corpo, sentindo uma alegria imensa. Com coração acelerado, emocionado falou:

– Respondendo teu porquê, Hannah, talvez um dia, após muitas passagens por planos e dimensões neste planeta, vai reconstruir sua própria história e então, dona de suas próprias lembranças, terá um passado para recordar, com uma origem e ancestralidade para interferir em sua maneira de ser e pensar. Seria como uma forma de personalidade congênita que ainda não possui, pois esse tipo de personalidade se desenvolve através de muitas vivências e vidas corpóreas, dentro de constelações familiares. Somente assim vai poder saber com clareza quem é, o que deseja e onde quer ou não ir e com quem quer ou não seguir.

Pedro afrouxou o abraço, mas ainda com uma mão em seu ombro, como se a segurasse para não fugir, sorrindo enigmaticamente continuou:

– Entenda, Hannah, somos seres entrantes, esquecemos nosso passado ao virmos para esta dimensão, e o esquecimento faz parte do processo que podemos ou não resgatar. A sabedoria cósmica está presente em sua mente, e sua essência amorosa e do bem também veio contigo. Posso auxiliar você nesse processo que está passando, venha, sentemo-nos ali naquele banco de pedra e vamos conversar com calma e sem pressa.

Contagiada por sua fala tranquila, Hannah seguiu-o confiante até um banco de pedra branca de tons azulados, com uma certa transparência luminosa, e permaneceu alguns segundos observando aquele local cheio de arbustos verdes, flores de muitas cores e perfumes, um lindo bambuzal envolvendo e formando um recanto discreto e acolhedor. Então sorriu feliz, agora mais relaxada, entregando-se a um vendaval mental de perguntas e questionamentos internos: "quem é realmente Pedro? Por que tenho a sensação de conhecê-lo há muito tempo? Ele parece saber mais sobre minha vida do que eu mesma? Ou ao menos por telepatia, tem captado tudo o que penso".

Olhou-o apavorada, afastando-se de seu abraço, achando que lia seus pensamentos. Sentiu-se invadida, nua. Foi novamente segurada por mãos firmes e, ao mesmo tempo, suaves. Ela não havia percebido ainda como eram bonitos e perfeitos os traços de sua face, agora tão próxima da sua, e um momento de encantamento logo a estremeceu, afastando-se envergonhada.

– Calma, menina, calma, aquieta-se. Não é bem assim que funciona, tranquiliza-se, eu só tenho acesso aos pensamentos que quiser comigo compartilhar. Existe uma ética na comunicação telepática que filtra o que podemos e o que queremos transmitir, por isso ainda poucos são os seres que têm a permissão de usar esse tipo de comunicação. Ela só ocorre com a permissão de quem está se comunicando.

Hannah, mais calma, o ouvia. Sentia-se cada vez mais presa pelo som de sua voz e pela sabedoria do que estava e transmitir. De uma forma que desconhecia ser capaz, deixou fluir, e num impulso emocionada, tomou sua mão entre as suas, sinalizando para que continuasse. Esse seu gesto perturbou visivelmente Pedro, que respirando fundo, buscando controlar-se, trêmulo ao sentir as mãos quentes de Hannah envolvendo a sua, continuou:

– Chegamos aqui sem um passado para ancorar nossa vida atual, pois tudo ficou em outra dimensão, só podendo serem trazidos as frequências de amor e o discernimento ético. O passado mais próximo de lembranças é do ambiente e da vida com os familiares que nos acolheram no momento da chegada. Sendo que muitos de nós que aqui chegamos nessas condições são considerados pela sociedade e classificados como crianças autistas, mas na verdade somos apenas seres inadaptados em movimentos, palavras e ações na vida dos humanos.

Fez uma breve pausa e continuou:

– Como estou há muito tempo com Mestre Sahnat, tive mais oportunidade de entender o que acontece com a gente. Quando cheguei a sua casa, sentia-me estranho, perdido, sem uma referência afetiva e familiar a que me ligar, inclusive nem nome eu possuía. Mestre Sahnat que me deu o nome de Pedro. Pelo que sei, fui abandonado ainda menino, longe do vilarejo, sobre um monte de pedras junto às montanhas onde habita Mestre Sahnat, tendo sido por ele acolhido e criado. Assim, ao longo desse tempo, fui sendo preparado, participando de grupos de iniciação para subir às Montanhas Azuis. Sempre que um grupo estava pronto, o Mestre me informava que ainda não era o momento de ir junto, que deveria aguardar um sinal.

Hannah ouvia encantada, e Pedro seguia contando sua história:

– Como me sentia bem seguro e feliz participando das iniciações, nunca tive pressa nem vontade de sair de seu lado, mas quando a vi chegar, Hannah, com o grupo que iniciava seu preparo para subir às Montanhas Azuis, passei a observá-la de longe, seguindo cada movimento seu, pois um sentimento forte e inexplicável me conectava contigo. Senti, pela primeira vez, vontade de acompanhar e seguir com todos desse grupo, principalmente para estar ao seu lado, e foi nesse instante que Mestre Sahnat, para minha alegria e alívio, me informou que a hora tinha chegado, eu iria partir com esse grupo. Agradeci feliz, pois poderia seguir próximo de você.

Timidamente, Hannah baixou os olhos envergonhada pela forma sincera, franca e sem rodeios de Pedro sobre suas possíveis ligações, ainda bem estranhas a ela. E antes que ele percebesse o que ela estava pensando, foi logo falando de suas dúvidas existenciais, de uma alma entrante, como lhe foi explicado. Ao fitar os olhos de Pedro, sentiu seu coração bater acelerado e questionou rapidamente:

– Que ligação teríamos e por que nós dois? Quem somos nós? O que viemos fazer aqui? Não consigo nem identificar dentro de meus sentimentos se estou aqui feliz e foi por minha escolha estar aqui ou foi algo que nos foi imposto? Mas por que motivo e com que finalidade?

Pedro a olhou encantado, pois seus questionamentos eram os mesmos. Estendendo seus braços, a envolveu carinhosamente pelos ombros e a olhou no fundo dos olhos, sentindo-se perdido nesse olhar. Com o coração batendo forte, uma emoção até então desconhecida, mas ao mesmo tempo gostosa, queria permanecer assim e entregar-se a esse sentimento que fluía. Sentia vontade de abraçá-la mais forte, de ficar em silêncio, aconchegado, e protegê-la. Nesse instante cheio de magia e encontro de almas, ambos perceberam que alguém se aproximava e se afastaram, sentando lado a lado, aguardando.

Inthi vinha pela alameda a passos lentos na direção deles, olhando para todos os lados, como se estivesse buscando algo. Tendo-os visto, ficou por alguns momentos os observando de longe, e quando sentiu que sua presença fora percebida por eles, tranquilamente foi caminhando na direção dos dois. Um ar maroto e um risinho disfarçado entortava seus lábios, pois havia percebido um clima diferente entre os dois. Olhou-os mais intensamente de forma indagadora e, após ter inspecionado todo o ambiente no entorno, certificando-se de que estavam realmente somente os três no local, pediu licença para se aproximar. Logo foi falando solenemente, de forma divertida e, ao mesmo tempo, com uma seriedade teatral:

– Enfim chegou o momento que meu pai, Alejandro, e Mestre Sahnat haviam me revelado um dia antes de subirmos para as montanhas. Eles disseram que eu esperasse com mente e coração atentos que aqui nas Montanhas Azuis eu iria reencontrar seres comprometidos como eu neste momento de missão planetária. Seríamos três almas complementares em evolução, e eu as identificaria pela visão de uma pirâmide de luz as envolvendo. Eu estava em minha cabana quando uma forte intuição, um chamado, me trouxe para este jardim, e quando os vi juntos, envoltos nessa pirâmide de luz que acabo de entrar também, e ela permanece, não tenho mais dúvidas, percebi que somos aquelas almas que reencarnam vindas de muitas dimensões e planos com o mesmo grau evolutivo. Agora com mútuo apoio, vamos juntos realizar nossa missão grupal, buscar aprender tudo o mais rapidamente, pois temos uma tarefa conjunta, um imenso desafio.

Inthi parou de falar, os olhou sorridente e ficou avaliando o impacto de sua revelação sobre os dois. Pedro e Hannah, ainda surpresos com tudo que havia sido relatado, involuntariamente olharam ao redor, conferindo as energias de luz em forma de uma pirâmide, que agora estava mais forte e delineada. Ainda um pouco aturdidos pela interrupção e pela revelação, sinalizaram a Inthi que continuasse seu relato, indo cada um para uma parte na base da pirâmide energética. Estavam ansiosos por detalhes. Então Inthi começou a explicar:

– O que sei é que depois de terminada nossa iniciação aqui nas Montanhas Azuis, iremos os três juntos pelo planeta Terra em missão, sendo nossas ações voltadas ao despertar de muitos seres humanos que ainda estão vibrando em energias densas equivocadas e obscuras.

Sentou-se na grama em frente aos dois e continuou:

– Meu pai, antes de partir, me disse que o milênio de Aquário está próximo, e os humanos que habitam a Terra terão sua última oportunidade de sutilizarem seus corpos físicos por meio de sua alimentação e vida mais em contato com a natureza. Dessa forma, estarão mais preparados para elevarem suas frequências e vibrações na direção das energias de luz e amor. Assim, em grandes grupos, irão deslocando-se da terceira dimensão, que se encontram aprisionados, rumo às dimensões mais sutis, em frequências elevadas, que é de onde nós viemos. O planeta, como um todo, mudará suas frequências vibracionais, e toda a Terra irá passar por essa transformação evolutiva.

Hannah ouvia encantada Inthi, que falava com desenvoltura e, ao final de cada frase, olhava profundamente para ela, que para disfarçar seu constrangimento e também conter sua ansiedade, brincava estendendo a mão através da luz que os envolvia, sentindo uma alegria incontida, vontade de gritar, pular, rir e chorar, vontade de abraçá-los e assim permanecer. Um sentimento muito forte tomou conta de seus pensamentos, e uma emoção incontida de muita ternura a envolveu ao olhar com amor para seus novos parceiros de jornada. Estava feliz, avaliando que há poucos instantes se sentia como se estivesse abandonada, partida, incompleta, sozinha. Pediu ajuda e, imediatamente, o cosmos atendeu, sim, pois tudo que lhe faltava estava agora junto dela, bastando estender as mãos e envolver esses dois seres lindos de luz, unidos em uma mesma missão.

Foi nesse momento mágico de muita sintonia que Pedro, olhando encantado para Hannah, distraída em seus pensamentos felizes, ia passando as mãos pelos feixes de luz, chamando-a de volta:

– Sim, Hannah e Inthi, agora entendo que somos três almas complementares em missão para a vitória da luz, pois me lembro de Mestre Sahnat sempre me pedindo paciência quando lhe perguntava o que eu vim fazer aqui na Terra. Ele falava: "Não vai mais seguir sozinho, terá outros companheiros de jornada que o acompanharão, e no dia que descobrir quem serão esses seres, cada parte sua que hoje sente incompleta será preenchida e viverá pleno de entusiasmo e felicidade". Portanto, meus amigos Hannah e Inthi, vamos os três agora assumir esta jornada como uma oportunidade de aprendizado, vamos observar e desenvolver projetos e tarefas que realizaremos em conjunto. Pelo que entendi, pelas explicações do Mestre na época, se nos sairmos bem no final, poderemos permanecer ou partir para outras esferas e dimensões, já com uma grande etapa evolutiva para nossas almas cumprida.

Inthi, entusiasmado e com olhos lacrimejantes, sem esconder a extrema alma sensível e amorosa que era, falou:

– Sabemos que temos um grande desafio, pois enfrentaremos esta missão como almas em corpos humanos que agora somos, e como eles também estaremos mais próximos de encontrarmos nosso tesouro escondido dentro de nosso ser. Temos que viver esta caminhada para nosso interior, para depois partirmos em missão com os humanos. Tenho certeza, Pedro e Hannah, de que nós três juntos poderemos ser úteis neste momento de transição para a humanidade e, mais tarde, como seres estelares libertos, poderemos por opção voltar para nosso planeta de origem ou aqui permanecer.

Pedro, mais controlado, mas já tocado pela emoção, foi dizendo:

– Agora, muitas peças se encaixam no tabuleiro de nossas vidas. Sim, somos três almas complementares em evolução, complementares porque cada um de nós possui características diferenciadas que, ao se manifesta-rem, se complementam. Somos como as três pontas de um triângulo.

Hannah, atenta e silenciosa, olhava para um e para outro enquanto falavam, sentia todo seu corpinho frágil estremecer e ao mesmo tempo sentia-se protegida e amparada por seus dois novos companheiros de jor-nada. Voltou sua atenção a Inthi, que, com grande segurança, sensibilida-de e sabedoria, completou:

– Sim, Pedro tem toda razão, inclusive meu pai, Alejandro, havia me dito que seríamos três almas diferentes e complementares, sendo que uma delas teria como poder a mente inteligente e o discernimento correto, a outra seria de grande capacidade intuitiva e de compaixão, e a terceira teria um poder de força física através de condensadores de energia vital, com potencial de realizar transfusões dessa energia de força e coragem, de forma sutil e amorosa, aos seus companheiros de jornada e a todos que dela necessitarem. Assim, seríamos três almas perfeitamente sintonizadas em uma missão de luz e amor no planeta Terra.

Hannah, emocionada, estendeu suas mãos, puxando para si os dois. Abraçaram-se carinhosamente, agora envoltos num triplo amplexo em sintonia com as energias do entorno. Os dois procuraram seus olhos azuis, na busca de algo que não compreendiam, quando ela murmurou:

– Amo vocês! Eu os amo!

Todo o clima de encantamento nesse momento voltou-se para o aqui e agora, e apesar de estarem envoltos na energia das Montanhas Azuis, que é mais sutil, Hannah começou a dar-se conta que estava sen-tindo-se estranha, diferente, como se estivesse se enquadrando em pa-drões sociais e emocionalmente aceitáveis para os humanos. Não estava se reconhecendo nem gostando do como estava reagindo, pois sentia-se dividida, confusa, com sentimentos dúbios. Amava os dois, queria os dois e não conseguia definir-se por um deles. Sentia-se como uma espectadora de sua própria vida, como se estivesse desenvolvendo um sistema reativo da sua mente, agora humana, de forma a funcionar como um sistema de proteção.

Hannah não parava de se perguntar, aturdida: "Proteção? Para não sofrer? Mas amar é sofrer? Essa sua indecisão seria como uma forma de instalar uma postura cuja ação seria de não tomar nenhum partido ou posição afetiva? Ou seria como dar-se um tempo para mudar ou entender melhor sua forma de interpretar o mundo e as pessoas e a si mesma?" Ela precisava de um tempo para que pudesse sentir melhor sua situação diante das circunstâncias em que a vida, naquele momento, a estava colocando. A única coisa que realmente sabia era que não se conhecia como humana o suficiente para saber como agir, reagir e bem discernir. No meio de seus pensamentos, ouviu aquela já sua conhecida voz interior que lhe aconselhava: "Hannah, nunca diga não, não diga que é impossível, diga: 'eu não me conheço ainda, eu não vivi isso ainda para saber, só preciso de um tempo'".

Um certo constrangimento quebrou o clima dos três. Ao se dar conta de suas dificuldades pessoais, Hannah abriu seu coração, confidenciando aos dois que gostaria de buscar ajuda para ela conhecer melhor a si e aos humanos, seus sentimentos, suas emoções, qualidades e defeitos, inclusive como agir, permitir-se e interagir com sentimentos de relacionamentos amorosos entre casais. Gostaria que tudo acontecesse de forma natural e fluída, pois no momento tudo era muito estranho e constrangedor.

Pedro, sensibilizado com suas dificuldades e ansiedades, se ofereceu para auxiliá-la, sugerindo organizarem uma espécie de encontro com o grupo, onde ele falaria tudo sobre o que já aprendera com Mestre Sahnat sobre sentimentos e emoções humanas. Combinaram de mais tarde, nesse mesmo dia, depois do pôr do sol, se encontrarem na gruta de Pedro, para juntos buscarem entender melhor as emoções humanas, como sentem e agem. Ainda precisavam saber quem são realmente esses seres que habitam o planeta Terra e vivem exclusivamente na terceira dimensão, deixando-se dominar pelas emoções, não tomando o seu comando e controle de forma a terem uma vida clara, abundante e harmônica, pois desconhecem seu potencial e vivem uma vida inteira sem perceberem suas imensas capacidades, que podem levá-los a outros patamares evolutivos.

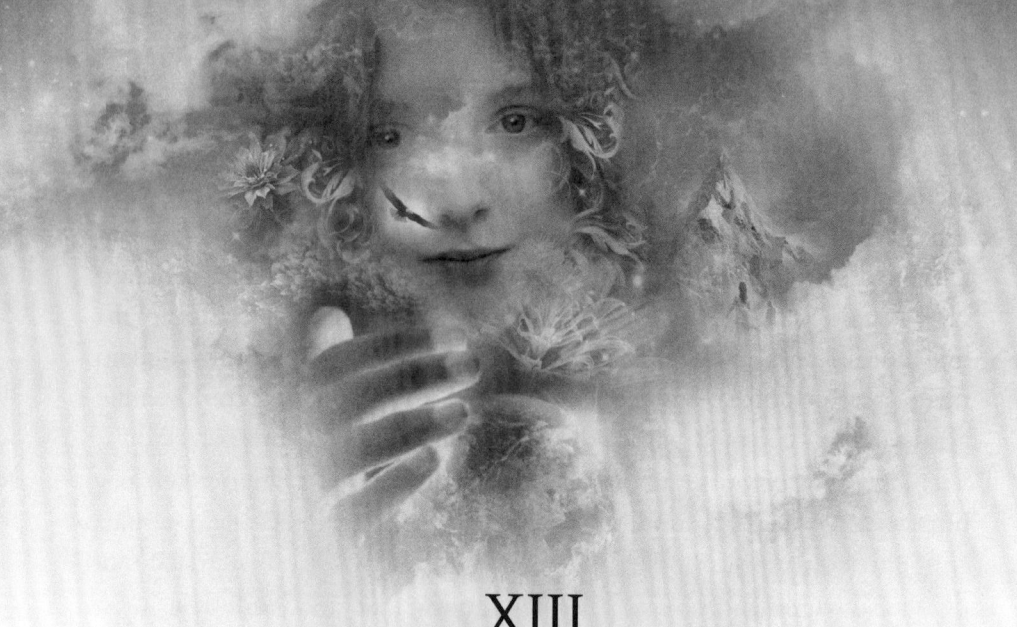

XIII
Conhecendo sentimentos
e emoções humanas

Quando a noite caía de mansinho, muitos do grupo foram à gruta de Pedro, entusiasmados com o tema, que também era de interesse deles. Estavam felizes e ansiosos. No momento de falar, Pedro sentiu indisposição e náusea, ficando pálido e com as mãos frias. Ao se dar conta que eram reações físicas de seu corpo, agora humano, respirou fundo, ancorando e dando alguns comandos mentais que aprendera com Sahnat: "Eu posso, eu quero, eu consigo". Envolveu seu plexo laríngeo em uma luz turquesa, para facilitar o bom fluir da fala, e olhou para todos os presentes. Além de Hannah, Inthi, Luhan e Cristal, havia muitos outros viajantes estelares sedentos por esse novo aprendizado.

– Pensei com muito carinho no que iria compartilhar com vocês, então decidi deixar para outro momento as emoções positivas e éticas envoltas nas altas frequências vibracionais do amor, pois essas são semelhantes às nossas. Resolvi iniciar falando sobre as dificuldades emocionais e crenças limitantes dos humanos, que desde o nascimento vêm assimilando informações e experiências que vão sendo guardadas, como que empilhadas, num sistema mental que eles denominam inconsciente. O mais interessante é que tudo que vai para esse inconsciente passa antes pelo sistema consciente, e eles vivenciam tudo que veem, sentem e pensam, e logo a seguir passam para uma espécie de armazenamento no inconsciente. Muitas dessas informações que eles assimilam são as bem-intencionadas orientações ministradas pelos pais e educadores, que em nome da educação, desde o nascimento da alma no corpo físico, vêm passando suas experiências, influenciadas por seus antepassados, de forma linear de pai para filho. Se essas crenças são corretas ou não, é algo que no futuro teremos que olhar com discernimento, separando o que é bom e positivo do que não é correto.

Pedro parou sua explanação, olhando de forma avaliativa seu público, que imóveis assimilavam tudo que estava sendo revelado, e mais confiante continuou:

– Essas crenças passadas pelos pais desde o berço podem ser positivas ou limitantes, mas existe também a influência da escola e da sociedade, e estas são fortes influenciadoras na formação do caráter que alguns afirmam ser uma personalidade congênita, assunto que falaremos em outra ocasião. Neurocientistas afirmam que 5% das operações conscientes se realizam no presente, no aqui e agora, ou seja, o que foi falado no início deste nosso encontro já se encontra nos 95% inconscientes armazenados. Tudo que passou num momento pelo consciente fica armazenado no baú do inconsciente e, através da memória ou de situações semelhantes, irão desencadear neuroconexões, trazendo de volta aquilo que está guardado. Assim funciona a mente dos humanos na parte racional. Tudo que em algum momento da vida passou por um dos sentidos, seja visão, olfato, paladar, audição ou tato, fica armazenado nas gavetas da mente inconsciente.

Pedro olhou avaliativo para todos, detendo por um segundo seu olhar em Hannah, silencioso, e Inthi acompanhava tudo. Depois, continuou:

– Muitos de vocês desconhecem como funciona o cotidiano de um ser humano, então vamos juntos imaginar um ser humano que desde bebê vai recebendo crenças limitantes, como: "cuidado, é perigoso", "você não tem condições", "não mexe", "não fala", "fica quieto", "assim você nunca conseguirá ser alguém", "você vai ficar doente", "se não comer, vai ficar fraco", "você é igualzinho ao seu pai, teimoso, cabeça dura", "ela puxou a mãe, não dá para os estudos, vai ser uma dona de casa" etc. Mais tarde, na escola e na sociedade, o mundo é dos que estudam e sabem mais: "cala a boca", "fica quieto", "não sai da classe e copia o que está no quadro", "quem não souber a tabuada não tem recreio", "a vida lá fora é difícil", "cada dia é mais perigoso andar nas ruas", "o mundo é dos espertos", "se não estudar e fizer uma faculdade, vai ser o quê?" Enfim, muitas outras aberrações e crenças limitantes, como numa rede de um grande sistema, são inculcadas nos 95% e que vêm de geração em geração sendo passadas.

Luhan, ansioso e tocado profundamente, questionou:

– Mas tem alguma forma de entrar nessas mentes e apagar essas crenças? E se estes padrões comportamentais vêm sendo passados através da ancestralidade, que assim já pensava e atuava, como apagar essas crenças? Como transformar esses seres humanos em novos seres, libertos, conscientes e com clareza do que realmente é verdadeiro e importante para sua evolução, para não ficarem dando voltas engessados em crenças absurdas?

Muitos dos presentes afirmaram positivamente para Luhan, pois tinham a mesma dúvida que ele. Então Pedro continuou:

– Sim, Luhan, podem ocorrer modificações de algumas dessas crenças implantadas no mental humano. Num futuro breve, poderemos auxiliar e atuar de forma pontual e efetiva, participando desse momento de transição, em que os seres humanos irão aprender a sutilizar seus corpos e mentes pelo controle das emoções e passarem para outras dimensões.

– Isso será mesmo possível? Como nós iriamos atuar nesse *sutilizar* as mentes? – perguntou Luhan, ainda não satisfeito.

– Esse sutilizar passa por uma revisão de crenças, posturas e formas de se conduzirem dentro da família, na escola, na sociedade e no ambiente de trabalho, pois na situação atual tudo está sendo podado e limitado sua conexão com abundância, liberdade financeira e realização pessoal pelas crenças limitantes, que impedem o bom fluir dos seres como um todo. Desconhecem seu potencial oculto e não acreditam ser possível acessar muito mais do que vêm realizando e sendo. Isso eles denominam *ter baixa autoestima*. Sei que muitas perguntas e questionamentos devem estar aflorando nas mentes estelares de vocês, buscando compreender esse intrincado que é a mente dos humanos e como auxiliá-los nesse processo de libertação. Vou um pouco adiante no assunto e depois conversamos.

Após uma breve pausa, respirou fundo e seguiu com suas explicações:

– Depois da formação do caráter, essas crenças vão se mantendo ancoradas na personalidade dos humanos por uma divisão em raças, sexo, países de origem, situação social mais abastada ou pobre, enfim, tudo isso influencia diretamente nos relacionamentos dentro do sistema, sendo inclusive classificados e identificados a partir dos seus "hábitos" e "manias", formas e padrões de ser, agir e interagir no contexto social que pertencem. Dependendo de suas origens de nascimento, ancestralidade, agem de forma diferente, pensam e falam a linguagem de seu país e, muitas vezes, devido a essas diferenças, manifestam-se intolerâncias e impaciência. O tipo de personalidade está ligado ao tal ego de tal raça ou nacionalidade, como, por exemplo: "Eu logo vi que eras inglês por tua forma mais formal de se portar no encontro"; "ela só pode ser italiana, pela sua forma de falar e gesticular"; ou ainda "pela maneira que ela se veste bem, se vê que teve um berço e educação", e assim por diante. Prestem atenção agora: o projeto para o qual estamos sendo preparados será de uma só raça, a humana; uma só crença, num único Deus; um só valor, o bem comum; e essa forma de ser será para nós um grande desafio para o futuro, porque enquanto houver separatismo, enquanto houver diferenciação do eu e do nós, estarão ainda distantes de atingir a unidade evolutiva humana.

Pedro parou e olhou ao redor, sentindo o olhar cheio de encantamento de Hannah fixado nele, absorvendo cada palavra sua. Sentiu um arrepio desconhecido, gostoso e inusitado, um novo sentimento para ele. Com olhos brilhantes, respirou fundo. Mais confiante e sorridente, continuou:

– Vou dar alguns exemplos de emoções e posturas nos relacionamentos, para tornar estas explicações mais compreensíveis sobre o que mais dificulta a comunicação entre os humanos. A mania de querer sempre estar com a razão: pessoas controladoras têm a mania de controlarem tudo, e isso foi aprendido no passado e vem sendo passado de pai para filho. Na verdade, tudo que os humanos controladores esperam é ter o domínio. Sendo então bem nesse ponto que iremos atuar. Com nosso auxílio e exemplo, vamos trocar e limpar crenças em suas mentes inconscientes, desenvolvendo uma nova forma de ser, de entrega, de sair do comando, de preferirem ser felizes do que ter razão, pois o ego sempre quer ter razão e a última palavra. Vamos levá-los a pensar que é mais fácil abrir mão dos julgamentos e comandos do passado, libertando-se das crenças limitantes que há séculos os vêm acorrentando a emoções estagnantes de controle.

Alguns ouviam e sinalizavam com um certo desânimo e preocupação. Pedro sentiu o clima que estava se formando e, antes que a vibração tensa aumentasse, respirou fundo e mais descontraído continuou sua fala, contente em poder estar revelando o que eles vieram realizar no planeta.

– Tem também aqueles humanos com autoimagem e autoestima desfocada por sentirem-se inferiores, com mania de se colocar para baixo, com o papel de vítimas, tendo atitudes de defesa e de culpar sempre os outros por seus problemas e fracassos. Muitas vezes, têm o hábito de arranjar desculpas ou ainda se defender com críticas apontando os defeitos dos outros, são humanos emocionalmente fracos e cheios de atitudes distorcidas da realidade, que manipulam a realidade a seu bel-prazer e vontade, adequando tudo e todos conforme suas conveniências. Outros cedem por pena ou acomodação, novamente pelas crenças e pelos sentimentos limitantes, tudo isso num processo grupal de involução. Esses humanos são, muitas vezes, denominados de "rebanho", âmbito em que também vamos atuar.

Todos queriam muito entender tudo que Pedro contava, por isso nem piscavam. Ele continuou:

– Na verdade, durante este período que estou no planeta Terra, muito do que aprendi foi no convívio com os humanos que passaram pela casa de Mestre Sahnat. Vejam que eram seres mais diferenciados, já no caminho da senda do evoluir, mas, ainda assim, a maioria de suas crenças era baseada no modo como cada um sentia e interpretava a sua realidade. E claro, havia personalidades e egos diferentes. Assim, utilizavam infinitas formas e significados para resolver uma situação, com base em seus pensamentos, sentimentos e suas vivências. Desse modo, podemos concluir que a humanidade apresenta uma grande diversidade de reações e interpretações, o que parece para nós, seres interestelares, olhando de fora, como seres emocionalmente instáveis, e realmente são.

Como pareciam não compreender direito o que Pedro quis dizer, ele explicou:

– Gravem bem esta minha afirmação: seres humanos emocionalmente instáveis, e nós em nossa futura missão teremos que pensar em estratégias de controle das emoções, tornando-as mais inteligentes. Precisaremos desenvolver uma inteligência emocional que proporcione equilíbrio nos seres, para que suas atitudes sejam baseadas em emoções coerentes, com muita atenção, valorização e respeito à liberdade de pensar, agir, ir ou ficar, ou seja, seres humanos conscientes de sua dignidade como humanos e livres.

Inthi, entusiasmado com tudo que estava sendo falado, trouxe como contribuição uma experiência sua:

– Passamos, Luhan e eu, como caminhantes do mundo, muito tempo convivendo em locais de culturas, contextos humanos e famílias diferentes, cujas personalidades e crenças se apresentavam de forma diferenciada. Cada local que acampávamos era um novo aprendizado, no que nosso pai, Alejandro, sempre orientava: "dois olhos para observar, dois ouvidos para ouvir, e uma boca para falar pouco ou até sabiamente silenciar". Então constatamos que em locais onde a autoestima era baixa, a egrégora do lugar era altamente negativa, e as pessoas tinham crenças e manias de querer agradar a todos, de impressionar e, muitas vezes, para isso, abafavam seus sentimentos mais verdadeiros e profundos, só para ter atenção e serem valorizados, ou seja, se anulavam para agradar ao próximo. Nessas circunstâncias, nossa mãe, Alicia, sempre ensinava que o próximo mais próximo era nós mesmos, por isso só poderíamos dar aos outros o que já tínhamos bem resolvido conosco. Observamos com tristeza que quando eles não eram bem acolhidos, mesmo na humildade aparente, partiam para reações agressivas de raiva e maledicência, ou outras vezes se tornavam apáticos, afastando-se do convívio cotidiano.

Luhan sentiu-se emocionado com as lembranças trazidas por Inthi e continuou:

– Nós, seres interestelares, sabedores dessas reações e crenças limitantes dos humanos, poderemos melhor compreendê-los e auxiliá-los, se os avaliarmos diante de cada situação, como eles irão agir e reagir, suas formas diferentes de ser, e buscarmos auxiliá-los de acordo com o contexto psicoemocional e cultural de cada um nesta sua existência. Estou dando-me conta de quão árdua será nossa tarefa, mas posso afirmar que vimos, muitas vezes, nossos pais, com seus exemplos e formas de ser e atuar, modificando muitas pessoas em seu entorno. Muito aprendemos com eles. E quando estivermos no convívio diário com eles, sofrendo a densidade do planeta na terceira dimensão, se não formos atentos e vigilantes, começaremos a ceder aos egos e, consequentemente, absorveremos esses hábitos, como a mania de controlar, de sempre querer estar certo, de culpar os outros, de se colocar para baixo, com autoestima baixa, e ter apegos, como eu senti ao me envolver emocionalmente nas pirâmides no momento da partida de nossos pais. Constatei também que nesse nosso convívio atual e recente como humano, em alguns momentos, viemos cedendo ao hábito de criticar e julgar os outros, começando a nos contagiar e a se manifestar em nossos pensamentos, sentimentos e atitudes, o que precisaremos estar atentos.

Hannah, entusiasmada, tomou coragem, pedindo para compartilhar um sentimento seu:

– Um dos sentimentos que mais afetam nós, seres interestelares, é o sentimento de extrema necessidade de nos sentir amados e aceitos por todos que significam algo para nós. Sei que isso é inerente e natural à natureza humana e nossa agora, como seres interestelares vivendo esta experiência, porém quando essa necessidade é excessiva, nos levando ao ponto de nos anular para agradar ao outro, é considerada também um comportamento determinado por uma crença limitante.

Fez uma pausa, respirou fundo e continuou:

– Estou aqui a ouvi-los e a pensar que o ideal é que atuemos sempre que possível como seres interestelares que somos, que pensemos em amar mais do que ser amados e buscar a aprovação do outro, sem ansiedades, respeitando os sentimentos e as afinidades de cada um. Confesso que não tenho conseguido lidar bem com esses sentimentos. Estou abrindo meu coração, agora humano, para essas dificuldades que estão aflorando, pois muitas vezes tenho me sentido frágil, deixando-me levar pelas emoções, e como são fortes e dominadoras, por enquanto tenho me dado conta de que esses pensamentos não são tão louváveis. Imaginem se eu me deixar levar por esses sentimentos? Posso passar para ações reais, sim. Estou me dando conta de que estar vigilante sobre como vou manifestar minhas emoções será uma constante em minha vida como humana. Estou sentindo muita fragilidade.

Todos ficaram surpresos com esse desabafo, e muitos se identificaram com as confissões de Hannah, dando-se conta do tênue e frágil desequilíbrio que as emoções despertam nos corações humanos.

Pedro, atento, retomou a palavra, como uma forma de deter as confissões e as sensibilidades humanas que estavam aflorando no grupo. Sentindo que muitos estavam se identificando com Hannah, percebeu que, se abrisse espaço, muitos relatos iriam aflorar, e o encontro se prolongaria indefinidamente, e já era noite avançada. Assim, rapidamente continuou explicando:

– Vamos um pouco mais adiante, pessoal. As confissões de Hannah muito contribuíram para nosso alerta e despertar para o cuidado constante. Portanto, atenção! Existe um sentimento que os seres terráqueos manifestam e os influencia bastante no controle das emoções, é a autocobrança excessiva, isto é, buscar ser o mais competente possível, capaz, realizador, tendo sempre ações perfeitas, desencadeando a crença e cobrança de que "tenho que ser perfeito em pensamentos e ações", quando na verdade temos é que ter a consciência que somos bons em muitas coisas, mas não necessariamente em tudo. Uma autocobrança excessiva nos afasta dos outros, que temem essa aparente competência. Devemos dividir as competências para somar, e não egoicamente buscar atuar sozinhos, dizendo: "meu projeto", "minhas ideias", "minha empresa", "meus funcionários".

– Infelizmente, a forma como esses humanos vêm vivendo faz com que acreditem que não são perfeitos. Observei no povoado onde vivia com nossa mãe, Esmeralda, que quanto mais imperfeitos eles se sentem, mais criam coisas e situações que os deixem confortáveis em busca da perfeição. E nós já em missão, como vamos nos sentir e reagir? – questionou Cristal.

– Sim, Cristal, inclusive nós, seres interestelares, temos talentos, limitações e, de alguma forma, trazemos parte de nossa experiência e forma de vida de outras dimensões. Conforme nossas lembranças vierem aflorando, vamos estabelecendo novas formas de ajuda, através da interação e vivência conjunta, criando uma saudável interdependência com o intuito de sermos inteiros, nós e eles. Assim, quando somarmos nossas partes, nossas competências mútuas em prol do bem comum, juntos desenvolvendo talentos e capacidades, seremos seres completos, e muitos inventos, tecnologias e descobertas serão baseadas nessa troca de conhecimentos, existindo muita sinergia entre humanos e os seres das estrelas. Então, nesse momento, cumpriremos com nossa missão aqui na Terra.

Hannah olhava Pedro falando descontraído, estava encantada com tanta fluência e verbosidade. Fazia mais de hora que ele falava e mantinha todos atentos. Nesse instante, ele captou seus pensamentos sobre o tempo que estava falando e questionou:

– Acho que no nosso entusiasmo, nos alongamos demais, podemos parar por aqui e deixar para uma outra ocasião.

Inthi olhou sério para Hannah, com ar desaprovador, como se tivesse captado telepaticamente seus pensamentos, e falou:

– Por mim, Pedro, pode seguir em frente, pois aqui o tempo corre de forma diferente. Se deixar para outro dia, perderemos a continuidade do assunto. Por mim está ótimo, estou gostando muito deste nosso encontro, está sendo muito útil e proveitoso para mim e penso que para todos.

Todos concordaram, e Inthi olhou carrancudo para Hannah, que deu de ombros, agastada, mas aderindo à decisão do grupo. Pedro piscou e sorriu para ela com cumplicidade. Um novo Pedro que ela e Inthi ainda não conheciam estava surgindo, na verdade os dois estavam encantados com sua fluidez e conhecimento. Ele então continuou:

– Outra postura ou crença que muito limita os seres humanos é a de que todos seus infortúnios, acontecimentos infelizes e negativos, têm causas externas, criando-se assim a muleta de vítima, dando motivos para não reagir e ficar na atitude passiva. Pude observar, nas poucas vezes que fui com o Mestre Sahnat ao povoado, que, na verdade, os seres humanos, em sua maioria, têm pouca ou nenhuma habilidade e energia reativa para lidar com acidentes, problemas, perdas, desencadeando distúrbios emocionais perante os infortúnios. Diante de qualquer situação negativa, eles reagem depressivamente, como se aceitassem que a vida é assim mesmo, acomodando-se dentro de um fatalismo sem volta, sem visualizar opções, deixando de fazer escolhas e de buscar sair dessa situação desagradável, aceitando passivamente o inaceitável, sem permitir-se reagir e interferir no que provocou o sentimento de infelicidade. O Mestre nos explicou que esse é o quadro da vítima apática, quando ainda algumas vezes se torna agressiva, culpando a tudo e a todos por sua triste situação.

Inspirado, Pedro continuou:

– Penso que nada se pode fazer com o que passou, mas pode-se começar agora e provocar um novo recomeçar, uma nova proposta de voltar a ser integralmente feliz, de acordo com a verdadeira essência humana, que é ser leve e feliz. A humanidade ainda vive muito nos porões de seu inconsciente de tristezas, culpas e não merecimento, mas chegou a hora de despertar esses seres lindos, leves e maravilhosos. A maioria ainda desconhece esse seu potencial e também que ser feliz é uma escolha.

Inthi, muito mexido com essas palavras, pergunta:

– Até quando os humanos vão viver e se acostumar a terem menos do que merecem?

– É um bom questionamento, Inthi. Assim vem caminhando a humanidade, sem saber de seu imenso potencial para a felicidade, colocando fora de si o que está em seu interior, dizendo com tristeza: "foi Deus que assim quis, não há mais nada para ser feito". É dessa forma que os humanos vêm vivendo e focando seu futuro, sendo apenas reativos a fatos negativos. Em razão disso, vai se criando uma egrégora e um psiquismo coletivo de aceitação resignada de que ser infeliz faz parte da existência humana.

Inthi, mais uma vez, interrompeu Pedro e falou com uma euforia contagiante:

– Mal sabem eles que nós, seres interestelares, estamos aqui para ensiná-los que só podem evoluir através da alegria, do contentamento, da leveza, do ser feliz, de conexões cada dia mais amorosas e positivas. Estamos aqui para ajudá-los a mudar seus modos de pensar, sentir e agir, onde o contentamento é essencial para alcançar tudo que almejam, seus propósitos de vida.

Terminou fazendo uma reverência de forma teatral. Todos aplaudiram, encantados com a sensibilidade e alegria comunicativa e solta de Inthi. Hannah sorria feliz e orgulhosa do amigo, e uma nova energia fluída e leve voltou a tomar conta de todos.

Pedro, entusiasmado, deu um passo à frente, esquecido totalmente de seus bloqueios do passado e sua dificuldade de se expressar em público. Agora, gesticulava e falava com dramaticidade eufórica, elevando a voz:

– Para encerrar, gostaria de abordar um dos sentimentos humanos mais limitadores que paralisam e causam pânico. É um tipo de emoção que vem atrasando a humanidade em sua evolução: o medo. Ele geralmente aflora antes de ocorrerem situações de incapacidade, de perdas, de situações assustadoras ou perigosas e surge pelas expectativas mentais de vir a ocorrer, vir a acontecer. Além de paralisante, cria um campo vibracional no entorno negativo, cortando totalmente o fluir com alegria, leveza, fé e confiança. Por causa do medo, as populações se bloqueiam, aceitam tudo, sem contestar, em nome de algo ou alguém com poder e comando que oferece uma possível segurança em troca de posturas que os abafa e escraviza. Muito cuidado com essa verdadeira armadilha.

Recuperou o fôlego e continuou suas explicações:

– Ter medo de algo que ainda não aconteceu, ou está acontecendo e se torna ampliado pelos medos e pelas fantasias criadas no entorno, é a mais perigosa das crenças humanas. Com certeza não tem sentido lógico, é irracional e, à medida que surge, desencadeia pessimismo, ansiedade, bloqueios físicos e emocionais, assim como desenvolvem-se preocupações e doenças. Conviver com alguém que fica relatando tragédias, alertando sobre possíveis perigos, orientando sobre cuidados com a violência é muito desagradável. Mestre Sahnat alertou que na Era de Aquário, que está por se iniciar, existirá uma tendência ainda maior dos meios de comunicação de noticiarem e incentivarem notícias trágicas e negativas, gerando mais medos e ansiedade.

Inthi voltou a falar, relatando suas experiências pelo mundo com seus pais, quando também teve a oportunidade de observar as trágicas consequências dos medos:

– Essa postura de difundir medos de doenças, tragédias e devastações, sendo estimulada e conduzida negativamente, pode levar uma comunidade inteira a sentir a vida como uma eterna ameaça, como Luhan e eu tivemos a oportunidade de assistir. Os humanos medrosos fecham-se em suas casas, anulam-se, não questionam, seguem vivendo situações de alertas conflitantes, nunca relaxam, sempre atentos a algo que possa vir a ser desencadeado. Já vimos vilas inteiras adoecerem por medo e ansiedades de situações ou pestes que nem vieram a acontecer, pois o medo atrai o pior. Muitas epidemias que assolaram a humanidade se tornaram mais perniciosas que a própria epidemia em si devido aos medos que foram instalados nos corações dos humanos. Medo enfraquece e baixa a imunidade.

Hannah sentiu um calafrio, como uma intuição precognitiva. Viu muitas pessoas adoecendo de medos e tristeza, fechadas em suas residências sem questionar o quanto esse medo tinha fundamento e se era realmente real. Levantou-se rapidamente, tomando as mãos de Inthi, como se simbolicamente sinalizasse que os três estariam juntos e iriam enfrentar com alegria e leveza esse momento planetário.

Pedro olhou pensativo a cena dos dois de mãos dadas, agradeceu a colaboração de Inthi e continuou:

– O pior é que, pelo campo vibracional que se forma no entorno e pela lei da atração, aquilo de que se tem medo é o que irá atrair, ocorrer. Há alguns pessimistas vaidosos que ainda dizem "eu disse, eu estava pressentindo, eu avisei", só falta dizerem que estavam esperando que isso mesmo acontecesse. Com os egos inflamados e orgulhosos, afirmam ter razão.

E antes que os ânimos baixassem a vibração, pelo tema sobre os medos estar sendo mencionado, Pedro encerrou o encontro dizendo:

– Nós, seres interestelares, sabemos que existe a lei da atração, e para que ela funcione, devemos criar um campo vibracional de confiança, fé, coragem e luz. Sabemos, pelas leis da Física Quântica, que onde as energias positivas atuam, as sombras se iluminam e perdem o seu poder. Portanto, devemos enfrentar as sombras com vibrações de luz, por isso nossa missão na Terra foi denominada "Vitória da luz."

Sunyata, que esteve todo o tempo invisível participando do encontro, se materializou ao lado de Pedro, explicando que não deixou que percebessem sua presença para não inibir o lindo desenvolvimento do encontro, sinalizando que ele estava realmente muito feliz com o passo evolutivo que o grupo dera sozinho sem a sua interferência.

– Agora, com todos esses conhecimentos trazidos por Pedro ao grupo, vocês estão mais aptos a estarem conectados a suas missões, com foco e clareza para seguir em frente. Advirto que no início, para muitos, essa tarefa parecerá maior do que seus poderes e possibilidades, por isso, primeiramente, vençam o desafio de adequarem suas vibrações na terceira dimensão, pois irão sentir as mesmas emoções dos humanos. É importante que não se deixem contagiar ou contaminar por seus egos e fraquezas, como medos e ansiedade, que é o que eles mais vivenciam. Auxiliem, mas não absorvam suas vibrações baixas, apenas as dissolvam com luz e clareza.

– Mas como iremos ter a sabedoria e que ferramentas e materiais poderemos utilizar para bem realizarmos essa tarefa? – Hannah questionou, já acenando que era uma dúvida da maioria.

– Nos próximos dias, no contato com cristais, plantas e outros elementos da natureza, irão desenvolver novas formas de trabalhar e interagir com o mundo, através da incorporação de novas e positivas emoções. Terão uma visão e atitudes mais amplas e fortalecedoras para cada circunstância ou situação que surgir, mas prestem bem atenção, vocês não estarão sozinhos nesse momento. A missão de vocês já se iniciou. Agora, num corpo humano, estarão no comando mental e, na medida em que suas mentes inconscientes se conectarem com os impulsos do coração, vocês começarão a atrair as pessoas certas, as situações e oportunidades relacionadas ao que aqui vieram trabalhar. Se vocês bem se desenvolverem no que vamos aprender a partir de amanhã, tudo irá fluir com uma facilidade surpreendente.

Todos ouviam Sunyata falar, sentindo cada fibra de seus corações humanos pulsarem plenos de alegria e entusiasmo, mas questionando-se ainda sobre quais os poderes e controles teriam que aprender para bem relacionarem-se com os humanos. Sentindo essa vibração, Sunyata completou:

– Através do contato com as frequências dos cristais, das pedras e dos vegetais, vocês adentrarão num mundo desconhecido. Irão abrir novos caminhos e sinapses em suas mentes, desenvolvendo a intuição telepática, que será a principal forma de comunicação com esses seres. Esse é o principal poder que irão aprender a trabalhar em vocês mesmos e depois, em missão junto aos humanos. E para encerrar este encontro, lembrem-se sempre de, a partir de agora, estarem presentes e focados. O único momento que importa é o presente. Os humanos têm muita dificuldade de se manter nele, pois estão sempre com sentimentos e pensamentos no passado ou no futuro.

Nesse instante, Cristal se aproxima de Hannah e lhe comunica que ela e Luhan decidiram começar imediatamente uma vida como casal e, para tal, já haviam conversado com Inthi e Pedro para se mudarem para a gruta delas, deixando a de Pedro, que era menor, para Hannah. Cristal e Luhan iriam se estabelecer na cabana do rio junto com o cãozinho Dali.

O lado agora humano de Hannah, num primeiro instante, sentiu-se desconfortável por estarem decidindo coisas de sua vida pessoal sem conversarem com ela, mas, ao mesmo tempo, sentiu-se feliz em poder ficar sozinha, pois era tudo que estava querendo e necessitando. Precisava parar para elaborar tantas informações e sentimentos novos que estavam aflorando em sua vida. Além disso, a comunicação de Cristal de que eles começariam uma nova vida a dois como casal mexeu estranhamente com Hannah, uma vez que sabia muito pouco ou quase nada sobre uma vida como casal. "O que está implícito e por detrás dessa frase?" "Quem sou eu como ser humano agora? Se não sei amar como uma mulher normal, como amar?" – Hannah começou a questionar-se.

Amor era um sentimento que ela pensava ter bem forte e claro dentro de si, mas seu conflito dizia respeito a esse outro tipo de amor, que os casais que ela conviveu o manifestavam de uma forma mágica, linda e muito envolvente. Tinha dúvida se seria capaz de um dia sentir e viver essa nova forma de amar. Criou-se um imenso conflito interno, com questionamentos mentais de uma lógica e racionalidade que estavam longe de ser sentimentos vindos dos impulsos do coração. Até então pensava ter tudo sob controle, mas percebeu-se vulnerável. Decidiu então, quando surgisse uma oportunidade, conversar com Pedro e Inthi para saber como eles se sentiam sobre esse assunto.

Sunyata encerrou o dia combinando de se encontrarem logo cedinho para continuarem seus estudos. Informou ainda que amanhã entrariam no mundo dos cristais.

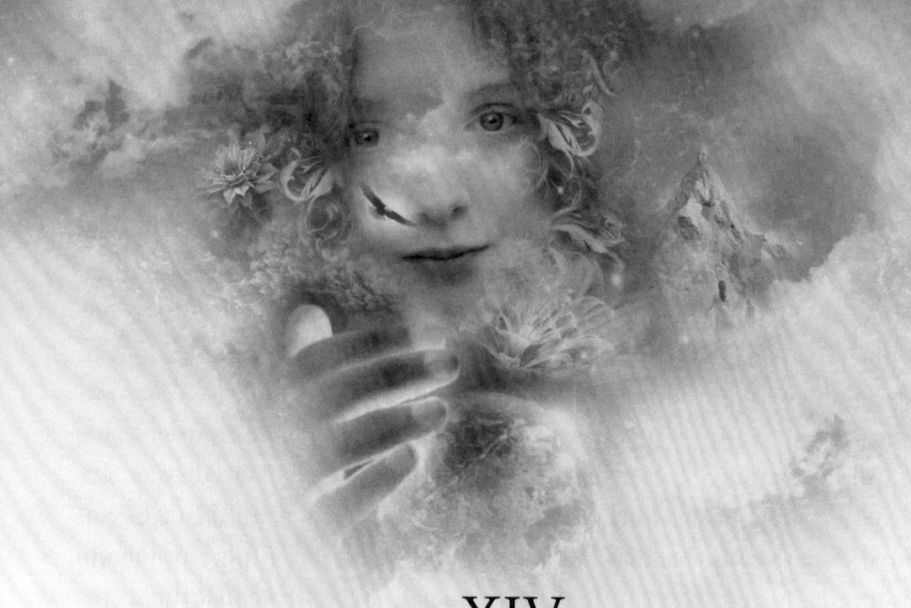

XIV
A vida por detrás dos cristais

No dia seguinte, Sunyata levou todos para a entrada de uma gruta onde em seu interior era realizada mineração de pedras preciosas e semi-preciosas, cuja importância e significado iriam ser iniciados no despertar das conexões com o mundo dos cristais. Hannah estava muito ansiosa e emocionada, pois cristais eram um dos elementos do planeta que mais a atraíam e sentia uma conexão muito forte. E para alegria de Cristal, suas irmãs, Jade e Ametista, que já estavam nas Montanhas Azuis, foram convidadas a participar do grupo antes de partirem para uma longa viagem de missão nas cidades intraterrenas.

– Hoje, vamos entrar em contato com a vida que existe por detrás dos cristais e de outras tantas pedras e minerais, como o mundo dos metais ouro e prata, principalmente, que já existiam neste planeta antes do desenvolvimento das vidas vegetal e animal. Esses seres pioneiros aqui estavam como que para preparar um ambiente pleno de frequências altíssimas, vibrações de luz puras em sintonia com a energia que iria um dia aflorar nos corações dos seres humanos que aqui viriam habitar. Portanto, vibrem em sintonia com ondas vibracionais elevadas como os cristais. Vamos tomar como exemplo os cristais, mas poderia ser qualquer elemento do mundo mineral. Os cristais nunca baixam suas frequências vibracionais, mesmo quando submetidos a temperaturas extremas, podendo ser quebrados, lapidados, agredidos, enfim, esses seres evoluidíssimos sempre mantêm suas vibrações em sintonia com a harmonia interior em equilíbrio e sintonias constantes com as vibrações elevadas como as do amor.

Sunyata parou de falar por uns segundos, observando atento as reações de todos, e continuou:

– Vamos lá: os cristais, esses seres evoluídos, nunca baixam suas frequências, mesmo em situações adversas se mantêm inalterados em suas vibrações perfeitas. Quem baixa sua frequência com sentimentos de raivas, medos, mágoas são os seres humanos. Hoje, através do contato mais íntimo, vocês terão o aprendizado de como trabalhar em conexão com esses seres, irão aprender como utilizar as energias condensadas dessas pedras brutas, pedras preciosas e semipreciosas. Assim, através do contato e da convivência mais íntima, por ressonância e afinidade, vocês receberão as energias desses seres emocionalmente evoluídos, libertos de medos, mágoas, raivas e julgamentos. Vamos entrar em duplas na caverna, para vocês irem vivenciando, experienciando e compartilhando o que observarem e perceberem no contato com as pedras, sentindo e usando suas frequências vibracionais em tarefas específicas que vou orientar.

Luhan e Cristal passaram na frente, enquanto Ametista se colocava ao lado de Pedro, convidando-o a formar uma dupla, no que Jade também se adiantou buscando Inthi para ser seu par nas experiências. Hannah, que sempre era procurada e convidada, deu-se conta que dessa vez teria que tomar a iniciativa, percebendo que havia ficado de fora das escolhas iniciais, sentindo uma sensação estranha apertar seu coração humano, mas logo foi convidada por uma jovem que vinha com o grupo desde a casa do Mestre Sahnat.

Sunyata, que tudo observava, esboçava um sorriso enigmático com ares de preocupação, disfarçando uma forte intuição que lhe ocorreu. Respirou fundo, voltando-se para o grupo, e começou a explicar que na primeira parte da gruta havia uma espécie de vitrine de exposição de todos os tipos de minerais existentes não somente nesta montanha, mas trazidos de todas as partes do planeta e de outras dimensões para serem observados, manipulados, estudados e vivenciados na prática. Sentiriam suas vibrações e outras características, como cor, luminosidade, dureza e frequências vibracionais e, a partir desse contato, entenderiam que cada cristal, pelas suas especificidades e local de onde foi retirado, apresenta uma determinada ação ou função de acordo com as energias que manifesta.

Olhando para Hannah, que estava totalmente distante e distraída, envolvida em pensamentos sombrios, telepaticamente pediu sua atenção ao que estava sendo dito, no que ela desviou seu olhar na busca angustiada de onde se encontravam seus amigos, sem ouvir o restante de sua explicação:

– A segunda galeria, situada no interior da gruta, parecerá para vocês, num primeiro momento, uma clínica holística de tratamentos diversos, mas, na verdade, é um espaço destinado ao ensino de algumas terapias complementares, como a reflexologia podal com ativação dos pontos reflexológicos nos pés através de ponteiras de cristal específicas, além de outras técnicas de massagens com cristais deslizando pela pele através dos óleos e das essências aromáticas. Irão conhecer como funciona o uso de pedras frias e quentes nas mais diversas técnicas de termoterapia e muitas outras vivências que irão aprender e descobrir. Terão, nesse espaço, várias macas, onde as duplas já formadas irão revezando-se em seus experimentos e estudos sobre a magia terapêutica com o uso dos cristais.

Hannah, ao ouvir as explicações, sentiu um vazio desconfortável, pois queria dividir essas vivências com Inthi ou Pedro. Sunyata a olhou de soslaio e continuou:

– A terceira galeria somente será visitada por aqueles que quiserem, pois é a área dos trabalhadores da montanha em mineração e extração dos minerais. Já lhes aviso que é bem interessante conhecer como esses mineiros atuam. Hoje não haverá tempo, mas numa próxima oportunidade gostaria de lhes falar sobre os lindos ensinamentos, com cunho filosófico, que essa profissão de mineração tem a nos passar.

Nesse momento, Hannah começou a sentir um desconforto, uma vontade de sair dali, pois tudo que estava sendo falado e ensinado, que antes poderia entusiasmá-la em busca de mais e mais conhecimento, havia perdido a graça. Estava até de certa forma sentindo-se irritada, totalmente desmotivada. Sua companheira a olhava com piedade, o que mais ainda irritou Hannah, pois a última coisa que queria era que fosse alvo de piedade, logo ela, que tudo sabia e buscava parecer que tudo podia, sempre alvo de atenções e carinho. Até então pensava estar acima das mazelas e fragilidades humanas. Quando sua parceira percebeu a vibração baixa que a dominava, falou carinhosamente:

– Hannah, permita-se ser humana, sinta-se como uma humana que agora é. Como vai poder um dia auxiliar outros humanos se não se permite entrar no processo? Sentir e deixar fluir tudo que um ser terráqueo normalmente reagiria? Vamos, libera essa felina que está rugindo aí dentro. Guardar sentimentos mal resolvidos só irão afetar mais profundamente seu estado emocional. Vamos lá, se permita liberar suas emoções.

Hannah, trêmula, já estava sentindo uma fúria contida, vivendo um processo desconfortável que saía de seu controle. Com esse empurrãozinho de sua companheira, respirou fundo e deixou vir, aflorar todos os seus medos abafados, sua insegurança disfarçada em poder e suas raivas trocadas por sorrisos de superioridade. Agora era a Hannah humana sentindo que estava sendo liberada sua felina interna.

Olhou furiosa para Pedro, que distraído conversava animado com Ametista. Sua raiva aumentou ao observar o quanto os dois estavam felizes, soltos, se entendendo. Apertou as mãos com força, sentindo suas unhas felinas cravarem em sua pele, e um gemido de dor ficou abafado em sua garganta seca, com olhos esbugalhados de uma força totalmente nova e desconhecida. Respirou fundo, buscou em seus sentimentos humanos uma forma de lenitivo para suas emoções incontroladas. Voltando-se para Inthi, viu que ele suavemente tocava no ombro de Jade, apontando para um bloco de pontas de cristais e drusas incrustadas no teto da gruta, e os dois sorriam encantados envoltos nesse momento mágico que as energias de uma gruta de cristais provocam nos sentidos dos seres sensíveis. Ela, porém, não estava nessa vibração e não entendia o que estava acontecendo.

Fora de controle, Hannah sentiu a emoção de raiva, até então contida, dominar sua mente e coração, sentimento este que na maioria das vezes se não bem trabalhado e controlado cega a pessoa, perdendo sua dignidade quando sua autoestima fica deturpada pela autoimagem negativa de si que se forma. Nesse estado, pensou descontrolada: "Sou descartável, ninguém gosta de mim, não valho nada e não sirvo para nada". E esse sentimento de inutilidade, que leva qualquer ser humano ao fundo do poço, Hannah sentiu, se deixando levar pelos ciúmes.

Os outros ao seu redor, envoltos em outra energia e frequência, não perceberam o que estava acontecendo até Hannah jogar-se no chão, urrando, rolando entre as pedras, batendo a cabeça em convulsões incontroláveis. Era uma fera ferida, extravasando todos os sentimentos contidos.

Sunyata, que estava atento, olhou para Ametista e Jade, sinalizando que era hora de demonstrarem ao grupo tudo que haviam aprendido nos treinamentos nas Montanhas Azuis, ou seja, o poder e a forma terapêutica que as vibrações bem aplicadas dos cristais podem realizar quando plugadas pelo terapeuta com intenção focada. No caso de Hannah, trazê-la de volta ao seu equilíbrio e homeostase física e mental.

Pedro, preocupado, rapidamente abaixou-se junto a Hannah, segurando sua cabeça com carinho e cuidado, enquanto Inthi, apavorado, controlando-se, amorosamente segurou seus braços, firmando suas mãos para não se machucar. Cristal e Luhan se postaram junto aos seus pés, prendendo-os. Ametista, já com um bastão da pedra de seu nome, que sempre carregava consigo, pois vinha desde pequena sendo iniciada no poder da transmutação através das vibrações poderosas da cor violeta, iniciou um ritual em forma de espiral, trabalhando com o bastão desde a cabeça até os pés, enquanto pronunciava palavras que soavam como mantras sanadores e equilibradores. Hannah foi entregando-se, relaxando, e lágrimas rolavam por sua face, e Pedro carinhosamente as secava com muita ternura e amor.

Jade aproximou-se, trazendo uma cesta de pedras verdes, e utilizando sua pedra de poder, um Jade em formato de gota, a colocou na fronte de Hannah. Os quartzos verdes foram colocados no plexo solar; a pedra russa malaquita, no chacra básico; e retirando uma unaquita, a pedra única no mundo que possui as cores rosa e verde do plexo cardíaco e vibram no amor incondicional, colocou-a junto ao coração. Todos se uniram em vibrações de amor e cura. Hannah parecia adormecida, e um sorriso suave em seu rosto antes contraído foi se formando. Logo foi abrindo os olhos, ainda um tanto confusa, envergonhada e tonta, então baixou os olhos enquanto Jade foi retirando as pedras de cima de seu corpo, beijando carinhosamente sua testa. Ametista estendeu sua mão, auxiliando-a a sentar-se recostada no peito de Pedro, que feliz sorria, aliviado, olhando para Inthi, que já mais calmo secava furtivamente uma lágrima teimosa no canto dos olhos. Como de sua índole, ele deixava-se envolver pelos sentimentos de maior sensibilidade emotiva dos humanos, enquanto Pedro reagia com o poder de amparar, cuidar e apoiar.

Hannah, visivelmente recuperada, demonstrava pelas faces coradas que se sentia envergonhada com sua reação. Olhando tímida e agradecida para todos, falou com suavidade:

– Não sei o que me aconteceu! Sentimentos desconhecidos tomaram conta de minha mente e emoções desconexas me envolveram, sentia como se existisse dentro de mim uma pantera, um sentimento feroz com vontade de agredir, de arranhar, de gritar, fui sentindo sufocar, e quanto mais eu tentava me controlar, mais eu fui ficando cega e sem um raciocínio coerente.

E agora voltando-se diretamente para Sunyata, questionou:

– Que sentimento é esse que os humanos sentem que ficam cegos, perdem a razão e quase enlouquecem? Eu não gostei de sentir essas emoções e penso que é urgente ajudar as pessoas a deixarem de sentir esses sentimentos tão fortes, negativos e destruidores. Ainda dói meu coração, foi horrível. Isso é ser humana?

– Filha querida, esses sentimentos e muitos outros, a partir do momento que chegaram a este planeta e passaram a usar um corpo humano, vocês estão suscetíveis. Se não controlarem, deixarão aflorar esta e outras emoções que vêm destruindo a humanidade há milênios, e a missão de vocês é compreender, identificar, refrear em vocês e depois, por experiência e ressonância empática, poderão ajudar os humanos nessa etapa planetária. Terão condições de encontrar o equilíbrio harmônico dos sentimentos e das emoções, usando a inteligência para entenderem o que está realmente desencadeando essas emoções negativas. Conseguirão, por impulsos de amor vindos do coração, acessar a compreensão, atenuando, suavizando e até mesmo apagando ou transmutando esses sentimentos negativos.

Esperou ela se acalmar mais um pouco e prosseguiu:

– Quando a humanidade conseguir administrar e bem desenvolver-se no uso de suas emoções de forma positiva e amorosa, estará pronta para uma nova passagem, a partir do despertar. Vamos adiante agora. Hannah já está bem, e nós iremos continuar com nossa visita de estudos. Venham até esta mesa, onde foram colocados alguns cristais para serem apresentados a vocês. Vejam estes aqui, que são mais usados em joias pessoais, enfeites e decoração de ambientes, também podem ser adotadas como pedras de poder e terapêuticas em trabalhos de harmonização e curas. Vejam que interessante!

Sunyata pegou uma linda pedra de citrino na mão direita e uma de ametista na esquerda e, elevando a ametista, entusiasmado, falou:

– As pedras e outros minerais passam por transformações sempre positivas e poderosas com o tempo, recebendo vibrações e formas que se desenvolvem no ambiente físico. Vejam esta ametista, se ela for submetida a altas temperaturas, em torno de 400 graus célsius, ela se transforma num citrino, ou seja, todo o citrino já foi um dia uma ametista. Lembrando que uma ametista tem o poder vibracional da transmutação, ou seja, de mudar frequências vibracionais negativas em frequências positivas, imaginem quando se torna um citrino que tipo de vibração essa pedra irá apresentar?

Todos ouviam encantados as explicações quando Luhan, que estava atento, exclamou:

– Todos nós, ao chegarmos neste planeta, trazemos em nossa essência as vibrações transmutadoras de uma ametista, de transformar positivamente os humanos, e nós viemos desde que aqui chegamos passando por provas de fogo. Assim, estou curioso para saber como vibram os citrinos, pedras estas que teremos como meta nos transformar.

Sunyata, feliz com esse reforço poético e motivacional e sentindo todos os olhares fixos nele e no citrino, empolgado continuou:

– Os citrinos são pedras que vibram numa frequência semelhante às emoções de alegrias puras, contentamento, conexões positivas e confiantes com a abundância cósmica. O citrino é a pedra que os humanos aprenderam a usar para acessar misticamente a liberdade financeira, buscando plugar com suas vibrações de leveza e felicidade. Aliás, o que é lindo e fundamental em tudo que estamos falando é que a essência de todos os seres que habitam neste planeta é conectada diretamente com alegria, felicidade, leveza no sentir, pensar e agir. Essa essência, porém, está guardada no interior dos humanos, está escondida, e nós que chegamos de outras dimensões é que teremos que auxiliar nesse processo de trazer a energia do citrino para o exterior cotidiano de suas vidas.

Hannah olhou para Inthi e, telepaticamente, comentou se ele lembrava da história contada à beira de uma fogueira por seu pai, Alejandro, quando estavam morando ainda em uma carroça a caminho da casa de Sahnat. Inthi respondeu, falando alto para todos ouvirem e se questionando:

— Então os maiores tesouros da humanidade estão mais próximos e acessíveis que muitos tesouros materiais no planeta Terra? Estão dentro de cada ser? Meus Deus, que loucura isso! Um tesouro tão bem guardado e tão próximo? Por que ainda não foi acessível e fácil para os humanos tomarem posse dele? O que está acontecendo ou o que vem acontecendo com os seres que habitam este planeta? Eles têm as melhores e as maiores possibilidades de iluminarem-se através da alegria, da leveza, do amor, tudo a sua disposição dentro de cada um, bastando apenas acessar. Tão próximo que não dá para entender por que construíram muros no caminho para dentro, os distanciando de um tesouro que está acessível no interior de cada um. Não consigo entender! Como é possível? Inacreditável!

A explosão de Inthi contagiou a todos, que começaram a falar ao mesmo tempo, com mil ideias e sugestões de como poderiam ajudar esses seres tão privilegiados e com tão grande possibilidade de acesso de sua iluminação. Perguntavam-se onde estava o motivo que os impedia de ascenderem a outras dimensões, visto que bastava acessar o tesouro encapsulado em seus corações. Questionavam-se ainda como isso podia estar acontecendo com os terráqueos.

Hannah, ainda sensível pelo acontecimento anterior, estava emocionada e perturbada profundamente por toda aquela energia que fluía no campo vibracional do grupo. Pedro, preocupado e sempre atento, aproximou-se dela, envolvendo-a em um abraço protetor e pedindo-lhe que se acalmasse. Explicou que essa emoção não era somente dela, que não se deixasse contagiar pelo campo vibracional que se formou. Inthi então aproximou-se falando:

— Sim, Hannah, com certeza uma das grandes lições será controlar seus sentimentos sem se abalar, vai ter que aprender a usar as ferramentas da inteligência humana para o controle de suas emoções. Sempre que eu puder, vou lhe ajudar, mas também neste momento estou tendo muitos aprendizados.

Sunyata, tranquilo e atento, tudo observava. Dirigiu-se até uma cesta com muitas gemas de opalas translúcidas lapidadas e foi distribuindo a cada um do grupo, orientando:

– Sentem-se todos nessas poltronas colocadas em círculo. Segurem essa pedra junto ao timo, essa glândula que fica atrás do osso esterno no corpo humano de vocês. O timo, que é responsável no corpo humano pelas conexões do coração com o cérebro, dá alegria e leveza. Vocês já tiveram uma vivência com Mestre Sahnat sobre isso, por isso as opalas, que vibram numa frequência de calma, confiança e poder de ir em frente, irão completar essa iniciação.

Com certeza, era tudo que o grupo estava necessitando: uma opala em suas vidas. Aos poucos, o grupo foi silenciando, fechando os olhos, entrando em sintonia com a opala junto ao timo e seguindo os comandos de Sunyata.

– Respirem fundo, relaxem, isso, inspirem, segurem; um, dois, três, quatro, expirem, um, dois, três, quatro, isso, relaxem, e vão entrando profundamente para dentro de vocês para seu interior. Relaxem e vão se conectando com seu interior, suas essências, e durante esse ir para dentro, vão questionando-se: "quem eu sou? O que estou fazendo neste corpo físico humano? Por que estou aqui e agora, o que vim mesmo fazer?" O que eu realmente quero? Quem eu sou? Quem eu sou? Eu sou... Eu sou... Eu sou o que sou..."

Os discípulos entregaram-se a uma letargia hipnótica gostosa, uma espécie de sonolência que tudo ouve e sente, sensíveis e alertas. Com os olhos fechados, ouviam sons melodiosos, como ruídos de águas musicais, vindos do interior das opalas, que são pedras com incrustações e espaços internos com água encapsulada de milhões de anos terrestres. Tudo no entorno silenciou, e uma imensa paz tomou conta do ambiente. A paz é um dos maiores sonhos dos humanos. Sentirem paz em seus corações, terem paz, vibrarem na paz, serem paz dentro do silêncio das mentes.

Continuaram sendo conduzidos por Sunyata, que os orientava a entregarem-se e irem cada vez mais para dentro de si.

– Entrem cada vez mais profundamente para seu interior e busquem acessar quem realmente vocês são, para descobrirem qual o propósito de estarem vivendo em um corpo humano. Sintam-se comprometidos com esse propósito. Olhem, visualizem que contribuições genuínas vocês poderão realizar, ser, sentir e fazer. Neste momento estão sendo canalizadas em cada um de vocês, através das energias das drusas de cristais incrustadas nas paredes da gruta, poderosas vibrações positivas. Nessa sintonia transformadora, busquem captar o motivo humano que os move, que os mobiliza à ação neste planeta, para compreender qual a verdadeira intenção da missão de cada um de vocês.

Sunyata deixou-os por alguns minutos nessas buscas internas, cada um seguindo o caminho de seus corações. Depois foi trazendo-os de volta:

– Vocês serão orientados, auxiliados e intuídos a criar um método pessoal de como acessar os corações dos humanos e levá-los a esse despertar de suas essências.

"Método? Criar um método?" – Inthi pensou entusiasmado e sentiu uma impulsionadora ansiedade crescente aflorar em seu peito, então olhou para Hannah, para sentir se ela estava conectada com ele e, telepaticamente, captou que sim, eles estavam pensando algo semelhante. Não resistiu, deixando qualquer controle de lado, e foi na sua direção. Segurando sua mão, elevou-a para o alto em sinal de vitória e emocionado falou eufórico, despertando o riso de todos:

– Sim, nós podemos; sim, nós queremos; sim, nós podemos e iremos desenvolver esse método e tomar conta, cuidar de todos os corações dos humanos despertos, mas ainda não comprometidos. Vamos rumo à vitória da luz.

Pedro, silencioso e sério, tudo observava. Após cessarem os risos, todos falavam ao mesmo tempo, já despertos e cheios de ideias e considerações. Alheio ao burburinho das conversas, Pedro deu um passo à frente e falou:

– Sim, Inthi e Hannah, esse é o nosso grande desafio neste momento de nossas vidas, mas temos que criar métodos e estratégias nos mínimos detalhes, que envolvam as pessoas e as levem a ter um posicionamento quanto ao que estão fazendo com suas existências, para terem consciência de seus hábitos tóxicos, crenças limitantes e posturas paralisantes. Temos que despertá-las para uma clareza forte e motivacional que as leve a viver realmente seu propósito.

Sunyata assistia a tudo emocionado, pois seus pupilos estavam indo adiante em sua jornada alquímica de autotransformação. Entusiasmado com a evolução do grupo, completou:

– Sim, Pedro, uma das ferramentas principais que fará parte desse método que acaba de mencionar é entrar no fluxo do amor e da gratidão. Esse é o caminho mais curto entre a mente e o coração. Quero então revelar a todos o que seria relatado no final, mas vocês estão indo de forma rápida, sendo autodidatas de seu despertar. Passo a lhes informar que Hannah, Pedro e Inthi vieram com a missão triangular de ser o cordão das pérolas desta linda missão. Eles serão a corrente firme e forte, por isso cada um de vocês, utilizando de forma mais pontual suas capacidades recebidas quando aqui chegaram, vai entregar a eles, simbolicamente, os cristais, que irão potencializar o plugue energético com as vibrações dessa missão em conjunto.

E assim foi os instruindo:

– Hannah, que já carrega junto ao seu corpo um cristal de ametista, presente de Alicia, agora vai juntar a ele essa gota em forma de cristal de citrino, simbolizando alegria, leveza e felicidade, sendo este último o principal sentimento humano encapsulado em seus corações e que poucas vezes aflora, pois fica tolhido pelas emoções de medos, raivas e outros sentimentos negativos que os egos nutrem e mantêm os humanos cativos. Pedro vai carregar junto ao peito este cristal de turmalina negra, que tem a frequência e o poder de limpar e transmutar sentimentos negativos, ancorando força, coragem e discernimento correto.

Após um breve suspense, continuou:

– E você, Inthi, está recebendo uma joia rara e poderosa no mundo dos cristais, uma pedra que conforme a vibração do ambiente tem a incrível habilidade de ir trocando de cor, podendo mudar do verde-claro para amarelo em muitos tons, passando ao vermelho-cereja e lilás. Como seu poder é sua sensibilidade aflorada e positiva, que capta sempre e de imediato o campo vibracional do entorno, ficará com a pedra zultanita, que só é encontrada em um único lugar no mundo, na área montanhosa e remota da Anatólia, na Turquia. Ela possibilitará não só confirmar como estão os campos vibracionais do entorno como também poderá usá-la como uma ferramenta para plugar a sua frequência e ir transmutando positivamente o campo vibracional no ambiente em que se encontrar.

Alguma dúvida ainda para ser sanada, pessoal?

– Sim! – questionou Luhan. – Por que a afirmação de que Pedro, Inthi e Hannah receberam a incumbência de uma missão triangular e o que isso significa?

– Maravilhosa essa pergunta, Luhan! Missão triangular é uma missão dada a três seres interestelares encarnados no planeta que possuem características e dons complementares. Juntos, a sua missão se torna mais forte, factível, e as possibilidades de sucesso são potencializadas. Vocês, em missão na Terra, irão encontrar muitas empresas formadoras de opinião espalhadas no mundo e grupos de mentores existenciais de autoajuda, que estão sendo preparados para esse novo momento que passará o planeta. Serão, na sua maioria, três humanos em cada local, possuindo todas as características pessoais e necessárias para a realização de sua missão triangular. Esses seres, quando assumem uma meta de tornarem seus grupos ou empresas uma referência mundial como forma de ser e trabalhar com muita integridade e ética, também, consequentemente, atingem uma grande liberdade financeira, podendo assim agregar mais valores, pois seguirão o caminho do coração. Desse modo, tudo que realizarem fará uma diferença positiva na vida das pessoas.

E continuou, efusivamente:

– Por isso, denominamos como sendo um cordão de pérolas dessa linda missão, em que os três fazem parte do cordão, que não pode ser rompido. Assim poderão, com firmeza tripla, suportar e manter as pérolas humanas que vierem se somar a esse colar de pérolas no caminho da evolução.

– E o que simbolizam as pérolas? Quem são as pérolas? Somos nós? – alguém perguntou.

Ele respirou profundamente e respondeu:

– Vocês e todos que vierem somar nessa missão, pois quando saírem das montanhas, já em missão, irão encontrar na trajetória por onde passarem outras pérolas e cristais em missão. Irão facilmente se identificar pela vibração do campo energético do entorno, pela semelhança de pensamentos e ações. Todo esse trabalho será acompanhado e estará sob a proteção de mestres e outros seres, que escolheram vir e participar deste momento planetário de transição. Eles irão promover, sempre que necessário, esses reencontros de vidas comprometidas em todos os recantos do planeta.

Deu uma pausa e continuou:

– Assim como as gemas lindas e brilhantes passam por um processo de lapidação, as pérolas dentro da concha nada mais são que grãos de areia, que ao entrarem na concha, ferindo sua mucosa, esta cria uma forma de calcificação para proteger-se desse corpo estranho, e com o tempo se tornam lindas, lisas e luminosas pérolas. Assim é a vida humana, em processo de lapidação de suas existências.

O jeito como explicava deixava todos ainda mais entusiasmados com as novas informações, então prosseguiu:

– Vocês irão atuar diretamente com a alma dos humanos, tocar profundamente seus corações, despertar seus verdadeiros propósitos nesta vida, para entenderem o que realmente vieram aqui realizar. Através de seu desenvolvimento pessoal, mergulharão profundamente em seus medos, traumas e fraquezas.

– Às vezes, me questiono: qual o preço que os humanos vão pagar, se já sabem o que precisa ser feito e continuam dormindo? – indagou Pedro.

– Sim, Pedro, vocês irão ensiná-los a saber olhar e enfrentar suas sombras, para com clareza perdoar e perdoar-se, com muita compreensão e discernimento. Precisarão juntar seus pedaços, buscando construir um humano completo. Como as pérolas feridas pelos grãos de areia, os humanos, frágeis e feridos pelas suas diferenças egoicas, irão ter a oportunidade de se reconstruírem, despertando. Além das muitas oportunidades de desenvolverem-se e aprenderem, terão que usar todo esse conhecimento com coerência, pois de nada adianta humanos sábios e incoerentes em suas atitudes e formas de ser em suas existências terrenas. A coerência será muito observada e terá que estar bem clara nesse momento de ação missionária de cada um de vocês.

Observou se todos estavam atentos e continuou:

– Lembrem-se todos que o Universo é uma grande metáfora, com muitas de suas histórias de buscas de sapiência permeadas de medos, fraquezas e dúvidas. Para alcançar a consciência, os humanos passarão sempre pela etapa do ser e ter coerência com o que realmente são, pois quando forem coerentes em suas atitudes, com a sua essência, é porque o momento de iluminação chegou.

Aquelas informações eram valiosas demais para que o grupo as ignorasse, ele seguia suas orientações:

– Num passado bem distante da existência humana, os atlantis e lemurianos eram muito desenvolvidos na arte e no uso dos cristais em forma de ponteiras lapidadas, para abrir e fechar portas, limpezas vibracionais de ambientes, curas físicas e emocionais. Usavam seu brilho para iluminar ambientes, criar móveis, como cadeiras e mesas de jaspe, além de aplicações terapêuticas, como pedras roladas para massagens, que eram aquecidas para curar dores e contraturas e utilizadas frias para reduzir edemas ou baixar a febre. Cristais de quartzos em forma de cones presos por cordões de prata ou ouro eram utilizados como pêndulos.

Por fim, concluiu:

– Por hoje, vamos encerrar exaltando a todos para que se sintam responsáveis pela felicidade dos humanos. Espero que o contato com esses seres tão amorosos e evoluídos, como os cristais, tenha despertado em vocês o desejo de fazer a diferença positiva na vida atual da humanidade. Lá fora, no mundo atual, muitos seres negativos irão afirmar que é impossível, que o mundo está perdido, que a humanidade está contaminada, doente, robotizada, alienada pelo mundo digital. Para essas tristes e deprimentes considerações, eu torno a lembrar que muitos seres vieram a este planeta, ao longo de sua história, para provar que o impossível não existe, por isso foram lá e fizeram. Acreditem, tudo é possível quando não nos deixamos envolver por crenças limitantes, quando tomamos o caminho do coração, com fé e entusiasmo. Nosso encontro será amanhã cedinho, na hora em que o orvalho ainda estiver presente sobre as plantas. Vamos passar o dia em conexão com o mundo vegetal.

Hannah, ainda impactada e bastante sensibilizada com os últimos acontecimentos na gruta dos cristais, necessitando ficar sozinha, saiu apressada à frente de todos, dirigindo-se para a sua nova habitação, a antiga gruta de Pedro. Agora poderia ficar só observando a dualidade de sentimentos. Por um lado, a vontade de fugir de todos e isolar-se, e por outro sentia necessidade de ser cuidada, servida, amada, valorizada, de compartilhar essa avalanche de emoções e sentimentos até então seus desconhecidos.

Já no aconchego desse seu novo espaço, buscou sentir mais profundamente a dualidade dos sentimentos que afloravam, começando de mansinho a chorar. Observou seus olhos lacrimejarem, um soluço involuntário brotou de seu peito e liberou suas emoções. Claro que para tal buscou antes dentro de si tudo que tinha de dores, mágoas e tristezas que poderiam ajudar neste chegar a chorar. Surpresa, observou seu chorar, sentia que uma emoção aflorava, doía, e lágrimas corriam soltas. Quando conseguia se acalmar, mais uma emoção chegava, e assim chorou todas as mágoas que tinha nesta sua curta existência humana. Percebeu que aos poucos foi sentindo um alívio, e toda a má água que estava estagnada em seu peito havia sumido. Sentando-se em outro ponto da gruta, respirou e decidiu que ia começar a sorrir, fazendo movimentos voluntários que a levaram a um lindo sorriso, que foi tão contagiante que descambou para uma risada gostosa.

Tão distraída nesse exercício-experimento de riso e choro, não havia percebido a presença de Cristal, que se divertia junto. Envergonhada, mas ainda rindo muito, tentou controlar-se, perguntando desde quando ela estava na gruta. Cristal aproximou-se e abraçou-a, explicando que estava ali desde o início de seus experimentos e que fora ver como ela estava, pois os três meninos estavam preocupados com sua fuga rápida da caverna dos cristais e queriam notícias suas.

– Eu queria ficar sozinha – explicou Hannah. – Preciso me conhecer melhor, me observar, entender algumas demonstrações físicas de sentimentos e emoções, então comecei pelo chorar, o que me lavou a alma, que estava turva, com tristezas e mágoas, como se tivesse uma má água estagnada toldando meu raciocínio. Agora estou encantada com o ato de sorrir, pois senti que uma energia muito forte e poderosa envolveu e contagiou meus movimentos faciais, e passei do sorriso ao riso com leveza e muito bem-estar no coração. Devem ter sido causados por aqueles hormônios que Mestre Sahnat explicou, as serotoninas e endorfinas que se formam quando começamos a sorrir e trazer do fundo de nossa alma alegria e felicidade.

Cristal a olhava encantada. Era lindo ver a pureza e entrega de sua amiga ao aprendizado das emoções, sentindo-se feliz com a oportunidade de falar de conhecimentos aprendidos com sua mãe, Esmeralda, que no passado, em meio a grandes tristezas e medos, teve que fazer uma escolha difícil, a de separar-se de suas filhas:

– Minha mãe sempre dizia que os seres humanos um dia, depois de lavarem a alma com lágrimas, poderão optar por sempre sorrir, pois ser feliz é uma opção do seu livre-arbítrio e acelera o processo evolutivo para o caminho do coração. A busca pela essência tem como meio de transporte o viver com alegria e leveza. O ser humano só evoluirá quando decidir ser feliz, ou seja, ser feliz é uma opção de viver.

Hannah, feliz e surpresa com a sabedoria de sua amiga, convidou-a a ficar mais um pouco e compartilhar de suas últimas descobertas. Conversaram felizes, como todas as amigas que têm muito a compartilhar, chegando a falar ao mesmo tempo. Bem mais tarde, telepaticamente Luhan a chamou. Logo após sua saída, Hannah se deitou e adormeceu sorrindo.

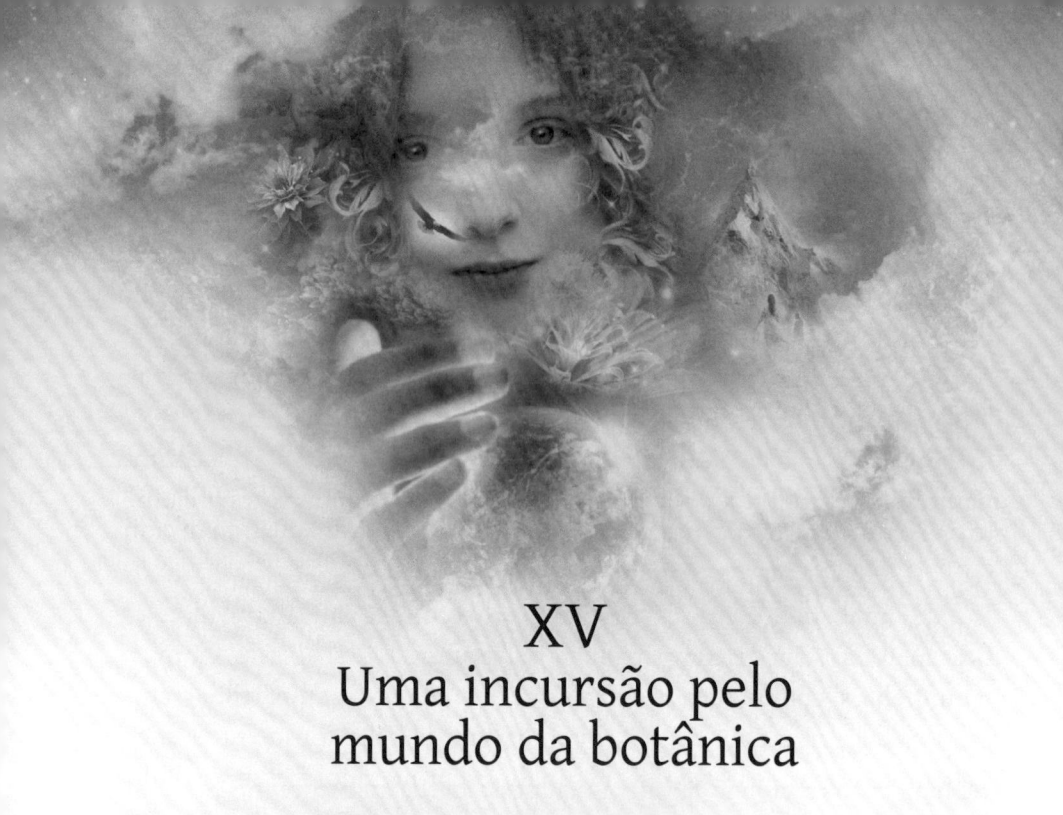

XV
Uma incursão pelo mundo da botânica

Cedo já estavam todos a caminho das alamedas de flores, ervas medicinais e frutíferas. Luhan e Cristal foram os últimos a chegar, trazendo junto o cãozinho Dali. Sunyata estava à frente, vestindo com muita elegância sua túnica laranja com uma pashmina verde caída displicentemente sobre o ombro direito, e parou em frente a um gazebo coberto por glicínias entremeadas de madressilvas, lindas flores cujo aroma espalhava-se pelo local. Convidou a todos para entrar nesse portal, pois em seu interior eram esperados pelo Mestre Mohan, que os saudou carinhosamente, preparando-se para passar-lhes algumas informações sobre o mundo vegetal e solicitando uma atenção especial, pois iriam necessitar desses conhecimentos para a missão que se aproximava. Disse ele:

– Hoje vocês irão conhecer profundamente o mundo vegetal, que é constituído por seres evoluidíssimos, que se doam com muito amor e entrega, germinando e crescendo em direção ao Sol, estabelecendo trocas vitais de oxigênio para a espécie animal, que não sobreviveria sem esse elemento. Os abnegados vegetais nunca deixaram de cumprir seu papel no ritmo da vida planetária, mesmo sendo muitas vezes dizimados, agredidos e literalmente cortados pela raiz. Eles continuam brotando, crescendo e amorosamente se doando.

Com calma, continuou:

– Vocês aprenderam que o campo vibracional dos humanos interfere no entorno, alterando as vibrações frequenciais energéticas do ambiente, assim, sendo as plantas altamente sensitivas, conforme o nível da vibração elas crescem, florescem e dão frutos, ou secam, murcham e morrem. Elas são para os humanos um bom sinalizador de como estão as vibrações do ambiente que frequentam. Cultivando plantas e convivendo com elas, irão usufruir e identificar essa sensitividade que cada planta manifesta, afetando todo seu metabolismo vegetal, muitas vezes prejudicando sua integridade física, murchando, secando e morrendo.

Sentindo que todos estavam concentrados em suas palavras, prosseguiu:

– Ventos, chuvas em excesso e frio podem abalar um pouco seu crescimento e brotação, mas as plantas têm um alto poder de regeneração, mesmo após terem sofrido intempéries ou falta de água com as secas. Já as frequências vibracionais negativas das pessoas e de ambientes no entorno fazem com que, na maioria das vezes, venham a definhar e morrer. Como foi dito, essa é uma excelente ferramenta para auxiliá-los na interpretação e identificação dos campos vibracionais dos humanos.

Ficou em silêncio observando a todos e perguntou:

– Vocês sabem o que é alquimia? Vou apenas resumir aqui, recordando que, no passado, muitos alquimistas buscaram fazer mutações alquímicas, como, por exemplo, transformar um elemento simples, como a areia do mar ou algum metal menos nobre, em pó de ouro. A magia da alquimia da transmutação de um elemento em outro no corpo dos vegetais é muito poder vibracional, pois desencadeia a fabricação de substâncias alquímicas muito superiores ao pó de ouro, uma vez que sem ouro o planeta sobrevive, mas sem oxigênio e os outros elementos fitoativos e energéticos oferecidos pela planta não existiria vida. Essa é a verdadeira alquimia dos vegetais. Há relatos de que o Mestre Saint Germain falava a respeito da alquimia do mundo vegetal de modo muito semelhante ao que o mago Merlin, na Idade Média, ensinava na corte do Rei Arthur.

Mohan parou, avaliando todos, que ouviam com muita atenção e interesse. Sentiu-os encantados e atraídos pelo que estava explicando, sobretudo quando falou do Mestre Saint Germain. Com o assentimento positivo de todos, decidiu aprofundar um pouco a teoria de Saint Germain, explicando que os alimentos do reino vegetal, como frutas, folhas, raízes, brotos e sementes, enquanto vivos e crus, são presentes amorosos da mãe natureza. Eles trazem em sua composição nutrientes conhecidos como enzimas, carboidratos, proteínas e outros elementos químicos importantes para proporcionar energia, construção e manutenção das células nos corpos físicos. São os chamados nutrientes físicos e energéticos. Ele afirmava que somente uns 10% desses elementos são responsáveis pela sustentação da vida num corpo físico, os outros 90% era a parte alquímica, sutil, imantada quanticamente de forma invisível pelas forças energéticas da Terra e do Sol.

– Essa é a parte do mundo vegetal que todos vocês doravante vão acessar e assimilar, para assim entenderem como se processa a verdadeira alquimia que dá energia vital aos humanos. Muitos alquimistas buscaram, através de estudos e pesquisas, o elixir da longevidade. E nos laboratórios alquímicos desse mesmo Mestre, entre fluidos, tinturas, pós e outros experimentos, o que mais se observava eram ramos de ervas e plantas, das mais diversas cores, aromas e formatos. No futuro, a procura por alimentos naturais e orgânicos será cada vez maior, pois estará baseada na valorização do aporte energético e alquímico que os vegetais oferecem aos humanos, proporcionando corpos físicos mais saudáveis e rejuvenescidos.

Fez uma pausa e continuou:

– Pode-se também buscar explicar isso dentro da metafísica, que diz que a missão do reino vegetal é a alquimia da transmutação das energias mais densas em vibrações mais sutis, gás carbônico em oxigênio, dentre outras energias. Como todas as partes das plantas possuem um poder energético e vibracional intrínseco, mais especificamente os florais retirados das flores desencadeiam o equilíbrio entre essência e matéria, ou seja, a energia sutil das flores colhidas se mantém nas tinturas dos florais que vocês irão conhecer.

– Como são elaborados os florais para manterem sua vibração? – interrompeu Hannah, dando-se conta e desculpando-se por cortar sua explanação. Sua pergunta aflorou de forma espontânea, pois sabia o quanto era inoportuno interromper um mestre.

– Sem problemas, Hannah, estou aqui para servir de mediador de todo o conhecimento que vocês terão que desenvolver. Para se fazer florais, utiliza-se água pura em um recipiente de vidro, colhem-se as flores e coloca-se nesse recipiente, onde a água fica impregnada pelas energias fundamentais da flor, deixando o recipiente por umas duas horas ao Sol, recebendo todas as benesses de seus primeiros raios do amanhecer. Depois é coado e acrescentado conhaque, metade por metade. Essa mistura é diluída e colocada em vidros âmbar, para não pegar luz. Assim, quando vamos utilizar essa essência, cada gota vai conter toda a energia da planta de onde foi colhida. O que mais intriga e encanta a todos é que mesmo que essas essências sejam altamente diluídas, ao serem dinamizadas sempre permanecerá em cada gota as informações vibracionais do todo, ou seja, da flor. Ao se ingerir as gotas de um floral, elas imediatamente interagem com a matéria física do corpo humano, onde suas energias vibracionais irão elevar o padrão vibratório, transmutando as negatividades, transformando energias densas em energias sutis, conforme o tipo de flor e sua vibração energética na natureza. Cada flor tem um tipo de vibração, e suas indicações terapêuticas são diferenciadas.

Cristal, ouvindo muito atenta, elevou a mão, fazendo timidamente uma delicada pergunta:

– E se ao invés de colhermos as flores para colocar suas pétalas em água buscarmos sempre que possível o contato direto com as flores, através de toques e carícias, entrando em sintonia, estabelecendo uma sinergia vibracional ativa pelo contato direto entre as flores nos campos, florestas ou jardins?

Mohan ficou feliz com a participação ativa de todos e respondeu entusiasmado que as maiores e melhores vibrações energéticas são, sim, as recebidas diretamente do contato com o mundo natural dos vegetais:

– E por falar em contato direto com os vegetais, Mestre Sunyata irá agora fazer um passeio por entre as alamedas deste jardim e apresentar a vocês alguns desses seres tão especiais para nós, com os nomes dados pela botânica formal dos humanos e algumas de suas características especiais, assim como a forma que vocês poderão utilizar e trabalhar com eles na sua missão.

Logo após Mohan despedir-se, Sunyata os convidou a segui-lo pelos jardins e pelas alamedas, para observar, tocar, sentir e cheirar cada vegetal que seria apresentado. Foi rapidamente aproximando-se de um lindo pé de alecrim, colhendo alguns raminhos e passando para cada um do grupo, explicando:

– Essa planta se chama alecrim, seu aroma e alguns de seus ativos desencadeiam a formação de endorfinas, consequentemente proporciona alegria e entusiasmo. Como chá é usado para estimular a concentração e a memória, servindo também para aliviar dores articulares, muitas vezes decorrentes da tensão muscular. Vibracionalmente, o alecrim é associado às frequências do amor, por isso dar um buquê de flores com ramos de alecrim junto simboliza uma declaração de amor.

Inthi rapidamente colheu um ramo grande de alecrim e o entregou a Hannah. E de forma jocosa na frente de todos, declarou:

– Eu amo você, Hannah. Pronto, declarei...

Logo foi seguido por outros do grupo, inclusive Luhan, que colheu um lindo ramo com algumas flores azuladas, cor característica das flores do alecrim, beijando Cristal e entregando-lhe seu presente. Sunyata foi trazendo o grupo feliz e disperso de volta, mas olhando discretamente Pedro, que estava silencioso de longe assistindo tudo.

– Vejam logo adiante um canteiro de gengibre, suas folhas são lindas para decoração de ambientes pela sua beleza e vigor, e o perfume de suas flores brancas é altamente relaxante. Sua raiz é usada para problemas digestivos e processos inflamatórios. Seu uso em chás eleva a imunidade, por isso guardem bem esse nome, gengibre. No próximo milênio, a humanidade passará por alguns momentos mais delicados, com situações de surtos epidêmicos em massa, baixando muito a imunidade, sendo necessário manter sua energia vital e imunidade altas. Mas vamos em frente, no meio dos canteiros de ervas medicinais, vocês irão encontrar flores silvestres, e é dessa mistura e sinergia que colhemos as mais puras vibrações de cura e manutenção da energia vital. Gostamos de chamar esses espaços de jardins dos sentidos, onde cores, aromas, sabores e essências específicas de cada uma atuam de forma diferente nos sentidos humanos básicos, como visão, olfato, paladar, tato, dentre outros.

Aquelas palavras de profunda sabedoria enchiam os ouvidos de todos ali presentes.

– Vejam aqui no canteiro dos gerânios como suas flores são belíssimas e perfumadas. Suas essências são indicadas em terapias para depressão e tristeza, reduzindo medos e sentimentos de carência. Pelas suas propriedades antidepressivas, essa planta é indicada na aromaterapia de ambientes, para elevar a energia vibracional.

Ficaram em silêncio por alguns instantes, quando ele prosseguiu:

– E no canteiro ao lado estão os jasmins, com suas flores brancas e carnudas. Elas são muito valorizadas pelo seu aroma, pois facilita o relaxamento e a meditação. Sua fragrância é uma das mais utilizadas e preferidas pelos perfumistas, despertando sensações de alegria, contentamento e entusiasmo. É uma planta altamente energética, por isso pessoas que a usam em suas fórmulas de perfumes apresentam durante o dia maior disposição e bem-estar.

E com ar maroto olhando para todos, afirmou:

– Como é um aroma considerado afrodisíaco, desperta sentimentos de muita ternura e afeto, ótimo para encontros de casais. No que Pedro e mais dois companheiros que estavam mais dispersivos voltaram imediatamente a prestar atenção no assunto.

O olhar inquisidor de muitos quanto ao termo "afrodisíaco" deixou Sunyata meio sem graça, quase arrependido de ter mencionado esse detalhe. Disfarçando seu imediato rubor nas faces, continuou em passos rápidos para o outro canteiro, falando:

– Aqui adiante temos um lindo canteiro de lavandas. Suas flores azuis, levemente arroxeadas, com suas folhas refletindo um prateado à luz solar, fazem da lavanda uma das plantas mais utilizadas para compor a decoração de um jardim. Por suas propriedades aromáticas, ter lavandas em um jardim ou como essência em um perfume irá proporcionar um alívio para o estresse, deixando uma sensação de calma. Ela é muito usada para induzir um sono tranquilo.

Depois, seguiu com uma nova explicação:

– Aqui, próximo ao pé de babosa, vocês podem ver algumas mudas de sálvia com suas folhas aromáticas verde-prateadas, que são muitas vezes adotadas para o centro de canteiros entre flores de muitas cores. O aroma das folhas de sálvia e os ativos de suas folhas possuem suave ação antiestresse. Em chás, reduz tensões e síndrome do pânico, que causam desgaste do sistema nervoso. Tomar um chá de suas folhas tem efeito relaxante. Seu ativo tem ação diurética e depurativa, limpando e desintoxicando.

Em seguida, falou sobre o amor-perfeito:

– Agora, vamos passar para o canteiro à frente, com suas encantadoras carinhas e cores. O amor-perfeito é uma das flores mais usadas pelos jardineiros na composição de seus canteiros. Sua energia vibracional como floral sutilmente estimula a capacidade de amar incondicionalmente a si mesmo e a todas as coisas e pessoas sem apego. Seus ativos são indicados para problemas cardíacos e do sangue. Essa é uma das flores que vocês devem adotar em seus futuros trabalhos com a humanidade.

Sentindo que baixou um pouco a vibração, perguntou:

– Estão cansados? Já faz mais de três horas que estamos borboleteando por essas alamedas, por isso vamos fazer um rápido passeio pelo canteiro de flores, com as devidas explicações sobre o tipo de temperamento e personalidades humanas que elas refletem ou espelham e depois vamos diretamente para a floresta. Não vamos poder falar de todas as flores hoje, por isso vamos focar em rosas, lavandas, gerânios, jasmins, margaridas, girassóis e violetas, e num outro dia continuaremos com as demais. Lembrando que, num futuro próximo, será bem importante esse conhecimento, pois as preferências humanas por uma determinada flor, com suas energias e frequências, irão sinalizar um tipo de personalidade ou temperamento que apresentam.

Essa informação trouxe curiosidade:

– Por exemplo, as pessoas que têm a rosa como sua flor preferida, segundo classificações tipológicas, são pessoas mais requintadas, exigentes, sóbrias, controladas, gostam de ambientes sofisticados, finamente decorados. As pessoas que escolhem a lavanda como sua flor preferida são muito raras, pois a flor de lavanda não é muito comum no cotidiano das cidades e jardins, embora ultimamente ela esteja sendo resgatada. É uma linda e singela flor que encanta com sua cor lilás-azulada e seu perfume inebriante, que é considerado unissex, deixando uma sensação de limpeza e harmonia. Por isso as pessoas que gostam das lavandas são mais centradas, gostam do silêncio e da paz. O gerânio é considerado uma flor que transita na preferência das pessoas mais velhas ou de jovens cuja maturidade os atingiu muito cedo. Suas flores são suaves, com pétalas muito delicadas, o que exige cuidados especiais. Seu perfume em óleos essenciais, dizem os aromaterapeutas, trabalha a conexão com a alma, proporcionando equilíbrio e paz. O jasmim é de quem transita naturalmente pelo mundo da magia, das fadas, da feitiçaria, são as atuais bruxas e bruxos da modernidade.

Respirou fundo e voltou ao tema que o deixou constrangido:

– Seu aroma é classificado como afrodisíaco, tem energias protetoras, afastando pessoas depressivas e mal-humoradas. É a flor da alegria, e as pessoas que a escolhem como a flor preferida são essencialmente felizes, leves, de bem com a vida, doces e carinhosas.

Pedro aproximou-se do canteiro de jasmins, colhendo discretamente um ramo, guardando-o dentro de seu moletom.

– Já quem opta pelas margaridas, geralmente, são pessoas mais despojadas, que escolheram a simplicidade e a leveza como forma de vida, não se ligam aos preceitos e às normas do convívio social, mas, ao mesmo tempo, transmitem nos relacionamentos muito afeto e confiança. Quem escolhe essa flor passa para as pessoas do entorno uma energia de sensualidade (não confundam com sexualidade). São pessoas com muito magnetismo e força espiritual, com tendência a desenvolver poderes como telepatia e clarividência. O girassol é escolhido por pessoas mais sensitivas e com muita inclinação ao sutil e ao invisível, que gostam de viver em contato direto com a natureza, sentindo o Sol diariamente na pele. São pessoas que não conseguem ficar tristes por muito tempo, nunca se deprimem, estão sempre buscando auxiliar e ajudar os outros. Gostam de dar presentes, mas ao mesmo tempo têm muita dificuldade em receber. Esse é o lado que vieram trabalhar: voltarem-se mais para seu Sol interior, pois parecem humildes, mas verdadeiramente não o são por completo, ainda.

Mais uma breve pausa e prosseguiu:

– As violetas, para alguns, são tidas como símbolo da humildade, mas na verdade não é bem assim. As pessoas que escolhem as violetas como suas flores preferidas, muitas vezes, estão refletindo um padrão bem específico dessas flores, ou seja, assim como sua floração é realizada sempre com buscas de perfeição, essas pessoas da mesma forma gostam de ser admiradas, elogiadas, necessitam de cuidados e aprovação. Suas folhas devem estar sempre cercando e envolvendo as suas flores, que se localizam no meio. Como vivem de aprovação e energias positivas que elas atraem pela sua beleza e energia vital, quando se encontram em ambientes densos e pessoas indiferentes, geralmente murcham e morrem, ou seja, as violetas não trabalham doando, mas, sim, tirando energias do ambiente pela admiração das pessoas.

Como fazia bastante tempo que estavam conversando sobre as flores, o Mestre Sunyata achou melhor fazer um intervalo, se justificando:

– Eu ficaria o dia todo falando das flores e suas personalidades intrínsecas, mas temos que parar para realizarmos um lanche rápido na entrada da floresta, então vamos para lá, pois temos muito ainda a conhecer e vivenciar no mundo dos vegetais. Como nosso assunto hoje é plantas, vamos ter um lanche essencialmente lactovegetariano, pois ao ingerir um alimento vindo do mundo vegetal, vão ocorrendo transmutações, uma simbiose com trocas energéticas vibracionais que, aos poucos, deixam os corpos humanos, ainda densos, mais sutis. Ao longo dos milênios, essa metamorfose vem se instalando, do denso ao sutil. Essa forma de alimentação vegetariana ovolacto é a primeira etapa evolutiva, que sempre existiu e vem novamente se instalando em todo o planeta.

Chegando ao local do lanche, disse:

– Por isso hoje teremos bolinhos de espinafre e brócolis recheados com queijo provolone, pãezinhos de milho e centeio com pastas de grão-de-bico, alho e queijo parmesão, pastéis de queijo gorgonzola com geleia de abacaxi e pimenta, frutas e sucos naturais.

Sunyata, conforme ia descrevendo o cardápio, recebia aplausos felizes. Com água na boca e antevendo as delícias dessa inusitada gastronomia vegetariana, revelou:

– Após realizar nosso lanche, vamos silenciosamente para a entrada da floresta, e lá irei passar todas as informações necessárias para as vivências de florestaterapia ou terapia na floresta.

O Sol já estava alto no céu quando todos se dirigiram para a entrada da floresta, sendo advertidos a permanecer silenciosos e aguardando as orientações. Sunyata ficou sério, como quem se prepara para um ritual, e começou a falar:

– Sempre que vamos entrar em uma floresta, devemos ter a permissão dos guardiões, pedindo respeitosamente licença para entrar, buscando elevar nossas vibrações, pois os seres que aqui habitam são sensitivos e de imediato captam que vibrações estamos trazendo em nosso íntimo. Por isso a importância do silêncio e permanecer atentos, abrindo-se para as inúmeras possibilidades de conexões tanto neste plano físico como no mais sutil, através dos seres elementais que habitam em cada recanto. A partir deste momento, vamos nos proporcionar uma verdadeira terapia na floresta pelo contato com as árvores, abraçando-as, sentando-se em suas acolhedoras raízes, que se estendem pelo chão, geralmente coberto de folhas secas, como um tapete estendido à espera de passos sobre eles, ou mesmo nos deitarmos em seu seio macio, sentindo toda a energia curativa que flui da terra, regenerando e trabalhando os corpos físicos, mentais e espirituais.

Foi explicando baixinho:

– Num momento mais profundo de entrega e buscas, poderão desenvolver capacidades mentais e visuais, em que verão as energias circundantes das plantas, sentirão a sua vibração frequencial, perceberão e captarão suas mensagens, percebendo sua energia luminosa e sua aura. Enfim, muitos outros elementos poderão ser trabalhados dentro dessa psicoterapia vivencial a partir do contato com a floresta. O caminho é individual e interno, ninguém realiza a trilha na floresta por ninguém, cada um realiza a sua própria caminhada rumo ao interior da floresta e ao seu caminho interno em direção ao coração.

Sunyata orientou que todos entrassem na floresta e, por entre os caminhos, meditassem, vivenciando cada elemento que se apresentasse à frente:

– Conversem com as plantas e flores, pois elas ficam mais viçosas e bonitas se derem atenção a elas, mas não é somente conversando, e sim olhando profunda e ativamente para elas e a energia que as envolve. Vocês não estão ficando loucos, não se preocupem. Conversem com as plantas, comecem a expressar pequenos gestos de carinho, reverência e afeto, com toques suaves, como as asas de uma borboleta, beijando suavemente suas folhas e pétalas, acariciando e abraçando longamente os caules e troncos das árvores. Todos esses gestos, diálogos e demonstrações de afeto fazem parte da nova forma amorosa de postura e conexão com o mundo dos vegetais.

O ar e cheiro da floresta acalmavam a todos, e o Mestre ia ensinando:

– Neste passeio e vivência com a técnica florestaterapia, busquem sentir e conectar-se através do coração. Percebam que à medida que focarem visualizando essa percepção, essa capacidade conectiva se amplia. Busquem entrar em contato sensitivamente com a planta, sem precisar dissecá-la ou estudar a sua anatomofisiologia. Terão que simplesmente entregar-se sem julgamentos e racionalizações, só sentindo a planta e conectando-se sensitivamente com ela. Todos têm essa capacidade inerente, têm neurônios neurossensitivos de sobra, aos milhões. O que ocorre é que nos últimos tempos os humanos não mais os ativam corretamente, sendo que a primeira forma de bloquear sua ativação é a dúvida que a intelectualização dos fenômenos e das intuições proporcionam, cortando de imediato a magia da conexão sensitiva com a planta.

Após mais de uma hora de terapia na floresta, todos voltaram silenciosos e conectados com seu interior. Sunyata respeitou esse momento orientando-os a se recolherem para, no outro dia, se reencontrarem ao Sol nascente, no caminho do lago e da montanha antes da trilha de entrada para a gruta submersa, rumo à visita aos espaços e seres intraterrenos.

XVI
Aprendendo a lidar
com uma forma diferente de amar

Subindo alguns metros na montanha, Hannah teve a sensação de estar sendo observada, mas agora sabia que era Pedro. Ele surgiu cortando seu caminho, saindo da escuridão da noite, que chegava rápida e fria. Hannah estremeceu, ele abraçou-a pela cintura, sussurrando ao seu ouvido:

– Vamos, Hannah, eu a acompanho. Trouxe este ramo de jasmim que colhi para você durante nosso passeio, quero que ele fique junto com o alecrim que Inthi lhe deu, pois os dois simbolizam o imenso afeto que sentimos por você.

Todo seu corpo vibrou. Sentindo arrepios estranhos, aconchegando-se mais ao corpo quente e acolhedor de Pedro, Hannah sentiu-se feliz e protegida, lembrando que um dos sentimentos que aflorou na noite anterior antes de chorar era sentir-se protegida, acolhida, ter atenção e ser amada.

Chegaram à frente da gruta, e Pedro a abraçou mais fortemente, sentindo-a estremecer em seus braços. Hannah começou a ter desejos e sensações até então desconhecidos, então elevou seu olhar fitando os trêmulos lábios de Pedro, cada vez mais próximos de sua pele, e surgiu uma imensa vontade de deixar-se ficar abraçada e de entregar-se ao prazer do momento, mas antes que ela reagisse, ele se afastou com suavidade e foi descendo rapidamente em direção a sua gruta e de Inthi.

Hannah entrou em sua gruta sentindo um vazio, ansiosa, sem conseguir explicar bem seus sentimentos e emoções. Pensou em Inthi, tentando telepaticamente lhe enviar muito amor e ternura. Aconchegou-se ao seu leito, sentindo em seu corpo sensações físicas até então desconhecidas, mas, ao mesmo tempo, foi envolvida por uma onda de alegria e prazer. Sentia-se confusa, na verdade não sabia lidar com esses sentimentos e essas novas sensações, a forma incontrolável do que estava sentindo. Sentou-se na cama e pediu mentalmente ajuda. Em seguida, recebeu uma intuição telepática muito clara e forte:

– Hannah, filha amada, está tudo bem, acalma seu coração e escuta: é preciso que tenha coragem e vontade para viver esses sentimentos neste seu momento como humana. Veja bem, seu verdadeiro compromisso é começar a trabalhar no seu interior essas novas emoções, que vêm do corpo físico, por isso não controle, deixe despertar esse corpo adormecido que ainda desconhece esses sentimentos. A sua alma já está desperta, mas para que vivencie essa experiência totalmente, seja você mesma. Vai vivenciar através dessa entrega novas conexões alquímicas que são produzidas pelos hormônios e despertará para sensações novas em sua estrutura atômica e molecular, então esteja aberta para novas formas de ser e sentir. Quando conseguir definir com quem vai dividir sua vida sentimental, assumindo como companheiro alguém que muito amará, vai descobrir, entre outras coisas, a verdadeira vibração do prazer e do orgasmo. Neste momento, porém, busque sentir seu corpo conectando-o com as vibrações do coração e lembre-se de não se deixar contaminar por crenças limitantes e obscuras, pois, infelizmente, essas lindas energias orgásmicas foram vulgarizadas, rejeitadas e ridicularizadas. O que todos os seres deveriam saber é que a verdadeira sexualidade em seus corpos, quando não são habitados por almas amorosas e despertas, atrasa sua caminhada, mas esse lindo e forte processo faz parte do impulso evolutivo da humanidade. Quando o orgasmo é desencadeado por frequências altíssimas e se potencializam em vibrações de milhões de fótons luminosos, o que ocorre em relacionamentos com base no amor verdadeiro, é algo indescritível e divino.

Hannah, como havia aprendido, ouviu com o coração, agradecida, e instantaneamente adormeceu sorrindo. Acordou com uma energia nova, um só pensamento e decisão:

– Chega de esperar por um futuro melhor para a humanidade. Pedro, Inthi e eu vamos criá-lo juntos e agora; e quanto à segunda decisão, vou me empenhar em descobrir dentro de mim com quem vou dividir minha vida futura e se realmente um dia vou poder dividir com alguém como humana.

Ria e chorava, dando-se conta que poderia fazer as duas coisas, mas, observando melhor, percebeu que estava chorando de alegria. Foi uma descoberta incrível, pois era muito melhor e agradável essa forma de sentir e de chorar, então decidiu:

– Doravante só vou chorar de alegria. Minhas lágrimas fluem doces e abundantes, e quanto mais sentimento de alegria, mais prazer estou sentindo.

Vestiu-se e saiu rapidamente em busca de Mohan. Necessitava conversar, consultá-lo, ouvir suas orientações, mas no fundo sabia que todas as respostas estavam dentro dela. Muito rapidamente aprendeu a buscar dentro de si todas as respostas para seus questionamentos, mas agora seu primeiro impulso intuitivo era falar com Mohan. Pela lei da atração, tudo que muito desejamos e mentalizamos fatalmente atraímos, então, Mohan já vinha tranquilo caminhando em sua direção. Hannah foi logo atropelando as palavras:

– Mestre, necessito compartilhar dúvidas e algumas questões que estão me incomodando, preciso organizar e direcionar meus sentimentos, pensamentos e emoções de forma clara e definitiva. Preciso de sua ajuda!

Sorrindo amorosamente, Mohan apontou para um banco de pedra na curva do caminho e para lá se dirigiram.

– Hannah, tudo que está passando neste momento, esse sentimento de ser um vendaval, é porque está buscando entender com o mental as coisas do coração. Amor, afeto e o compartilhar de uma vida em uma existência são decisões do sentir, e não do pensar. Lembra ainda do que a sua voz interior nesta noite falou? É preciso que tenha coragem e vontade para viver isso que está acontecendo como humana, pois seu verdadeiro compromisso é começar a trabalhar desde seu interior essas novas emoções que vêm de seu corpo físico. Deixa despertar esse corpo adormecido, que ainda desconhece esses sentimentos. Não se esqueça que sua alma já está desperta...

– Sim, Mestre, mas... e a dúvida? Esse sentimento de... na verdade não sei o que realmente quero, desejo, me dou conta que estou falando esta última palavra devagar e com cuidado, "desejo"? Seria mais de meu corpo? Sentimentos de desejo e posse não afloram os egos? Na verdade, não estou sabendo lidar com tudo isso que está vindo como uma avalanche, tumultuando meu corpo e minha mente, sem falar no coração. Esse pobrezinho está assustado, acelerado e, ao mesmo tempo, feliz e entusiasmado. Como lidar com sensações e sentimentos dúbios? Sem mencionar a indecisão sobre quem realmente vou escolher para dividir meus reais sentimentos e meu coração, ou se permanecerei sozinha nessa área, sem experimentar este êxtase que os humanos relatam e chamam de amor.

Mohan, encantado com os dilemas de Hannah, sorriu indulgente com tanta pureza, ingenuidade e busca de ser honesta e sincera com seus sentimentos e emoções, pensou: "Se os seres humanos voltassem a viver e sentir com essa pureza que Hannah estava manifestando, a essência do amor guardada em seus corações teria um caminho mais rápido e direto. Infelizmente, por milênios, os humanos foram envolvendo sua essência amorosa em crenças bloqueantes, cheias de subterfúgios e medos de sofrer, de errar, de não usufruírem de tudo que esperam de suas vidas no que tange à afetividade e entrega".

– Hannah, querida filha, no fundo, todos esses conflitos que sente e que todos os humanos passam ocorrem porque almejam a mesma coisa: serem felizes. Ser feliz é a principal essência da evolução humana, mas para alcançá-la é preciso que se volte para o silêncio de seu coração e simplesmente seja você mesmo, sem se preocupar com o como vai ser, como vai atuar, sem delegar ao outro o desencadear dos fatos ou o destino que tomarão juntos. Quando deixar fluir e simplesmente ser quem você é, ficará bem próxima das vibrações de seu coração e saberá como, com quem e o momento certo de fazer suas escolhas. Simples assim: apenas saindo do comando de suas emoções e sentimentos.

Hannah e Mohan elevaram os olhos, percebendo a presença de Pedro e Inthi, que ao não vê-la no local marcado por Sunyata vieram buscá-la, tendo ouvido suas últimas conversas.

– Mestre Mohan – falou Inthi, sendo como sempre muito franco e direto –, esse assunto também nos interessa. Pedro e eu, que agora moramos juntos, temos conversado a respeito disso, de maneira pura e franca. Talvez devido a uma certa ingenuidade, por falta de conhecimento e vivência, nos últimos tempos nos sentimos um tanto perturbados por sentimentos, emoções e sensações físicas que não sabemos como lidar. Sabemos que Hannah, Pedro e eu temos uma missão em conjunto e estamos aqui nas montanhas para desenvolvermo-nos, mas temos nos questionado se esse sentimento, que é novo para nós três, faz parte do nosso aprendizado ou seria algo que nasceu, sem ter ligação com a programação prévia?

Mohan telepaticamente enviou uma mensagem a Sunyata avisando que os três não iriam fazer a vivência nas grutas e conhecer sobre a vida intraterrena, deixando isso para outro momento. E voltando-se para eles, orientou:

– Meus queridos filhos, nada acontece no mundo que não tenha um desígnio de Deus, e esse sentimento que brotou nos corações de vocês deve ter um significado maior que no momento foge de nossa compreensão. Os oriento a fazerem um pacto de serem íntegros, claros e honestos entre vocês, serem muito amigos, parceiros e unidos pela missão que assumiram e pelos elos desse lindo amor que está se manifestando e que com certeza irá crescer. Quando obterem clareza, ela irá apontar que rumo vocês irão tomar, mas, até lá, sigam firmes, sempre verdadeiros com suas emoções. Liberem sentimentos, conversem muito e busquem esclarecimento em seus corações. Com certeza, esse triângulo amoroso que se formou tem um sentido supremo e especial a nos ensinar neste momento de transição planetária.

Os três o escutavam com muito respeito, e ele continuou:

– Não deixem que a maldade e os julgamentos impuros penetrem em seus corações. Vejam bem, um triângulo amoroso é uma situação bem comum na humanidade, em todas as épocas, sendo sempre razão de brigas, ciúmes doentios, invejas, muitas vezes com armações ardilosas e crimes hediondos em nome de um amor insano. Por algum motivo, vocês estão tendo e desenvolvendo em seus corações esses sentimentos, então mantenham em alta vibração esse amor que une os três e sigam tranquilos a caminhada que se propuseram, mas neste ínterim não deixem de se observar e oportunizar momentos de conversas e contatos, para se conhecerem melhor. Somente o tempo indicará que caminho irão seguir, se juntos ou separados.

Hannah sentia um tremor estranho em seu peito e olhava para Inthi e Pedro. A única coisa que sentia era que os amava:

– Eu os amo, eu amo muito vocês dois.

Mohan olhou sério para os três e, buscando encerrar o encontro, pois haviam recebido informações suficientes e precisavam de tempo para assimilar melhor, concluiu:

– Um dia, Hannah, seu coração terá melhores condições de discernir sobre o amor que une os três, que hoje é imenso e verdadeiro, mas um dia, nesta caminhada de vocês, terá condições de optar por um, ouvindo seu coração. Assim, irá decidir sem pressão, com a liberdade e o romantismo que esse sentimento merece. Lembrando apenas e já encerrando: quem verdadeiramente ama não necessita possuir o objeto do amor, necessita apenas saber que esse ser muito amado é feliz, está feliz e será sempre feliz, pois para quem ama basta saber que seu amor está feliz. Esse é o mais lindo e puro exercício de amor incondicional.

Hannah se levantou e correu para abraçar os dois, beijando carinhosamente suas faces e dizendo marota e sorridente:

– Amo vocês, amo vocês!

XVII
Encontro com os mestres e avatares

Na manhã seguinte, foram chamados para um encontro no prédio de colunas de mármore rosado que ainda não haviam entrado. Mohan os recebeu, convidando todos a sentarem-se no grande círculo de cadeiras que estavam estrategicamente colocadas no salão, que tinha tons diferentes de rosa nas paredes. Quando se acomodaram, uma luz azul se projetou de cima sobre as paredes rosadas, transformando-se num lindo lilás, como uma bruma suave espalhando-se pela sala.

Um banho cromoterápico muito mágico, num misto de luzes e cores, foi levando todos a uma entrega introspectiva. Luzes amarelas, num tom alaranjado, se mesclaram com as mesmas luzes azuis anteriormente projetadas, transformando agora o ambiente em um verde com raios de azul-turquesa. Um aroma suave de flores de jasmim mesclado em sinergia perfeita com lótus e papiros levou o grupo ao êxtase espiritual, ocasionado por um sentimento intenso de contentamento e bem-estar.

Suavemente, foram sendo elevados, projetados para fora de seus corpos, que permaneciam inertes, catalépticos, nas cadeiras, livres, soltos, apenas em espírito, ligados aos seus cordões de prata. Então foram conduzidos por Mohan e outros mestres para longe do local onde se encontravam. Voaram libertos, despregados de seus corpos, sobre as

Montanhas Azuis. Foram subindo cada vez mais alto, junto às nuvens, em direção ao firmamento no espaço sideral, continuaram subindo até uma imensa nave prateada, onde seres de muitas dimensões, dentro de um tempo e espaço interpenetrados, chegavam juntos. Sentiam seus corpos de luz levitar e foram orientados a encaminharem-se para a ala direita do grande salão, que estava todo iluminado. Seguiram para a parte superior da grande nave, onde milhares de seres de muitas formas e irradiações de luz estavam presentes. Sons suaves e melodiosos envolviam o ambiente, que estava com todos os espaços do auditório lotados.

Em meio às luzes, foram aos poucos projetando, em um imenso telão etéreo, as imagens de Buda, na figura de Sidartha, Cristo, na imagem de Jesus, Krishna, ao lado de Rama, Alá, na figura de Maomé, compondo a representação nesse espaço de avatares que, ao longo dos tempos na história da humanidade, de alguma forma, vieram ao planeta Terra trazendo mensagens de amor, ensinamentos e formas de encontrarem o caminho do coração.

Podia-se visualizar no entorno, num misto poderoso de luzes e cores de seres iluminados, mentores e mestres da humanidade como: São Francisco de Assis ao lado de Santa Clara; Lao Tsé e Confúcio chegaram junto com Gandhi, Krishnamurthi e Yogananda. Do outro lado do salão, estavam Hermes Trismegistos, Kuthumi, El Morya, Hilarion, Senhor de Maytreia, Mestra Rowena, muitas linhagens de anjos, arcanjos, Miguel, Rafael e outros mestres que, silenciosos e discretos, foram chegando e ocupando de forma etérea todo o espaço de luz no palco dos avatares do amor.

Envolto em luz violeta, um mestre assumiu o comando do encontro e começou a falar:

– O momento tão anunciado há milênios pelos avatares que aqui estiveram no planeta Terra chegou. Eles falavam de amor e gratidão, uma mensagem comum a todos. Amar e ser feliz, simples assim. Quando os humanos ancorarem de forma mais constante e efetiva em suas vidas a felicidade e quanto mais felizes estiverem, mais próximos estarão do caminho da iluminação. Este evento, que vem sendo anunciado, intensificou-se desde 1950, quando milhares de seres interestelares vieram ocupar um corpo físico, todos em missão-tarefa, preparando o campo para, a partir do ano 2000, na virada do milênio, ocorrer uma maior aproximação de mestres e outros seres, como anjos e arcanjos, com os terráqueos. Nesse momento chegarão também mais seres interestelares preparados, especialmente, para auxiliar no momento de transição planetária. A humanidade vem há milênios num processo de caminhada evolutiva, sempre na busca de acessar o tesouro de luz e poder que tem escondido em seu interior.

Um aroma de flores do campo inundou o ambiente, e luzes suaves envolviam a todos. O Mestre, exaltando a Divina Presença Eu Sou em todos os corações, continuou:

– Vamos todos agora em missão juntos acionar o projeto "Vitória da luz", reavivando e resgatando o caminho do coração! Após milênios de idas e vindas de avatares do amor em missão no planeta Terra, agora na Era de Aquário uma nova onda de luz e vibrações já iniciada toma vulto nos corações de todos os humanos, e será através da invocação do poder da Divina Presença Eu Sou, que conduzirá as almas ao seu despertar. Todos estão vivendo uma experiência num corpo humano, cada vez mais motivados e em sintonia com a revelação de quem realmente são, com sua origem divina. Falo "divina" como uma partícula de Deus que somos.

Respirou fundo e continuou:

– Todos aqui reunidos estão em missão à vitória da luz, cada um no seu mais firme propósito de auxiliar o despertar da humanidade para sua verdadeira essência, que é da alegria, da leveza e do amor. Por meio de mensagens, os mestres os lembrarão dos ensinamentos dados por milênios. E hoje, ao final deste encontro, vocês sairão com a certeza de que o essencial já foi falado, só precisará ser vivenciado no cotidiano: "amai ao próximo como a si mesmo". Essa consciência, tão antiga, precisa agora ser colocada em prática pelos humanos, através de mudanças de vida e atitudes, seguindo o caminho do coração. Vocês foram trazidos até aqui projetados e se encontram na oitava dimensão, vieram para receber em seus corações os toques de puro amor através de energias diferenciadas, que os tornará aptos a seguirem confiantes na missão que se inicia. Voltem agora com seus mestres e lembrem-se que eles estarão sempre próximos de vocês, intuindo-os em missão conjunta. Os envolvo na partícula de energia do Eu Sou com muita luz e benção neste momento. Ainda nos encontraremos em missão no próximo milênio.

O caminho de retorno foi rápido, como num passe de mágica, teletransportados, já estavam sentados de volta no salão com Mohan, que estava visivelmente emocionado. Aguardou alguns instantes, para que todos se recuperassem, principalmente seus corpos físicos, que ficaram catalépticos durante a projeção.

Enquanto estavam se recobrando, foi explicado que os seres humanos nascem sendo almas ocupando um corpo físico, que vêm ligados à mãe pelo cordão umbilical. Quando se projetam fora do corpo físico, como almas libertas, saem ligados pelo cordão de prata ao corpo, no plexo solar, pelo umbigo. Em alguns o cordão de prata se liga ao corpo na parte posterior do pescoço, junto à cabeça. Quando o corpo físico se acaba, que no planeta Terra chamam de morte, a alma se desliga do corpo, rompendo-se o cordão de prata, que é absorvido pela energia da alma, e parte em direção à Fonte.

Todos sabiam que a hora havia chegado. A mesma alegria e entusiasmo que sentiram ao chegar nas Montanhas Azuis retornava com a expectativa de partirem em missão planetária.

XVIII
Preparando-se para voltar à terceira dimensão terrestre

Mohan se manifestou falando em nome de todos os mestres que os acompanharam nas montanhas:

– Antes de encaminhá-los ao mundo lá fora, na terceira dimensão, gostaríamos de agradecer-lhes por estarem presentes no planeta neste momento. Vocês vieram para cá sabendo que teriam que esquecer tudo o que sabiam e tornarem-se irreconhecíveis para si mesmos. A nós mestres coube a tarefa mais fácil, pois não nos afastamos da Fonte, conservamos nossas memórias intactas, portanto temos grande respeito por suas tarefas e nos sentimos honrados por trabalhar com vocês.

Emocionado, continuou:

– A Terra encontra-se em ascensão. A frequência dela está aumentando num ritmo muito rápido, através da sua ressonância, que cada dia está mais elevada, sutilizando os corpos físicos. Assim, nesta era de Aquário, vem perdendo sua densidade. A substância da matéria, tal como vocês a conheceram quando aqui chegaram vindos da terceira dimensão, é luz densificada e está começando a acelerar o ritmo vibratório de cada um dos humanos, bem como de todo o planeta. Essa energia que vibra em altas frequências está aumentando a cada dia, tornando tudo mais leve, luminoso e sutil. Esse é um processo extremamente lindo e interessante, é o que chamarão de transição planetária.

Pedro, Inthi e Hannah trocaram um olhar significativo, confirmando o sentimento de "estamos juntos!".

– Como está ocorrendo um processo de mudança na densificação do planeta, vamos nas próximas décadas alcançar o ponto máximo de separação de energias mais densas, e, ao serem separadas, ocorrerá uma evolução para as formas mais puras e sutis da luz.

Todos estavam atentos e compenetrados, pois buscavam entender as explicações sobre os elementos quânticos desta nova ressonância e energia de transição planetária, questionando-se onde e como eles atuariam com seus trabalhos junto aos humanos neste momento. Mohan, feliz com o real interesse de todos, foi explicando:

– Nesse ponto de separação, ocorrerá uma mudança, e o planeta começará a reverter o processo ao iniciar o que denominaremos de jornada alquímica de retorno para casa ou rumo à nova Terra. Energias mais puras serão desenvolvidas através das frequências cardíacas, e os humanos se tornarão cada vez mais cardiossensíveis ao tomarem o caminho do coração. Muitos sentirão tonturas, desequilíbrio de seus corpos físicos, cansaço intenso e desânimo em decorrência dessa transição, mas é apenas uma fase de adaptação, em que seus corpos densos serão preparados e sutilizados para a ascensão às esferas mais elevadas.

Seguia radiante:

– Existe atualmente na Terra em torno de sete milhões de trabalhadores da luz atuando em vários setores. Agora vocês, denominados de equipes de transição planetária, se unirão a eles, pois vieram realizar a missão específica de desenvolver os talentos especiais para vibrações mais sutis e amorosas nos humanos. Alguns de vocês já se tornaram especialistas em colaborar com a ascensão de planetas, por terem feito isso algumas vezes em outras dimensões e em outras eras.

Mohan falou olhando significativamente para Hannah, Pedro e Inthi.

– Vocês, nesta nova caminhada junto aos humanos, irão entrar em contato com novas pesquisas científicas neste 21º milênio, quando descobrirão que o coração sente e pensa e que as células têm memória. Essas descobertas já eram de nosso conhecimento desde o tempo dos vedas, na Índia, quando afirmavam que havia uma relação entre esses dois processos: das células no corpo, que têm memória genética específica, e das células do coração, que carregam um código psiconeuroenergético especial. O coração é o centro das emoções e do sentir que se conecta com os demais seres humanos e com o mundo à sua volta, assim como pela intuição e telepatia cósmica com outras dimensões mais sutis fora do planeta.

Cristal, encantada, ouvia relatos que despertavam saudade de sua mãe, Esmeralda, que lhe falava sobre a telepatia cósmica, explicando ser um elo muito importante para o milênio que estava por iniciar. Deu-se conta que estava distraída e voltou sua atenção ao que estava sendo transmitido.

– Para vocês melhor entenderem e saberem, os humanos que realizam transplantes de coração passam a manifestar traços da personalidade do doador, que ocorre por memória celular. Por isso, nesta nova caminhada que vocês irão realizar junto à humanidade, deverão sempre estar focados nesse órgão tão especial. O coração dos humanos se encontra energeticamente conectado com sua alma. Estamos detalhando mais esse órgão por ser ele o principal objetivo de vocês nessa missão, portanto terão que considerar com atenção e cuidado seu poder. As células do coração são as únicas células rítmicas em um corpo vivo; elas pulsam mesmo quando estão fora do corpo. Imaginem agora milhares de células do coração ressoando e pulsando juntas, expostas a bilhões de células do sangue que passam pelo coração a cada segundo e que também contêm memórias. É muito poder vibracional.

Mohan parou seu relato, buscando sentir como estava sendo acompanhado em suas palavras, ficando extremamente satisfeito em perceber que todos estavam imersos, absorvendo cada informação que era passada.

– Estão entendendo o que queremos levar vocês a concluírem? Que trabalharão com uma ferramenta de muito poder e vibração! Saibam que o coração é como uma CPU de células com memória armazenada, e esse poder todo está dentro de cada pessoa e agora à disposição de vocês também.

Cristal, que se encontrava mais familiarizada com o assunto, questionou Mohan:

– Como poderemos acessar de forma correta essas frequências?

– A chave de acesso será através dos impulsos das emoções positivas tomando o caminho da mente e do coração, vibrando em frequências altas de energia amorosa o tempo todo sem baixar a vibração. Há muito poucos seres neste planeta que chegaram a passar por esse portal de amor e conseguiram lá se manter. Já existem comprovações de que o coração gera um campo eletromagnético em torno de 5.000 milivolts, sendo capaz de emitir frequências semelhantes às de ondas de rádio, comunicando-se com o cérebro. Pedimos especial atenção para compararem com a força energética de frequência eletromagnética do cérebro, que é apenas de cerca de 140 milivolts, (lembrando que o coração é 5.000 milivolts). Conclui-se, portanto, que a energia codificadora elétrica do coração é 35 vezes mais potente que o cérebro, muito mais vigorosa e forte.

Inthi adiantou-se, postando-se na frente de todos e questionando:

– Tudo que aprendi ao longo desta minha existência terráquea foi que a força dos pensamentos é poderosa, mas agora, com essas novas e maravilhosas informações de que todo o poder vem dos impulsos do coração, quais as posturas que devemos seguir?

– Vocês deverão ter bem claras essas informações, pois irão trabalhar com essas energias. Muitas vezes, durante suas trajetórias, irão falar de energia amorosa, de energia do coração, ouvir o coração, consultar os acordes do coração, enfim, precisarão saber utilizar, aplicar e ensinar corretamente essas energias. A energia vital dos humanos tem sua origem e seu fim nesse órgão, que é a moradia da alma em nosso corpo físico. E por sua imensa energia vital eletromagnética e de outras energias, o coração, particularmente, se conecta com outros corações fora de seu corpo. Não confundam com telepatia, que é uma comunicação de mente para mente e, muitas vezes, mente e distorce os fatos, mas o coração não se engana. É dessa forma de conexão e contato extrassensorial e extracorporal que vamos desenvolver e falar muitas vezes ao longo desta nossa jornada de reconexão alquímica e resgate dos humanos.

Respondeu, amorosamente, a Inthi, mas sabendo que seria de muito proveito a todos, continuou:

– Sempre que sentirem uma sensação de paz, alegria pura, sentimento profundo de humildade e ternura, é a linguagem do coração permitindo que os milagres aconteçam. Todos vocês, com o trabalho que se inicia, irão compartilhar um dia do profundo significado de vibrar somente com amor. Para essa experiência vivenciada há pouco, de saída do corpo através de projeção astral, ida à oitava dimensão e volta, vocês gastaram apenas duas horas de tempo terrestre, portanto hoje terão o restante do dia livre para passear pelas Montanhas Azuis, conversarem e retornarem a algum local que desejarem. Amanhã pela manhã, iremos orientá-los e encaminhá-los para a missão na Terra.

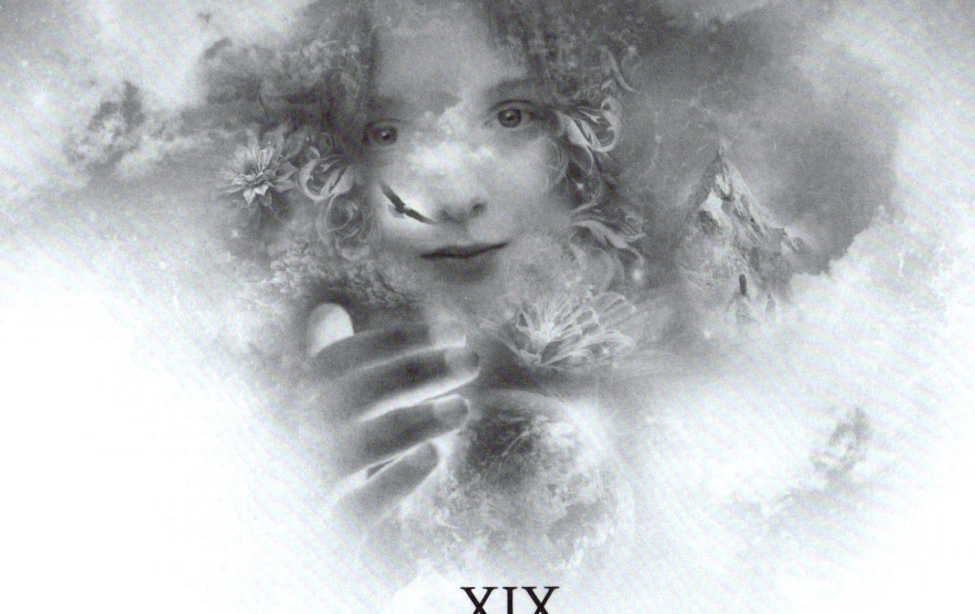

XIX
Iniciando a missão "Vitória da luz"

Bem cedo o grupo se encontrou com Mohan, que, sem perder tempo, começou suas orientações:

– O momento tão esperado chegou, e ainda hoje vocês serão teletransportados de volta à terceira dimensão. Conforme grupos de trabalho anteriormente assumidos, irão para diferentes pontos no planeta Terra. Vocês chegarão num momento muito importante para a humanidade, a virada do século, dia 31 de dezembro de 1999, momento este em que todos estão envolvidos nos mais fortes e bem-intencionados votos, sonhos, augúrios e planos de mudança, de conexão com alegria, abundância, liberdade financeira, trabalhos e profissões a realizar ou mudar, relacionamentos e casamentos com muito amor e felicidade, com presságios e metas de vida. É um dos momentos mais importantes e fortes em energias positivas e vibracionais de alta frequência, pois os humanos estão todos se preparando para passar de um milênio para o outro.

Fez uma breve pausa e seguiu:

– Neste clima de imensa expectativa para a humanidade, chegarão na Terra com suas missões bem definidas e orientadas. Recomendamos aproveitar ao máximo esse momento para colherem essas frequências vibracionais altas, para começarem a impulsionar os trabalhos junto aos humanos, nesse arrebatamento pleno de fé e busca por mudanças positivas. Mas fiquem bem atentos, pois logo constatarão que muito de tudo que eles estão vibrando é um caminho para fora, para o mundo material, para as aquisições, para os egos ambiciosos. Poucos, muito poucos nesta passagem de milênio estão voltados para dentro, para seu interior.

Prestando atenção na feição de cada um, prosseguiu:

– Eles começam o Ano-Novo cheios de planos e metas e logo nos primeiros dias do cotidiano da vida se esquecem e se afastam de seus propósitos maiores. Esta vez, porém, é uma mudança não somente de ano, mas de milênio, e isso é muito forte tanto para os humanos quanto para o planeta Terra como um todo, tem um significado energético forte e importante. Poderá não ser percebido pela maioria dos humanos, sendo apenas mais um Ano-Novo. Na verdade, centenas de milhares de seres das estrelas aproveitarão essa abertura energética e vibracional para entrarem na noosfera planetária para reforçarem os trabalhos de luz e despertar dos humanos. Inclusive, os menos sensitivos a essas energias sutis dirão: "Foi uma entrada de ano como tantas outras, nada de importante aconteceu".

O grupo se entreolhava, tentando compreender as informações:

– Vocês que têm olhos para ver e ouvidos para ouvir sentirão a sutileza do momento planetário, então fiquem atentos, pois sempre que encontrarem seres vibrando numa onda de luz diferente, aproximem-se, façam contatos, com certeza eles são seres interestelares em missão no planeta. Com a chegada de vocês, irão reforçar os preparativos para uma nova postura e forma de caminhar, uma vez que, até agora, os humanos, na sua maioria, caminharam para fora, e vocês terão a missão de ensiná-los a tomarem o caminho inverso, o do coração, onde reside a única oportunidade de a humanidade continuar a sobreviver saudavelmente no planeta.

As orientações não cessavam:

– Vocês serão colocados em locais estratégicos no planeta, com fácil acesso às pessoas, em todos os continentes. Trabalharão em muitos setores da comunicação, como rádio, TV, jornais, periódicos, Internet, universidades, grupos de terapeutas holísticos e palestrantes, atuando de forma diferenciada, com muita ética transparência e com um único objetivo: criar métodos e técnicas que desencadeiem novas atitudes rumo ao despertar dos humanos, para viverem sua essência. O momento está chegando. No início, muitos acharão estranhos e impossíveis os novos propósitos de vida e dirão: "Esta forma de viver e ser é impossível, será um mundo sem graça, imagina todos felizes para sempre, amando e respeitando-se, cumprindo todos os preceitos dos avatares que aqui estiveram, obedecendo e seguindo todas as orientações que ao longo dos milênios vêm sendo apresentadas. Será como assistir um filme ou novela com todos os personagens do bem, com enredo de felicidade, encerrando com mensagens de paz, harmonia e alegria. Seria um mundo muito sem graça".

– Como assim? – alguém do grupo questionou.

– Eles querem paz, todos pedem e almejam paz, harmonia e amor e verbalizam isso uns para os outros, mas não estão prontos e abertos a essa transformação, pois não é desejar para fora, o processo é fazer o caminho inverso, para dentro de cada um, então, diante dessas possibilidades de felicidade, cheios de dúvidas e sem querer comprometer-se questionarão: "Onde estão os conflitos e ansiedades que despertam emoções de medo e sobrevivência? Que nos mantêm vivos e na ativa? Insegurança que mantém nossos corações alertas, que prendem mais a atenção e nos torna vigilantes?" – respondeu Mohan delicadamente e continuou:

– Sim, meus queridos, lamentavelmente muitos viciados em dores e tragédias dirão que ser feliz não dá divulgação, não desperta interesse. Infelizmente, a humanidade fala, vai a cultos, prega paz e amor, ora pedindo por tudo isso, mas no momento em que as possibilidades se apresentam, não acreditam, desconfiam. Os humanos estão realmente viciados em serem infelizes e reagirem com medos. Falam de ter fé, amor e confiança, mas não são coerentes com o que dizem, pregam e vivem.

Hannah aproximou-se de Cristal, abraçou-a, e assim permaneceram silenciosas ouvindo, um tanto temerosas do desafio que iriam enfrentar, pois era imenso e demandaria muito empenho, força mental e espiritual. Mohan olhou significativamente para as duas e continuou:

– Os seres humanos aprenderam através dos seus egos que mágoas, culpas, medos e ansiedades fazem parte do viver humano, mal sabem eles que na essência humana real, no futuro, não terá lugar para esse tipo de sentimentos e emoções. Quanto mais se anular o ego, mais leveza e alegrias plenas irão aflorar. Todos aqueles sentimentos e outros mais negativos mencionados têm dia e hora para serem banidos da face da Terra, e isso será feito através do caminho do coração. Será dado espaço a emoções e sentimentos, com alegria e leveza, uma nova forma de ser e sentir.

E sentindo uma ansiedade crescente no grupo, pediu a todos que começassem a treinar a paciência e a escuta atenta, uma das muitas dificuldades que os humanos apresentam. Continuou informando que o que ainda seria explicado era de fundamental importância para todos.

– Temos visto muitos pregadores que se emocionam, sobem no púlpito e falam belas mensagens de amor, de integridade, de honestidade, mas na hora de viverem essas mensagens e orientações, sentem-se incapazes, se afastam e se tornam incoerentes. Assim caminha a humanidade. Aprendem, entendem, se emocionam com os preceitos básicos de ser um humano essencialmente íntegro e amoroso, ensinam, orientam, mas na hora de serem verdadeiros com tudo que há mais de 2000 anos vem sendo pregado pelos mestres, se tornam ineficientes, incoerentes, mesmo que bem-intencionados.

Respirou fundo e fez uma breve pausa antes de continuar, pois sabia que era muita informação para assimilarem.

– Preparem-se, pois muitos irão questionar o projeto "A vitória da luz", pois não verão graça, desafio, luta entre o bem e o mal, vitória, derrota, sobrevivência, herói, enfim, a humanidade vem há milênios nutrindo seus egos. Vence o maior, o mais forte, o mais esperto, o que mais conseguiu juntar bens materiais, tudo pelo poder econômico, comando e poder. Todos esses sentimentos ainda são fortes e estão acima do ser feliz, leve, amoroso e íntegro, que quer aprender a evoluir com alegria, trilhando o caminho do coração junto com milhares de seres humanos.

– Teria mais especificamente algum setor a ser buscado e trabalhado? – questionou um do grupo.

– Sim, com certeza. Neste momento, o papel dos terapeutas planetários emergirá, e vocês terão acesso a muitos como terapeutas, mentores e palestrantes, para atuarem pelas mais variadas formas de comunicação, com mensagens construtivas, proativas e informativas, todas com orientações e ideias que auxiliem a transição planetária. Muitos grupos holísticos e de autoajuda irão começar a programar mudanças no mundo das comunicações, na forma de elaborar e transmitir notícias e noticiários, de forma clara e verdadeira, sempre com cunho otimista e construtivo. Quando tiverem que transmitir informações sobre desastres, doenças, acidentes, atos de violência, o farão de forma breve, embutindo uma mensagem de fé, coragem, sugerindo ações e possibilidades de regeneração ou auxílio através de mutirões para erradicar esses fatos negativos.

O mestre não se cansava:

– O trabalho de vocês causará nos meios de comunicação uma mudança postural, mais alinhada a elevar os seres humanos, colocando-os em um novo patamar de vibração, seriedade, integridade, alegrias ingênuas, permeadas de sentimentos de muito entusiasmo e confiança nessa nova forma de ser e viver. Uma nova proposta de ser e interagir através de uma comunicação limpa, eticamente correta e amorosa que realmente faça a diferença na vida daqueles que acessam esses canais. Alguns de vocês atuarão no mundo da comunicação, dando um novo olhar a ela. As redes sociais chegarão com muita força e deverão ser utilizadas para transmitir mensagens positivas. Filmes, seriados e outros meios de entretenimento que envolvam arte farão enredos que busquem emocionar e tocar os corações das pessoas, para que se tornem melhores do que hoje são. Sempre focados na ética, no respeito à individualidade e integridade, mostrando que o bem sempre vence o mal, que a luz sempre ilumina as trevas.

Tomou um gole de água e continuou:

– Ainda na parte cultural de leitura e escrita, um novo momento irá fazer a diferença na vida das pessoas, será com o surgimento de editoras mais conscientes de seus propósitos e missão, e as antigas reformulando seus conceitos e objetivos, focando na publicação de livros que passem algo a mais, indo além do que já é esperado pelos leitores, colaborando assim para este novo momento, de forma positiva e leal. Haverá lançamentos de livros que promovam o crescimento mental e espiritual, que estejam em conformidade com as novas propostas evolutivas, trazendo paz, harmonia, leveza e alegria, sendo transformadores.

– Em que outras áreas ainda poderemos atuar? – perguntou alguém do grupo.

– Boa pergunta. Haverá muitas possibilidades. Terão que trabalhar em projetos de desintoxicação em massa dos corpos físicos dos humanos que estão doentes e morrendo por doenças adquiridas pelo sistema de cartéis de indústrias farmacêuticas, alimentícias, dentre outras. As propostas de retorno a uma vida natural são vistas com descaso, ironia e descrédito pela maioria dos humanos, já viciados, com um processo degenerativo de seus corpos e com imunidade baixa. Vocês terão a oportunidade de observar a humanidade mais longeva e perceberão que é a faixa etária dos idosos que está realizando esse caminho de volta, na busca de maior encontro e convívio com a natureza, trazendo para seu cotidiano uma vida mais pura, livre de elementos tóxicos e mais saudável. Não somente na sua nutrição buscam essa mudança, mas também evitando a maléfica exposição às radiações de radiofrequência e outras ondas eletromagnéticas, que estão atrasando o desenvolvimento das crianças e degenerando os cérebros dos adultos. Esse segmento de idosos ativos, longevos, será uma ferramenta importante para a implantação e o desenvolvimento dos projetos de vocês.

Recuperou seu fôlego e continuou:

– E como Alguém disse há mais de dois mil anos: "Na casa de Meu Pai existem muitas moradas", ou seja, nos Universos interpenetrados existem muitos locais com vida, em várias etapas evolutivas, à espera da ascensão e busca de outras possibilidades de ser feliz, evoluir e viver, rumo a dimensões mais elevadas. E vejam bem, queremos que estejam conscientes do imenso desafio, pois tudo que está sendo e foi falado não é novidade para nenhum humano, todos sabem disso, todos estão conscientes desse processo rápido e degenerativo, mas parecem robotizados, como zumbis andando em direção e em massa à sua morte, cada dia mais prematura. Não reagem. E se estas falas forem um dia divulgadas a eles, serão lidas por alguns com descrédito, com impaciência, pois seus egos não querem abrir mão de seu falso conforto e sua vida tóxica, fácil. A humanidade está fragilizada por doenças, com imunidade baixa, correndo sério risco de morrer em massa nas próximas décadas, mesmo conscientes de tudo isso.

Mesmo já estando cansados, essas orientações eram extremamente importantes para a jornada que os aguardava, então Mestre Mohan seguia:

– Muitos irão os considerar e taxar de chatos, desagradáveis, desmancha prazeres, falando coisas que podem despertar medos e ansiedades, então preferem não saber, ignorar. Alguns buscarão se afastar de vocês, não ouvir o que têm a dizer e ainda alertarão que vocês são muito desagradáveis e inconvenientes. É incrível e triste tudo isso, mas vamos a um exemplo bem prático no cotidiano dos humanos: todos sabem que os refrigerantes, com seus conservantes, colorantes, antioxidantes e açúcar excessivo são venenos para a saúde, mesmo assim tomam geladinhos e muitos em grandes quantidades diariamente, mas se desculpam dizendo que "é só nos finais de semana, só nas festas".

Mohan prosseguiu com um certo grau de indignação:

– Enfim, só nesses momentos se permitem conscientemente se envenenarem? Adoecerem? Onde está a sanidade desses humanos? Quem disse que os pais são amorosos e protetores quando dão um veneno como esse para seus filhos? Mesmo sabedores dessa situação, fecham olhos e ouvidos e deixam seus filhos ingerirem estas e outras substâncias tóxicas, como salgadinhos em pacotes com gorduras duvidosas em suas frituras, conservantes para que fiquem meses na prateleira e não deteriorem. Se colocarmos um desses salgadinhos na natureza, nem as moscas e formigas chegam perto, pois elas sabem o que é bom para elas. Diante disso, me pergunto: "como os pais sabendo disso continuam com essas atitudes insanas?"

Hannah, Cristal, Inthi e outros do grupo, mais sensíveis, não conseguiam conter sua indignação, enquanto Pedro, de pé, caminhava de um lado para outro, bastante chocado. Então questionou:

– Mas se os humanos sabem de tudo isso, estão conscientes, por que continuam nessa trajetória de autodestruição? Quem afirmou que os seres humanos eram os seres mais inteligentes do planeta Terra? Seres racionais. Quando? Onde? Como? Seres suicidas, abrindo mão da verdadeira felicidade por alguns momentos de prazer na alimentação, na exposição destrutiva de horas com radiações eletromagnéticas de um Wi-Fi, que ficam dia e noite ligados em todos os lares? Com os ensinamentos do Mestre Sahnat, aprendi que são apegos irracionais e doentios de posse, tanto de humanos para com outros humanos como também com bens materiais. Já não sabem eles que nada nem ninguém lhes pertence? Tudo permanece no momento do desligamento da alma do corpo. Por que não se dão conta de tudo isso e mudam radicalmente suas formas de ser, viver, interagir e até de amar?

E olhando agora diretamente para Inthi e Hannah, continuou enfático:

– Sim, sabemos que não sabem amar, mesmo isso tendo sido lhes ensinado há 2000 anos pelo Mestre Jesus, que disse: "Ama ao próximo como a ti mesmo". Na verdade, estão se destruindo, sem amar-se, sem priorizar-se, sem o mínimo cuidado com o corpo que lhes foi dado ao aqui chegarem, que acolheu a alma que vive neles. Não consigo entender, eles sabem de tudo isso? Todos sabem? E continuam? É muita incoerência e não posso nem os chamar de ignorantes, pois eles sabem de tudo isso, não ignoram, de que forma posso denominar essa postura? Confesso que estou triste, chocado e como humano consciente estou revoltado.

Todos contagiados pela revolta procedente de Pedro sentiram uma pontinha de desânimo, pensando em como lidar com esses humanos, que nem ignorantes são. O pior era que é com esses seres que eles iriam iniciar suas missões. Sabe aquele movimento e encontro cheio de alegria, planos e muito entusiasmo? Em que todos vêm unidos e prontos a dar o máximo de si por um projeto que acreditam? E de repente vem uma notícia que é difícil, para não dizer quase impossível, de se concretizar? Como se um balde de água fria fosse jogado sobre todos, reduzindo seus ânimos e garra motivadora. Sentiam-se desanimados, desmotivados.

– Sim, meus amados, o desafio que os espera é imenso, mas não estarão sozinhos neste momento planetário – falou com cuidado Mestre Mohan –, pois muitos mestres, anjos e arcanjos se encontram em trabalho junto aos humanos e estão sendo auxiliados por seres interestelares usando um corpo físico, nascidos em corpos humanos. A missão "A vitória da luz", de resgate da humanidade, já se iniciou. Cada dia mais, seres iluminados se aproximam do planeta, vindo em missão de apoio a este novo momento. E tranquilizem-se, existem centenas de milhares de pais jovens e conscientes que estão tendo mais cuidado com a alimentação e escolha de escolas comprometidas com essa nova proposta, onde seus filhos irão crescer felizes e saudáveis. Será um novo reaprender a viver no planeta.

Hannah aproximou-se de Pedro, sendo seguida por Inthi. Seus corpos tremiam. Olharam-se, angustiados e conscientes de suas responsabilidades e da seriedade da missão assumida, e se abraçaram, juntando as três cabeças, quando um facho de luz lilás os envolveu, delineando uma pirâmide de luz no entorno dos três. Permaneceram por alguns segundos num balanço, como uma suave dança entre luzes e aromas, que começaram a ser percebidos por todos, aromas numa mistura de lótus com papirus, aromaterapicamente poderosos para ancorar força e coragem, energizando-os e trazendo-os de volta para o momento presente.

Hannah separou-se do abraço e, voltando-se para todos, falou:

– Mestre Mohan, estamos prontos, fomos preparados para este momento. Agora sei que esta não é a primeira missão que já tivemos no Universo de mundos interpenetrados, estamos conscientes da inconsciência humana e o seu despertar, que será a nossa meta e missão. Podemos e queremos partir, estamos prontos.

Agora a emoção era generalizada. Todos mobilizados num misto de entusiasmo, desafio e vontade de realmente serem úteis e fazerem a diferença positiva junto aos seres humanos que estavam neste momento sobre a Terra. Mohan aguardou que a onda emocional que os envolveu atenuasse e continuou.

– Uma última informação, agora com mais leveza e de ordem prática: para que vocês não percam tempo em situações de sobrevivência humana como almas neste corpo em missão, foi programado que tenham boas condições materiais de sobrevivência, deslocamento e outras situações que necessitarão para bem desenvolverem-se no processo do que irão realizar como humanos. O mesmo vem ocorrendo com todos os seres interestelares em missão na Terra. Todos têm rápida conexão com a abundância e liberdade financeira, mesmo muitos tendo chegado em berços paupérrimos, mas por sua missão logo destacam-se da maioria, criando formas e trabalhos para auxílio a muitos nas suas caminhadas pela Terra. Muitas empresas e empresários neste momento estão tranquilamente passando por essa situação, e para o próximo milênio essa situação vai se intensificar, pois só prospera numa crise quem ajuda a todos a passarem melhor por ela. É a lei da atração em conexão com a abundância cósmica e ética, solidária e amorosa.

Mais calmos, ele revelou:

– Durante cinco anos, vocês irão conviver dentro de famílias, empresas e outros locais planejados, para que entendam o cotidiano humano e possam sentir em seu âmago o que é ser um ser humano. Esse tempo

155

também servirá para irem buscando, em sua sabedoria cósmica imanente, um projeto, um método, uma solução ou um meio de despertar os seres que estão passando por essa experiência cegos e surdos. Enquanto isso, até 2005, a finalização da transição das bases interplanetárias dos Himalaias para os Andes, que se iniciou, estará concluída, quando então nos encontraremos em um pueblo na montanha Auzangate, que em língua aimará quer dizer família reunida. É uma montanha sagrada para os incas, tendo em sua encosta pedras de muitas cores que lembram um arco-íris junto à Cordilheira dos Andes, próximo da cidade de Cuzco, no Peru.

O grupo se agitou novamente, e o mestre seguiu explicando:

– Será lá que começará a segunda etapa, que também está em andamento, a de despertar os humanos, conduzindo-os a outras dimensões através do processo evolutivo de tomar o caminho do coração. Lembrando que para esse projeto que vocês estão assumindo, alguns foram convidados e outros convocados com milhares de seres. Iniciou em 1950 e teremos até o ano de 2050, talvez seja esta a última oportunidade de salvar a humanidade de adoecer e morrer em massa, agora por uma doença denominada incoerência entre o que sabem e deveriam fazer para iniciar sua caminhada de autotransformação e evolução.

Tomou mais um pouco de água e continuou:

– Vocês serão divididos em dois grupos. Um irá ser comandado por Luhan e Cristal e mais alguns do grupo que participaram dos treinamentos. A meta será desenvolver um novo conceito de vida em comunidade, com volta ao contato e à interação com a natureza, usando dos benefícios da tecnologia deste milênio, mas não na forma de total dependência que agora estão submetidos, vivendo nos grandes centros urbanos, sem conseguirem viver sem eletricidade, ondas de radiofrequência, de comunicação virtual, alimentos processados, água tratada com elementos tóxicos, como cloro, flúor, enfim, vivendo nesses locais, onde o caos pode ser desencadeado pelo simples fato de um ou mais desses itens serem cortados. Já estão sendo esperados numa linda região dos alpes suíços, longe dos centros urbanos, utilizando todas as facilidades de contatos com a Europa para desenvolverem esse projeto, que será piloto, um modelo a ser copiado por todos os povos em busca de uma nova forma de vida saudável e feliz.

Olhando para Inthi, Pedro e Hannah, disse:

– Numa primeira fase, vocês irão deslocar-se pelo planeta com profissionais de diversas áreas, contratados para realizarem um trabalho com as devidas vivências nas áreas de segurança e guerras, também na área da psicologia e formas de ser e sentir dos humanos, suas crenças limitantes, religiosas, dentre outras. Todas essas experiências servirão para serem catalogadas e confeccionadas propostas de um projeto de soluções para os seres humanos de diferentes raças e países.

E assim finalizou:

– Bem, já falamos muito, e muito ainda teríamos a conversar, mas iremos intuindo-os naquilo que necessitarem. Agora vamos até as pirâmides para mais rapidamente, pela frequência vibracional contida em seu interior, iniciar o processo de teletransporte para os locais de destino de suas missões. Enfim, chegou o momento tão esperado.

Hannah correu para Cristal, pois haviam combinado de irem juntas até as pirâmides para conversarem sobre alguns assuntos mais íntimos. Pedro, Inthi, Luhan e o cãozinho Dali, junto com os demais, foram na frente, cheios de sonhos, planos e projetos para o novo momento que se descortinava para todos.

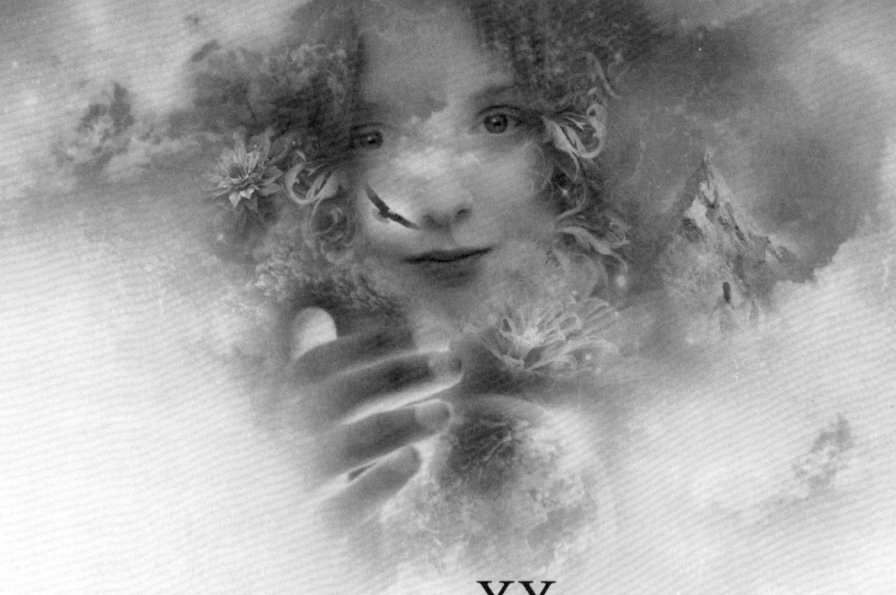

XX
Comunidades diferenciadas na Terra

Cristal, Luhan, o cãozinho Dali e os sete do grupo que os acompanharam chegaram em um campo, com sons de água corrente entre as pedras vindas de um córrego na mata de pinus e ciprestes. Eram os alpes suíços, com suas montanhas com picos nevados. Olharam no entorno encantados com o que estavam vendo, emocionados com a chegada tão esperada ao planeta Terra e sendo recebidos com tanta beleza e suavidade. A volta ao planeta tridimensional não poderia ser em melhor estilo. Sorriram felizes, abraçavam-se como se estivessem acabando de chegar e se reencontrando. Na verdade, assim o era, todos estavam chegando de uma longa viagem.

Passados os primeiros momentos, ainda um pouco atônitos, buscando reequilibrar suas forças e energias compatíveis a esse novo espaço tridimensional, com gravidade e oxigênio diferentes que nas demais dimensões, exigindo agora um maior esforço de todos para inspirar e expirar e deslocar-se sem tropeçar nas pedras do caminho, alguém do grupo exclamou:

– Bem-vindos ao planeta Terra!

Rindo muito e bastante emocionados, tomaram um caminho de pedras claras, características na região, avistando a pouca distância um imenso casarão entre árvores frondosas. Felizes aceleraram o passo, passando por um pequeno portão de ferro, sentindo de imediato uma energia fluida e diferente. A brisa suave trazia o aroma de um luxuriante jardim, e logo adiante o som de uma pequena fonte, artisticamente construída com pedras e cristais, misturava-se ao canto dos pássaros, que construíam seus ninhos entre a ramadas floridas de um lindo gazebo de glicínias em flor. Entraram num silêncio respeitoso, como se estivessem adentrando em um lugar sagrado, cheio de magia, um jardim encantado.

Relutantes em deixarem esse paraíso, seguiram adiante, chegando a um casarão de três andares, que mais lembrava um castelo medieval, tendo no entorno várias cabanas com pequenas varandas e muitas flores. Na porta de entrada acenava uma senhora de idade indefinida, vestido púrpura longo protegido por um avental muito branco. Numa alegria infantil, batia palmas, chamando-os para chegarem até onde ela estava. Divididos entre a vontade de ir e de ficar, eles aceitaram seu convite, apesar do desejo de permanecer naquele jardim, que lhes passava uma imensa tranquilidade.

Lara os aguardava desde o amanhecer, quando telepaticamente havia sido informada por Mohan da chegada desse grupo de seres interestelares. Foram convidados a entrarem e sentirem-se em casa, afirmando que por um longo tempo esta seria a sede e moradia de todos. Aproximaram-se de um imenso fogão-lareira feito de tijolos no meio do salão. Um fogo gostoso crepitava, aquecendo a chapa incandescente, onde duas panelas de barro esfumaçando espalhavam pelo ambiente um aroma gostoso de legumes cozidos com especiarias e ervas finas. Sobre a grande mesa de madeira, pães de vários tipos, geleias, queijos e uma travessa de frutas da época os convidava a se acercarem. Então se deram conta que estavam esfomeados, sem saber quanto tempo estavam sem comer.

Já estavam acomodando-se quando Lara informou que Nathan, seu marido, estava chegando, seguido de um som de porta se abrindo. Todos a olharam encantados com sua capacidade intuitiva, telepática, de antecipar tudo que estava por acontecer. Nathan entrou cumprimentando e pedindo a todos que ficassem sentados, pois logo iria se juntar a eles. Retirou suas luvas, um capote grosso de lã e cachecol, deu um sonoro beijo na bochecha de Lara, que estava atarefada servindo sua deliciosa sopa de legumes, e veio sorridente sentar-se na cabeceira da mesa. Brincando, explicou a razão de ninguém do grupo ter sentado na cabeceira, pois ela estava imantada pela "energia de posse", e qualquer um que se aproximasse, sentiria a sensação de que estava ocupada e buscaria outro assento.

Luhan, pensativo, ficou por um minuto a questionar-se sobre a afirmação da energia de posse, querendo entender seu significado. Nathan, captando sua dúvida, com ar maroto, explicou, divertindo-se com a surpresa de Luhan em ser pego em suas reflexões:

– Energia de posse, menino Luhan, é uma frequência vibracional que fica magnetizada no espaço que uma pessoa usou uma ou muitas vezes, deixando imantado um campo vibracional, como uma marca registrada da pessoa que ali esteve ou passou. Esse tipo de energia é diferente das frequências de uma energia de apego, tipo: minha cadeira, meu lugar, minha casa, minha mulher, enfim, essa emoção de posse/apegos gera sentimentos contraditórios, de uma vibração mais negativa e nada simpática, afasta, delimitando seu espaço de forma egoica. Já a energia de posse pode ser compartilhada por pessoas afins que sentem a mesma vibração do dono da energia e parecem aproximar-se por ressonância, por empatia de vibrações afins.

Observando a feição um pouco ansiosa de todos, continuou informando:

– Por alguns anos, durante a nossa convivência, vocês ficarão observando, estudando, buscando aprender cada vez mais como seria um projeto ideal de mútua convivência harmônica, pacífica e amorosa em uma comunidade. Após esse período, estarão aptos, pelo menos é o esperado, a começarem a elaborar projetos que conceituem posturas adequadas para o novo momento dessa humanidade que está emergindo. Por hoje, esse grande aprendizado de diferenciar energia de posse com apego é suficiente, agora vamos Lara e eu encaminhar vocês aos seus aposentos. Tenham uma linda noite de sonhos e amanhã cedinho compartilharemos da primeira refeição e combinaremos como será nossa vida em comum.

Cristal acordou com o Sol despontando no horizonte, viu através da vidraça montanhas com picos brancos ao longe e um lindo céu azulado. Sorriu feliz ao lembrar a noite e os momentos especialmente maravilhosos que teve com Luhan, um prenúncio de muitas outras agora na

Terra. Aconchegou carinhosamente o cobertor junto ao rosto de Luhan, adormecido, beijou suavemente sua face para não o acordar e ficou contemplando-o com ternura, sentindo uma felicidade incrível. Estava de volta à Terra e tinha ao seu lado o grande amor de sua vida. Vestiu-se rapidamente e saiu bem silenciosa para fora do quarto, descendo as escadas para o andar do salão. Sentou-se discretamente nos últimos degraus no alpendre e ficou observando Lara e Nathan envolvidos na preparação do lanche matinal, acendendo o fogo, aquecendo água para café e chá, trazendo pães, bolos, queijos e geleias para a mesa já posta com cuidado. Cristal observou que tudo era realizado com muito esmero e amor, num misto de alegria e prazer. Nesse momento, surpresa por ter sido pega em flagrante, ouviu as considerações claras e telepáticas de Lara:

– Sim, minha menina, essa forma de atuar com prazer e desprendimento, realizando tudo por todos, é a energia que deve ser implantada nos corações e nas atitudes dos seres humanos, que cada vez mais irão ter a oportunidade de compartilhar suas vidas e espaços, e o sentimento de ajuda mútua é o que deve ser adotado em todas as ações e tarefas em grupo.

Luhan e os demais começaram a chegar, e já tomando café continuaram a ouvir as considerações de Lara, que agora com plateia maior falava entusiasmada. Lara era neurocientista, havia deixado de ministrar aulas na Universidade de Berna, na capital da Suíça, para vir viver numa comunidade, estudando e colocando na prática suas propostas de mudanças psiconeurossensitivas do coração e da mente:

– Esse é o modelo que viemos buscando e experimentando para o futuro viver em comunidade. Ter uma vida real e em comum, onde todos possam usufruir e estabelecer trocas energéticas dentro de um campo vibracional que passa pela comunicação respeitosa e profunda, tendo consciência do eu e do outro, para saber como estão os sentimentos, os medos, as angústias, as alegrias e os projetos de vida, tudo compartilhado com muito respeito a individualidade e indo fundo nos acordes do coração. As pessoas estão desaprendendo essa forma de ser, perceber e sentir. E nós, interestelares que aqui chegamos, temos como tarefa auxiliar na mudança vibracional dos humanos, temos que começar a focar nas transformações físicas através da neurobiologia, atuando no campo energético das mentes das pessoas. Tudo isso só é possível se for impulsionado pelo campo magnético do coração, e este com certeza, por sua vibração poderosa, muda os campos eletromagnéticos no mundo do entorno. Sei que vocês antes de virem para nossa dimensão tiveram uma iniciação com Mohan sobre os acordes do coração, por isso me sinto tranquila e à vontade de continuar a falar, agora com informações e conceituações mais do mundo das ciências, afinal, vocês estão chegando nesta dimensão, terão que se acostumar com os pensamentos, as energias e vibrações que infelizmente estão atuando neste momento.

Fez uma pequena pausa e continuou:

– Bem-vindos ao planeta Terra, cheio de incongruências e disparidades, mas ao mesmo tempo maravilhoso e encantador. A menina Terra tem uma energia que nos envolve e conquista. Nós, seres chegados das estrelas, discordamos de muitas coisas, mas vivemos uma relação de ame ou deixe-a, e deixar é algo que depois que convivemos aqui está totalmente fora de questão, queremos ficar amando cada vez mais e fazendo a diferença.

Respirou fundo, olhando para Nathan, que adorava conversar e se movimentava para tomar a palavra. Lara, com uma naturalidade respeitosa e, ao mesmo tempo, se impondo, com uma forma de agir de quem sabia o que fazer e dizer, acenou para ele, o envolvendo em um amoroso sorriso, sinalizando para esperar silencioso mais um instante, e continuou:

– Então, o campo onde iremos atuar será de despertar, em forma de ondas eletromagnéticas vindas do impulso do coração, acreditando, sentindo como se estivessem sendo, e não pedir, orar para que venham a ser, pois se ficarmos nesse velho sistema, entraríamos num constante e eterno vir a ser. Essa é a postura que a humanidade vem tomando ao longo dos milênios, pedindo, desejando, orando para que aconteça ou que não venha a ocorrer determinada situação. Transformaram-se em eternos pedintes, e olha que sabem pedir, muitas das vezes realizam pedidos procedentes, amorosos e corretos, mas ficam no eterno esperar para um dia ser, um dia obter, quando o vibrar na ação, na visualização e no presente ocorre de outra forma e com uma postura diferente.

Nathan foi até um armário de madeira com portas de vidro, pegou uma cestinha com sementes de girassol, distribuindo-as entre os presentes, e entusiasmado tomou a palavra:

– Seria como ter as sementes deste girassol, que é uma planta importante para se transformar em alimento, e eu as tomasse em minhas mãos e orasse com muita fé e entrega para ter uma planta linda, produtiva e com flores e sementes saborosas, sem semear, cuidar, regar e colher. Assim, tudo ficará no mundo do vir a ser. Sim, uma semente é um mundo de possibilidades, só será realmente possível quando for colocada na terra e cultivada.

E antes que Lara retomasse a palavra, sorrindo de forma marota, continuou:

– O mesmo vem acontecendo com as sábias mensagens que os avatares do amor ao longo da vida humana no planeta trouxeram para a humanidade. São palavras libertadoras, de evolução espiritual, com frequências e vibrações que transportam para dimensões mais elevadas, mas as pessoas vêm numa caminhada lenta, muitos atrasando esse processo através de religiões, dogmas, orando, estudando, lendo, ficando sensibilizados, sem aplicarem o que intelectualizaram, se é que realmente compreenderam, pois de nada adianta ter compreensão se não existem ações coerentes no decorrer de suas vidas. A humanidade caminha em círculos, orando como pedintes a um Ser Superior que dizem acreditar, mas sem fé, sem se assumir como atuante e protagonista de seu próprio destino. Deveria, isso sim, agradecer pela oportunidade de existir, tomar as rédeas de sua vida nas mãos e fazer a sua parte.

Todos ouviam silenciosos e fascinados com as suas considerações.

Então Nathan levantou cheio de energia, indo para frente de todos, que ainda estavam sentados à mesa, e falou emocionado, contagiando construtivamente a todos:

– Nós, seres interestelares aqui chegados, queremos ir pelo mundo pisando forte, levando nossa mensagem de um novo ser humano, irradiando entusiasmo em nossa tarefa. O momento agora é para realizar planos para um projeto-piloto, depois partir para implementá-lo, lapidando as possíveis discrepâncias. Assim, quando tivermos certeza de ele ser um plano factível, vamos nos preparar para divulgar, tornando-se um modelo a ser copiado e seguido por muitos.

Olhando para Lara, informou com um gesto rápido que estava finalizando, como se pedisse permissão para continuar:

– Até este momento planetário, ninguém quer abrir mão do seu espaço de conforto, ninguém quer envolver-se com os processos iniciais de realizar algo pelo bem comum. Estou falando e olhando para vocês, e pelas faces posso perceber um grande ponto de interrogação em suas testas. Não gostaria de já no primeiro dia empanturrá-los de informações, mas, na verdade, Lara e eu estamos há 50 anos observando, convivendo, anotando e buscando formar uma opinião sobre como está a humanidade neste momento. Estão dispostos a nos ouvir? Ou combinamos um outro dia para conversarmos sobre tudo que viemos compilando, já com as nossas devidas sugestões, podendo assim encurtar muito o caminho e as buscas de todos.

Nathan aproximou-se de Lara, dando-lhe um beijo carinhoso e passando o braço por sua cintura, e conduziu o grupo ao salão, dizendo de forma jocosa:

– Vocês podem imaginar um homem ser tão dependente de uma mulher? Será que isso é humanamente possível? Eu não sou ninguém sem a presença e interferência de Lara, sempre atenta, solícita, indo além do que as aparências mostram. Sua visão transpassa as paredes; sua intuição capta coisas do outro lado do planeta e de outras dimensões; seu conhecimento vem de uma conexão com a sabedoria cósmica que ela acessa a todo o momento com naturalidade e rapidez, como se estivesse a falar pelo telefone, buscando respostas e soluções. Eu amo esta mulher de mente e coração.

Todos acomodaram-se sorridentes e levemente emocionados com a linda e amorosa declaração de amor de Nathan. Lara, sempre confiante e segura, agora corava, visivelmente envergonhada, pega em flagrante em seu lado sensível. A declaração de amor de Nathan a deixou feliz e emocionada, e já aproveitando esse momento de leveza, informou:

– Esses instantes de descontração, alegria e entusiasmo, pelo maior aporte de endorfinas e serotoninas, são muito oportunos e benéficos para os humanos, pois modificam a forma de manifestação dos genes no DNA, curando muitas coisas que vêm há anos se arrastando de forma doentia, como medos, tristezas, mágoas, depressão, compulsões por comida e bebidas, tornando-se viciosas. Esses arroubos de contentamento e alegria favorecem a criação de um clima, uma oportunidade de um recomeçar mais saudável para o corpo e a mente.

E prosseguiu, com seu jeito cativante:

– Por falar em recomeçar de forma mais saudável, lhes informo que a humanidade vem ao longo dos milênios lidando com processos inflamatórios, quase crônicos, na biogenética, mas hoje já se sabe que 80% da origem e das causas dessas doenças têm fundo psicológico, devido a emoções e sentimentos negativos mal resolvidos. Temos, portanto, que nos preparar para nas próximas décadas auxiliá-la a enfrentar com fé, coragem e imunidade alta alguns processos degenerativos e de doenças que poderão advir.

Cristal sentiu-se feliz, respirou fundo, aliviada ao constatar que antes de virem estava ansiosa e levemente preocupada com o ambiente e local que iriam estar. Olhou para Luhan, que, captando seus pensamentos, piscou um olho e verbalizou a todos sua alegria e seu sentimento de felicidade. Lara aproveitou a declaração para informar:

– Então anotem aí, uma das ferramentas fundamentais para esse projeto será criar formas para serem mais felizes para sempre. Ser feliz é uma opção, ou seja, sendo uma escolha, nada, ninguém e/ou algum motivo conseguirão tirar a pessoa da decisão de ser feliz, sempre.

E antes que Nathan tomasse a palavra, piscou sorridente para ele e continuou:

– Como neurocientista, venho estudando profundamente como funciona o cérebro humano. Já estava na universidade nos anos 1970 quando o neurocientista Paul MacLean trouxe a teoria, ainda hoje relevante, do cérebro humano trino. É muito importante para vocês, que vão trabalhar em um projeto para a humanidade neste milênio, que entendam bem como ele funciona, mas vou avisando, existe muita resistência de egos em aceitar a parte do cérebro mais instintiva.

Lara parou com um olhar professoral e avaliativo sobre o grupo, agora tentando ser mais didática para que fosse melhor compreendida, então continuou:

– Professor MacLean desenvolveu a teoria de que os humanos têm o cérebro dividido em três partes funcionais: cérebro reptiliano, cérebro límbico e cérebro neocórtex. O cérebro reptiliano é a porção capaz de promover reflexos simples de sobrevivência, como também ocorre com os répteis. É o "cérebro instintivo", pois mantém em funcionamento perfeito todas as funções e sensações primárias, como fome, sede, sono, entre outras.

Lara olhou a todos, observando e sentindo que a estavam acompanhando bem. Feliz com sua plateia atenta e inteligente, continuou:

– O que mais me encanta, e que venho estudando e pesquisando nos seres humanos, é o cérebro límbico, que é responsável por controlar o comportamento emocional das pessoas. Existem muitos estudos, livros, cursos e palestras sobre a importância das emoções neste momento evolutivo dos humanos. Recomendo que busquem conhecer e dominar o uso de uma das chaves que abre muitas portas para as inúmeras possibilidades de libertação dos seres, que é o controle das emoções. É preciso desenvolver a capacidade de olhar e enfrentar seu lado sombra e, após essa atitude de coragem, com leveza e flexibilidade, permitir-se ressignificar-se para ser um humano liberto de crenças limitantes e de paradigmas obsoletos que vêm há milênios embotando os sentimentos e as emoções. Agora lhes prometo que só falarei sobre a última parte dessa classificação e encerramos.

Tomou um gole de água e prosseguiu:

– Prestem atenção para a terceira classificação, que é o cérebro neocórtex, onde o lobo direito está relacionado com a parte mais holística, ou seja, olha primeiro o todo para, depois, ver os detalhes. Nessa parte intuitiva predominam mais os sentimentos, as emoções, a subjetividade, criatividade e as artes. O lobo esquerdo está mais relacionado com a parte analítica formal, por isso analisa início, meio e fim antes de olhar o todo, indo por partes, usando mais a razão e a objetividade. Seu forte é o raciocínio matemático. Vejam bem, essa é uma forma simplificada e didática que eu uso para descrever essas funções, mas tenho uma imensa biblioteca aqui na comunidade para todos que quiserem se aprofundar no assunto.

E sentindo todos interessados no que estava transmitindo, continuou:

– Confesso que gosto muito de comentar que para nós, neurocientistas, é pela presença do neocórtex que os humanos conseguem desenvolver o pensamento abstrato e têm capacidade de gerar invenções. A criatividade está relacionada a essa parte do cérebro, mas nos últimos tempos vem embotando sua ação criativa, pois, com o mundo digital, muita informação está sendo processada entrando através da visão e audição para um cérebro onde somente 5% é presente no aqui e agora, o restante de tudo que entra é absorvido pelos 95% do inconsciente, provocando um pensamento acelerado e superficial, sem bem absorver e avaliar os conteúdos que passam pelos 5%. Isso gera diagnósticos equivocados, como síndromes de déficit de atenção, quando na verdade é uma grande ansiedade e frustração por não conseguir acessar e focar no que realmente é importante. É muita informação desnecessária guardada, que eu ouso chamar de lixo mental estocado.

Nathan a ouvia encantado e silencioso curtia cada palavra que sua amada Lara falava.

– Por isso hoje estou feliz com a oportunidade de lhes comunicar que está na hora de desenvolver processos mais criativos, o que requer um tempo, pois será preciso que o inconsciente remova o lixo e foque no essencial. Pergunto se vocês entenderam bem o que lhes falei? Pois na hora de ser criativo, demora-se fazendo download de todo o lixo virtual estocado, falta memória, e assim as pessoas estão ficando cada dia mais no lugar-comum, as mentes humanas são na sua maioria como um CPU cheio de programas e conteúdos ocasionando lentidão, memória cheia, como dizem, e nada funciona plenamente, menos ainda a criatividade, que exige mente limpa e rápida para novas conexões.

Lara parou olhando a todos, fazendo uma avaliação de como estava indo em questões de atenção, e continuou satisfeita:

– Sei que é muita informação, mas prometo que estou encerrando, apenas quero deixar para pensarem que nós poderemos desenvolver projetos através de uma metodologia focada de forma a influenciar diferentes áreas do cérebro, para realizarmos um trabalho mais eficiente junto aos humanos. Explicando melhor: se cada um for desenvolvendo seus dons inatos, aquilo que tem mais facilidade de ser e sentir, começarão a retomar sua verdadeira essência como seres humanos, simplesmente pelo uso de suas reais capacidades e do controle das suas emoções. Vejam bem, olhando vocês, percebo que estão no limite do acesso e controle das capacidades cognitivas, já forçando atenção, então chega de conversa! Vamos dar uma caminhada pela comunidade. Nathan e eu queremos apresentar a vocês o que vem sendo feito.

Saíram divididos em pequenos grupos, tendo Nathan à frente falando alto para ser ouvido por todos, e no final Lara vinha controlando para que ninguém se detivesse no caminho atrasando o passeio, o que seria bem normal acontecer, pois eram muitas as atrações e os motivos para irem parando, olhando, tocando, cheirando e deliciando-se com as energias que se descortinava durante a trajetória. Foram passando por cabanas e casas maiores à beira do caminho, algumas escondidas entre árvores, com pomares e uma grande variedade de plantas frutíferas; outras residências tinham lindas e acolhedoras ramadas de flores; cada recanto era bem cuidado, limpo, colorido, criado com muito esmero e amor. Era uma verdadeira tentação, para ficar mais tempo olhando e usufruindo das suas vibrações.

Poética e romanticamente, Lara dizia que uma casa é uma construção de cimento e tijolos, um lar é uma construção de valores e princípios para bem viver em grupo, e uma família é uma construção com amor, respeito e gratidão. Esses três conceitos e sentimentos vinham sendo bem trabalhados na comunidade.

Nathan foi explicando que pessoas do mundo todo moravam no local, entre estes, muitos seres interestelares que vêm chegando às centenas desde o milênio passado, todos já trabalhando em projetos particulares conforme suas afinidades e dons, nas mais diversas áreas, como carpintaria, construção civil, cuidados com as hortas e pomares, educação e escolas para crianças e adolescentes do local, espaços de estímulo às artes plásticas, musicais, dentre outras atividades e fazeres que cada um realizava, tudo feito com alegria, amor e muita leveza.

Luhan e Cristal, atentos a tudo, seguiam logo atrás de Nathan, que saindo do perímetro considerado público, as moradias, convidou-os a conhecer uma área considerada de preservação, passando por imensos berçários de mudas de espécies de plantas em extinção no planeta que estavam sendo cuidadas e cultivadas para aos poucos irem retornando ao seu hábitat original, onde foram exterminadas pela ação de agrotóxicos e/ou de laboratórios. Nathan explica:

– Muitas sementes foram transformadas em transgênicas através de mutações genéticas perniciosas, para uso na alimentação, como a soja, o milho, o trigo, sendo que no mundo todo agora a maioria é transgênica.

Muitos outros vegetais, inclusive plantas frutíferas, vêm sofrendo mutações, enxertos forçados de espécies diferentes, mudando totalmente sua origem natural como seres do mundo vegetal, um dos primeiros elementos a se desenvolverem no planeta. Cada vez mais, o seu uso e plantio em grandes áreas de monocultura vêm exterminando a riqueza do solo.

Lara, no fim da fila, chamou a atenção, batendo as duas palmas, e completou:

– É com muita tristeza e uma certa indignação que vemos isso acontecer. Há muitas situações em que a humanidade vem perdendo o controle, como, por exemplo, as alergias que estão surgindo. Muitos aqui quando chegam têm alergia ao glúten, mas passados um tempo, na maioria das vezes, começam a ingerir nossos pães fabricados com trigo ou outras farinhas não transgênicas e sem agrotóxicos e descobrem que não possuíam alergia ao glúten das farinhas, e sim às perniciosas mutações que a agricultura vem sofrendo.

Num misto de tristeza e indignação, Luhan pediu a Lara que explicasse em maiores detalhes essa situação.

– Muitas alergias a muitos alimentos, legumes e frutas vêm dos agrotóxicos colocados para sua preservação e conservação. Tenho certeza de que a alergia aos tomates, por exemplo, não existiria se fossem ingeridos somente tomates orgânicos. A humanidade vem sendo envenenada lentamente, por isso não é exagero dizer que se essa situação não mudar até 2050, irá adoecer e morrer cada vez mais cedo. Essa é a nossa tarefa de despertar nesta realidade. Desculpa, Nathan, a interrupção, pode continuar.

– Vamos agora na curva, na entrada do bosque, conhecer uma colônia também em preservação, na verdade são muitas colônias de várias espécies de abelhas, inseto este que infelizmente está em extinção em diversas áreas do planeta onde há granjas com plantações latifundiárias de monoculturas usando muito agrotóxico e adubos, para manter as plantações saudáveis. Só que as flores dessas culturas estão cheias de veneno sendo do espargido durante a floração e acabam matando e exterminando esse ser tão importante para o futuro da humanidade, pois sem as abelhas não acontecerá a polinização, sendo que 80% são realizadas por elas e outros insetos, como as borboletas, que estão morrendo pelo mesmo motivo.

Com um semblante mais triste, ele seguiu explicando:

– Tudo isso vem causando um desequilíbrio ambiental, e apesar de alguns protestarem, falarem em redes sociais, não são ouvidos ou ainda não estão tendo o poder de serem ouvidos e atendidos em seus pedidos e alertas. Dessa forma, tudo continua igual nos grandes centros do mundo todo, onde 98% dos alimentos já vêm embalados, processados e conservados; onde além dos agrotóxicos que já trazem embutidos em sua origem, são adicionados mais conservantes, corantes e outros "antes" que a legislação obriga a serem colocados. São um verdadeiro veneno que o fígado das crianças e mesmo dos adultos já não consegue metabolizar, desencadeando muitas indisposições, como dores, mal-estar, doenças gastrointestinais, volume de ventre, obesidade e muitos outros sintomas que aqui em nossa comunidade já não mais acontece, pelo contrário, cada dia mais nossos moradores ficam fortes, saudáveis e longevos. Estamos buscando ser uma comunidade de longevos pela alta qualidade de vida que aqui usufruímos.

Nesse momento, um grito agudo cortou as explicações de Nathan, e todos olharam na direção de Luhan, que havia se afastado do grupo, saindo da estrada para ver de perto uma colmeia de abelhas. Chegando realmente muito perto para ver os favos de mel, foi picado na ponta do nariz por uma das abelhas operárias em defesa de seu espaço. Sendo advertido por Lara para não tocar no nariz, com cuidado e de forma delicada, ela retirou o ferrão que havia ficado no local da picada, depois muito atenta olhou ao redor, buscando quais as plantas que tinham por perto que serviriam para reduzir a dor que latejava, ardendo muito. Lágrimas corriam pelos seus olhos, e Cristal, zelosa, aproximou-se preocupada, no que Luhan foi dizendo:

– Não estou chorando, apesar da dor, eu não estou chorando, mas por que então as lágrimas? – perguntou a Lara, que já se aproximava de volta com uma folha de babosa.

Cortando-a, colocou o gel como emplasto em seu nariz, aliviando bastante, sendo explicado que se tivessem gelo aliviaria ainda mais rapidamente a dor. Sobre as lágrimas, explicou que podem ser afloradas por emoções de alegria ou tristeza, por dores muito fortes e também podem ser involuntárias, que eram no caso de Luhan, que estava advertindo que não estava chorando. Na verdade, esta era uma decisão mental, mas seu corpo sofrendo de dor estava avisando seu sistema límbico emocional que estava sofrendo uma dor, e o comando a seguir é o surgimento de um lacrimejamento.

Nathan aproveitou o evento para explicar que as abelhas não são agressivas, elas só picam quando se sentem ameaçadas, e para demonstrar de forma mais real, aproximou-se de uma magnólia carregada de flores, tocou com a pontas dos dedos em algumas pétalas onde havia duas abelhas pousadas. Elas estavam retirando o pólen para fazer o mel. Uma abelha deslocou-se mais para dentro da flor, e a outra voou tranquilamente para mais adiante em busca de outras flores, tudo aconteceu com movimentos seguros, suaves e amorosos, e nada ruim ocorreu. Um dos grandes aprendizados nesse evento foi que o medo e as posturas que pareçam agressivas sempre irão desencadear reações equivalentes, portanto, devemos ser cuidadosos no convívio com os animais na natureza, respeitando seu hábitat e estabelecendo posturas que não irão desencadear suas ações de defesa. Quanto menos interferirmos em suas vidas naturais, mais harmonicamente conviveremos no mesmo local.

Com o acidente de Luhan, Nathan decidiu deixar o restante do dia livre para passearem, visitarem o local, combinando que após o jantar todos se reuniriam no salão para ser explicado como seria o treinamento e a iniciação de todos na comunidade, assim como quais as tarefas que caberiam a cada um durante o tempo que ali permaneceriam.

Mais tarde, com todos no salão, Luhan com nariz inchado e vermelho explicava a todos que não doía mais. Sentia-se feliz sendo o centro das atenções. Cristal, sempre ao seu lado, divertia-se vendo seu companheiro tão falante e imediatamente lembrou saudosa de seus amigos Pedro, Inthi e Hannah. Nesse instante, enviou uma mensagem telepática a eles, querendo saber como e onde estavam. Passados alguns minutos, Lara entra na sala, informando que estava ao celular e que era uma ligação de seus amigos para comunicar que chegaram bem, que estavam ótimos e nos próximos dias dariam mais notícias em detalhes. Cristal pensou: "Eu já estava recebendo essa mensagem, mas uma certa ansiedade minha estava deturpando a total informação, necessitando Lara informar da ligação telefônica para me acalmar. Sim, agora na terceira dimensão, terei que cuidar para manter e não perder todo o treinamento conectivo, pois sou uma iniciada".

Nathan chegou com um spray de um aroma familiar, mas não identificado, espalhando pelo ambiente e explicando que esse aroma era uma mistura de três óleos essenciais, que se completavam em sinergias e vibrações. O aroma do jasmim despertava alegria e entusiasmo, o da hortelã, por sua ação levemente refrescante e de limpeza, transmutava as frequências mais densas, e o do sândalo, com sua ação poderosa de resiliência, de força e despertar da coragem, com um toque de amorosidade. Assim, continuou explicando com emoção e entusiasmo:

– Um poeta um dia afirmou que a madeira do sândalo perfuma o machado que o fere. Então eu trouxe hoje para nosso encontro, através dos aromas, a alegria, a limpeza das emoções e a resistência amorosa. Enquanto Lara serve um chá gelado de hibiscos, que além de elevarem a imunidade ativam a atenção e memória, vamos conversando sobre nossas tarefas futuras. A partir de amanhã, escolham algum setor na comunidade para começarem a realizar uma espécie de estágio. Busquem nortear suas escolhas pelo que mais gostam de fazer e assim respeitarão seus dons.

Explicou que, infelizmente, em praticamente todo o planeta, o sistema de ensino não respeita nem se inicia pelo observar os dons da criança, já vindo engessado em programas didáticos pedagógicos, com uma infinidade de conteúdo que, na sua maioria, são desnecessários e não acrescentam nada ao bom e saudável desenvolvimento de uma criança.

– Poderão após um determinado tempo, sempre a critério de vocês, ir trocando de setor, respeitando o sistema de vagas para aquele departamento. Esses estágios se prolongarão, a princípio, por três anos aqui na nossa comunidade para, depois desse período, vocês saírem em grupos ou duplas pelo mundo para conhecer outras instituições similares. Durante esse tempo, irão formar uma opinião sobre como seria o ideal de funcionamento nas comunidades. Após cinco anos de visitas, estágios, estudos e pesquisas, se reunirão numa comunidade junto à Cordilheira dos Andes para apresentar o projeto/modelo que considere tudo o que vocês puderam observar e sentir. La se encontrarão com todos os mestres e outros seres interplanetários que estão como vocês envolvidos nessa missão e, claro, com Hannah Pedro e Inthi.

Lara, acomodada em um confortável sofá de dois lugares ao lado de Nathan, concluiu o encontro com uma mensagem:

– Vocês estão chegando das Montanhas Azuis, agora já iniciados e preparados para esta etapa, onde cada um traz sua história pessoal, como humanos, com as muitas formas e maneiras que chegaram aqui na Terra. É um momento lindo, mas pleno de responsabilidade e compromisso pelo que está por começar. Agora como seres humanos em missão, saibam que uma parte do cotidiano de suas vidas é a semeadura, e a outra, a colheita, mas não deixem de fazer essas duas atividades todos os dias por todo o tempo de missão neste planeta. Semeiem boas e amorosas sementes para colherem frutos plenos de amor e gratidão. Semear e colher são atividades diárias e constantes por toda uma existência como almas ocupando um corpo físico.

XXI
Centro de Estudos
e Pesquisas Internacionais
de Evolução Planetária

Teletransportados, Inthi, Pedro e Hannah chegaram diretamente a um Centro de Estudos e Pesquisas Internacionais de Evolução Planetária localizado na capital do Brasil, Brasília. Era início do ano 2000. Foram recebidos no meio das festividades de início de mais um ano, século e milênio. Os responsáveis pela recepção dos novos trabalhadores da luz, vindos de muitas dimensões, empolgados com os ilustres visitantes, falavam ao mesmo tempo, os convidando a irem conhecer o centro.

Pedro, atento e cuidadoso, permanecia sempre próximo a Hannah, enquanto Inthi, mais comunicativo, conversava descontraído com todos. Um lindo pôr do sol ocorreu nesse local cheio de magia, pois acolhe em seu entorno as energias das vizinhanças com a Mata Atlântica, mais distante com a Floresta Amazônica, também a Caatinga do Pantanal, com um luxuriante sol avermelhado do cerrado, onde se encontravam. Já era noite quando foram encaminhados para os alojamentos onde iriam permanecer algum tempo em treinamento e estudos.

Acordaram cedinho e, após um saboroso café da manhã, foram informados que estavam sendo aguardados e deveriam ir ao prédio das comunicações, para conhecerem uma pessoa muito especial para este momento de transição planetária. No caminho, foram explicando quem era o personagem, falavam dele com muito carinho, admiração e respeito:

– Comandante Diógenes, assim o chamamos, pois há muitas décadas estamos aqui neste Centro de Estudos e Pesquisas sob sua orientação e comando, na preparação e no treinamento dos seres interestelares que estão aqui entre nós. Ele chegou a este planeta em 1950 e vem preparando o caminho para nós e agora vocês. Nosso Comandante, apesar de parecer um jovem de 25 anos num corpo humano de 50 anos, vem assim se mantendo graças aos cuidados com sua saúde física, mental e emocional, fazendo exercícios físicos regulares, tendo uma alimentação natural, com disciplina dos pensamentos, sentimentos e emoções.

– Diógenes, ao superar suas próprias dificuldades, criou um método de autocuidado e aumento da energia vital, que foi se tornando conhecida em todo o planeta, e hoje existem grupos de seguidores do método espalhados pelo mundo.

Pedro havia aprendido com Mestre Sahnat que energia vital era um fluido energético pouco ou nada conhecido pelos humanos. Registrou mentalmente que esse era um dos muitos assuntos que queria aprofundar e estudar, voltando sua atenção ao que estava sendo dito.

– Dessa forma, num futuro breve, se esses cuidados forem adotados como uma postura normal no cotidiano dos humanos, a expectativa de vida de uma alma em um corpo humano irá para 120 anos ou até mais. Claro que é importante que se acrescente que é preciso existir um sonho somado a um propósito de vida, juntamente com os devidos cuidados da mente e do corpo, para que uma vida longeva e ativa seja uma realidade.

Hannah, curiosa e cheia de perguntas, sinalizou que queria falar, sendo cortada por Inthi, que advertiu:

– Hannah, deixa eles terminarem as explicações, logo chegaremos, e quero saber mais sobre esse comandante. Podem continuar por gentileza.

– Diógenes recebeu esse nome de seus pais terrenos ao chegar aqui, veio nos seus primeiros anos de vida com algumas dificuldades motoras de locomoção e dislexia que preocuparam seus amorosos pais, mas na idade de 6 para 7 anos revelou uma inteligência acima da faixa considerada normal para os humanos, uma saúde e capacidade para a prática de atividades físicas que surpreenderam os médicos e seus diagnósticos de incapacidade na época. Assim, ele vem num processo acelerado de aprendizado e trabalho, atuando em espaços e redes de comunicação e divulgando essa nova forma de uma alma assumir e bem viver em um corpo humano.

Chegaram! Diógenes os recebeu calorosamente, convidando-os a se sentarem no entorno de uma grande mesa de mármore rosa-acinzentado. E apesar de sua aparência passar muita suavidade e ternura, foi uma voz forte e vibrante que se ouviu.

– Hoje, 1º de janeiro do ano 2000 da Era Crística, é uma data muito importante para o planeta Terra como um todo, que vem há centenas de milhões de anos em um processo evolutivo com altos e baixos. Vou resumir o que estamos realizando há meio século e passar algumas conclusões a partir das diferentes situações vividas e observadas, o que será de muita valia a vocês neste momento. Conseguimos, com esse tempo de convivência, entender melhor o que equivocadamente os humanos chamam de livre-arbítrio. É verdadeiro que cada ser humano pode escolher o tipo de futuro que quer experimentar, pois as suas existências como almas em um corpo lhes proporcionam a possibilidade de muitos futuros possíveis, mas tudo dependerá de suas escolhas e de seus campos vibracionais que irão emitir e interagir. Cada um desses futuros encontra-se em compasso de espera, aguardando tão somente as decisões do que as mentes e os corações no atual presente irão optar.

Diógenes aproximou-se dos três, que sentados lado a lado olhavam fixamente para o mestre. Eles sentiram uma forte energia envolver todo o ambiente e perceberam que uma sombra de pesar toldou seu olhar ao continuar:

– Confesso que algumas vezes fico triste, mas nunca desanimado, ao constatar que os humanos, apesar de conhecerem a lei de causa e efeito, continuam a investir e escolher futuros não auspiciosos e felizes. Eles têm como possibilidade o livre-arbítrio da escolha do futuro promissor que irão viver, bastando apenas ter pensamentos e atitudes coerentes para que, pela lei da atração, alcancem esse objetivo. Entendem minha angústia? Às vezes me sinto desalentado com a forma como os humanos vivem e reagem na construção de seus futuros. Como podem ser seres inteligentes se, sabedores de como essa lei é compulsória, continuam a semear de forma egoísta, ambiciosa, cheios de maldade e invejas? Todos sabem que tudo que pensam, realizam e projetam é lançado para o cosmos em forma de sementes e serão eles a colherem. Tudo funciona como um bumerangue.

Olhando para o vazio, como se buscasse as palavras certas, continuou:

– Tenho explicado em minhas palestras e cursos de despertar de mentes e corações em várias partes do mundo que sentimentos de ódio, mágoas e invejas, mesmo que tenham no fundo motivos para assim se sentirem, pois foram feridos, magoados, trapaceados, prejudicados, são um veneno que os afeta primeiro. Então pergunto: por que continuar nutrindo essas emoções perniciosas para seus corpos e mentes? Tenho acompanhado pessoas adoecerem e morrerem com câncer, infartos e derrames por nutrirem fortes sentimentos incubados em seus corações, como mágoas, medos e ódio.

Nesse instante, uma caixa de trufas recheadas com cerejas foi servida. Hannah mal sabia que esse foi o momento que ela estava sendo iniciada a ser uma futura chócolatra. Diógenes, sorridente com o visível prazer de todos, continuou feliz:

– Temos que ter bem presente nessa nossa missão, que entra agora na segunda fase, que dentro do livre-arbítrio o retorno do processo de ação e reação é compulsório, então os seres humanos terão que entender que podem usar o poder do livre-arbítrio, mas agora terão que ter muito cuidado com o que vão semear, pois estamos entrando num momento cósmico em que as vibrações da semeadura terão que ser com boas sementes, vibrando em altas frequências do amor. As más semeaduras a partir de agora terão sua colheita em outra dimensão, mais densa e compatível com suas vibrações.

Entusiasmado como se fosse anunciar um grande evento, falou elevando o tom de voz:

– Chegou o momento tão esperado. Passaremos por um forte momento de transição energética, aliás, muitos mestres já vêm falando que um dia haverá a separação do joio do trigo. Na verdade, essa será a separação dos que a partir de agora bem utilizarem seus livres-arbítrios dentro de uma nova energia e os que ainda permanecem semeando vibrações de raivas, medos, invejas e outras emoções e atitudes negativas que cada vez mais serão erradicadas da Terra. Acredito na essência boa que habita em cada ser humano, e é nessa e com essa essência que vamos trabalhar.

Diógenes se levantou, falando cada vez mais entusiasmado. Caminhava ao redor da mesa, gesticulando eufórico e dando ênfase ao que iria falar:

– Sim, meus queridos, chegou o momento de a humanidade conhecer ou reconhecer seu poder interno, seu Deus interior, pois até agora vinham entregando esse poder ao exterior, em crenças de muitos deuses ou outras forças de comando aleatórias, nunca voltados para si mesmos, para suas capacidades inatas como almas em um corpo físico. Nas mãos da humanidade encontra-se esse grande poder à espera de ser utilizado, despertado, e esse despertar abre na consciência de todos que cada um pode ser o criador de sua realidade futura, bastando ser no hoje, semear o que quer colher em um dos futuros possíveis, tomando o caminho do coração através da gratidão.

Hannah, Pedro e Inthi olharam-se, mal contendo um sentimento novo que brotava de seus corações humanos. Era tanta alegria que não conseguiam segurar, estavam explodindo em entusiasmo. Pedro levantou-se, sendo seguido por Inthi. Hannah olhou-os surpresa e contagiada para também levantar-se e ir... Mas ir para onde? Fazer o quê? Era tanta a vontade de ir e começar, de ir e realizar que não conseguiam mais se conter. Talvez ainda por inexperiência de controlar os impulsos do coração, sentiam-se incontrolavelmente felizes e inquietos, seria esse o sentimento que os humanos denominam de entusiasmo forte e contagiante?

Mestre Diógenes os olhava encantado, feliz em constatar que essa era a nova força e as energias que necessitava para a próxima etapa, percebendo que os três juntos projetavam ao seu redor um triângulo lilás com muita luz e poder. Emocionado, não conteve lágrimas de alegria e alívio por constatar que mais do que nunca estava colocando muita fé e esperança nesse novo caminho que iriam conduzir a humanidade. Divertido, foi convidando-os a se sentar mais um pouco, respirar fundo e acalmar seus ímpetos, acelerados pelo entusiasmo com mil ideias e projetos a aflorar em suas mentes, sendo impulsionados pelos sentimentos vindos do coração.

Sentaram-se novamente, mas antes Hannah estendeu discretamente sua mão e pegou mais um bombom, sendo olhada com divertida indulgência por Pedro e Inthi.

– Só para encerrar, vocês foram preparados, vocês são os seres certos, ainda estão limpos e puros, vieram até este momento sem estarem contagiados ou mesmo contaminados pelos vícios de procrastinar, de desistir, de fazer sem muita fé e convicção pelos medos paralisantes, entregando aos egos o comando de suas decisões e afastando-se assim cada vez mais de suas essências.

Olhando com amorosidade os olhos de cada um, continuou:

– Vocês são diferentes, e juntos a partir de agora irão criar um método para desenvolver com fé, entrega e confiança o poder de acionar novos caminhos para o coração, um projeto que através das emoções produzirá sentimentos que irão impulsionar e buscar o caminho de transcender a dimensões mais sutis dos 95% do inconsciente dos humanos, que sutilmente aflora e domina o presente do aqui e agora das mentes humanas. Vocês terão que criar um método, uma ferramenta que os ajude, que os ensine a fazer uma limpeza nesse baú do inconsciente, que muito pesa no acesso de novas ideias criativas e inéditas. Vamos ajudá-los a colocar fora tudo aquilo que não é necessário para este momento evolutivo; vamos mexer profundamente nas emoções. Todas as crenças limitantes do passado serão substituídas por posturas proativas e positivas na busca da felicidade, pois um ser humano feliz é um ser poderoso, pois acessou a sua essência.

Comandante Diógenes, ao longo de seus 50 anos de vida terrestre, tornou-se um ser fisicamente forte e ativo. Emocionalmente sensível e comprometido com a causa humana, nunca até então permitiu-se relaxar, ser um humano homem, apaixonar-se e constituir família com alguma mulher, não que não tivesse tido oportunidades, pois durante todo o tempo que esteve à frente da implantação da Universidade Holística muitas jovens, inclusive algumas vindas das estrelas, manifestaram real interesse por sua pessoa. Agora estava afastando-se temporariamente, e seu semblante tranquilo deixava transparecer que estava encerrando um ciclo e abrindo-se para uma nova fase de seu existir como Diógenes humano, e a imagem que até então havia transmitido estava se encerrando.

Existem muitos futuros possíveis, e ele estava aberto agora para outras possibilidades.

Ele foi então comunicando aos três:

– Eu estava somente esperando a chegada de vocês, amanhã cedo me dirijo para um trabalho junto às Montanhas Azuis para auxiliar os que lá irão chegar para serem preparados para virem nas próximas décadas reforçar o trabalho de vocês, que já se iniciou. Vou substituir Mestre Sahnat por algum tempo, pois ele viajará pela Terra em uma outra missão. Quero também aproveitar esse tempo de retiro nas montanhas para melhor formatar um projeto que mobilize os seres humanos no futuro, venho trabalhando em uma ideia um tanto louca e simples de auxiliar os humanos a seguirem seu processo evolutivo, por terem aprendido o caminho do coração. Me aguardem! Retornarei! Nos encontraremos num futuro já programado, antes de 2050 ainda teremos juntos uma linda e desafiante tarefa a realizarmos aqui na Terra.

Após uma breve pausa, continuou:

– Lembrem-se sempre que existem muitos futuros possíveis, e essas possibilidades ocorrem através do livre-arbítrio, que também está sendo proporcionado a vocês. Os abençoo e desejo que as melhores sementes de amor e gratidão sejam abundantes na próxima semeadura de vocês junto aos humanos.

Já era muito tarde, quase meia-noite, quando Pedro, Inthi e Hannah juntamente com seus novos amigos e companheiros de jornada, que estavam frequentando os cursos e treinamentos no Centro Holístico, saíram do estúdio do Comandante Diógenes em busca de um local para comer algo e depois irem para seus alojamentos compartilhados descansar.

Amanheceu e já estavam a caminho de cumprirem um roteiro de visitas a lugares e pontos estratégicos para observar e conhecer mais de perto a realidade do cotidiano das pessoas em centros grandes, como estavam vivendo suas expectativas e sonhos. Visitando escolas, desde as da periferia simples e carentes de tudo até as de classe média e alta, escolas luxuosas e bem equipadas. Centros médicos, enfermarias e postos de cuidados com a saúde. Ao final da tarde, foram visitar asilos, casas de idosos e outros centros de atendimento geriátrico.

Já estava entardecendo quando foram convidados a encerrar o dia indo assistir a um palestrante, um professor muito querido e considerado por todos. Ele vinha mobilizando grande público com sua forma de falar e de se comunicar, com novas propostas filosóficas e vivências para os seres deste milênio. É incrível sua sabedoria e conhecimento notório quando fala de seres interestelares, de missão interplanetária. Com simplicidade e muita fluidez, ele vem encantando multidões.

Entusiasmados com essas preliminares informações, seguiram juntos rumo ao local do evento, percebendo logo na entrada uma imensa fila, que aumentava a cada minuto, com pessoas chegando de todos os lados. Então aceleraram o passo, mesmo assim foram quase os últimos a entrarem no salão, que estava lotado. Acendeu uma luz focando a entrada do palco, onde surgiu um homem alto, vestindo calças jeans, tênis, moletom de um azul-turquesa, passos firmes, vindo colocar-se no centro do tablado. O som de sua voz, forte e jovial, saudando a todos pareceu familiar, então Hannah surpresa olhou para Pedro e Inthi, que maravilhados mal continham a alegria de reconhecerem quem estava no palco para iniciar uma conferência.

– Não acredito! Mestre Sahnat! Sim, é ele! – falavam ao mesmo tempo.

Emocionados e buscando controlar seus impulsos de subir ao palco e abraçá-lo, ouviram a voz querida de seu mestre.

– Boa noite a todos, é um imenso prazer estar aqui com todos vocês, seres comprometidos com este momento planetário. Por que assim os chamo? Porque uma nova espécie de ser humano está sendo formada. São almas vindas de muitas outras dimensões, seres interestelares puros ainda sem o contágio dos egos, portanto são íntegros, éticos e já vêm conectados com uma espiritualidade verdadeira. Vejam bem, essa espiritualidade é diferente das religiosidades e crenças que até então ainda prevalecem. Suas chegadas no planeta vêm ocorrendo de formas distintas. Um dos sinais que os identifica é que permanecem menos tempo nos ventres de suas mães "humanas", são os denominados bebês apressadinhos, prematuros. Na verdade, muitos desses seres não necessitam de nove meses para serem gerados. Muitos ao nascerem recebem dos médicos diagnósticos de síndromes que apavora e deixa tristes seus progenitores, mas esses pais persistem, entregam-se de coração a dedicarem-se na recuperação de seus bebês, e para sua felicidade esses problemas manifestados nos primeiros anos de vida praticamente desaparecem, contrariando as conceituações e os diagnósticos da medicina. Muitos de vocês devem estar se identificando com o que estou falando.

Fez uma pausa e prosseguiu:

– Na verdade, essas crianças revelam-se seres com capacidades acima da média dos filhos humanos de até então. "Superdotados" é uma denominação insuficiente para descrevê-los. Falam várias línguas sem terem aprendido, tocam no piano peças clássicas em tenra idade, com 4 a 6 anos, sem nunca terem estudado música; realizam operações difíceis de matemática com facilidade e rapidez; e alguns ainda se desenvolvem nos esportes com muita maestria e facilidade. Cada vez mais vocês ouvirão relatos deles se materializando em diversos lugares e famílias do planeta, muitos pais até se questionam: "De onde surgiu este ser tão especial e iluminado? Puxou a quem geneticamente em nossa família?" Na verdade, são almas que vieram de diferentes planetas e estrelas que decidiram vir auxiliar e participar do momento planetário que a Terra está iniciando e irá passar. Isso não soa familiar para muitos de vocês neste salão?

Percebeu muitas pessoas concordarem com a cabeça e continuou:

– Sim, essa história tem a ver com muitos de vocês, principalmente aqueles que vêm sentindo-se inadequados, deslocados e desfocados do sistema de vida vigente que a humanidade vem tendo. Muitos ainda com algumas dificuldades, diagnosticadas como síndrome de "toques". O que ocorre verdadeiramente é que eles são extremamente sensitivos e só se entregam a manifestações afetuosas quando sentem em seus corações o sincero amor e afeto manifestado. É necessário dar-lhes um tempo, respeitar seus espaços e formas de ser. Vocês estão telepaticamente me perguntando: "onde esses seres estão atuando?" Não é mesmo?

Sorridente, prosseguiu:

– Posso lhes informar que eles estão compartilhando do mesmo espaço de vocês, desde o jardim de infância até a universidade, frequentando empresas públicas e particulares, atuando silenciosamente nas cidades e no campo. Todos quando aqui chegam assumem seus postos de missão, e tudo vai se reconfigurando rapidamente, numa velocidade inimaginável. Vocês aqui presentes e os que nos ouvem por outros meios de comunicação – pois sei que esta minha fala está sendo neste momento transmitida pela TV Universitária e está sendo gravada para ser assistida em várias partes do mundo mais tarde – estão tendo o privilégio de participar do lançamento de um novo paradigma, uma nova visão e forma de ser e sentir para a humanidade. Muitas previsões e profecias já anteciparam essas possibilidades que estão ocorrendo, e inúmeras probabilidades começam a se realizar no cotidiano de todos os que escolheram tomar o caminho de suas missões, com muita consciência, clareza e lucidez, agora como seres despertos.

E chegando mais na borda do palco, olhou fixamente o espaço, onde havia muitos dos presentes, e sentiu-se tocado.

– A maioria desses trabalhadores da luz vêm na forma humana, mas alguns que estão chegando agora na Era de Aquário são seres intergalácticos, com uma configuração distinta de ser e se apresentar, possuindo uma aparência física mais sutil, perfeita em traços delicados e fisionomia angelical. Seu campo energético pode iluminar-se pelo que emitem e vibram, como se fossem seres de luz própria, suas auras brilham à noite e na escuridão, e mesmo os que ainda não têm a vidência bem desenvolvida podem perceber essa luz como faróis, bolas de luz a iluminar e deslocarem-se diante dos olhos. Cientistas quânticos, já mais abertos a essas chegadas, afirmam que isso tudo é devido a uma diferenciação da velocidade dos átomos e formações de cristais localizados em vários pontos do corpo, que auxiliam na adaptação à densidade física e energética da Terra. Eles possuem uma flexibilidade além do humanamente normal, se encolhem, esticam, saltam e, inclusive, existem relatos de desmaterializar-se e materializarem-se em outro lugar, por vibrarem em frequências altíssimas. Tem algo que muito iremos ouvir falar no futuro da humanidade: o poder da invisibilidade. Muito do que estou relatando já faz parte da vida de alguns de vocês.

O silêncio era total, pois todos ouviam extasiados. Muitos dos presentes não queriam se entregar a fantasias, mas era impossível negar que várias bolas de luz surgiam e desapareciam no fundo da tela escura do palco onde o Mestre estava.

– O metabolismo desses novos seres humanos funciona de forma diferente. Alimentam-se basicamente de vegetais e alguns outros elementos nutricionais importantes para os manter saudáveis. Muitos vêm num corpo de golfinhos e são seres parceiros de missão neste momento planetário. Para eles, humanos e golfinhos, a nossa gravidade os afeta de forma diferente, por isso deslocam-se com leveza e suavidade, como se deslizassem, parecendo flutuar sobre os caminhos onde transitam.

Seu sorriso se iluminava ao falar sobre isso:

– Esses seres já estão aos milhares transitando no planeta, muitos convivendo entre nós. Estão sempre prontos a auxiliar, querem muito ajudar, serem úteis, se antecipam ao auxílio de prover necessidades básicas. Irão fazer a diferença no momento evolutivo dos seres humanos, simplificando a vida de todos para não mais perderem tanto tempo em prover sua subsistência e sobrevivência acumulando coisas desnecessárias. Estão aqui para tornar mais leve a caminhada, menos horas de trabalho para manutenção da vida e mais tempo livre para conviver com a natureza, para através da meditação entrar em contato com suas essências puras de alegria, entusiasmo e liberdade.

Mestre Sahnat fazia pequenas pausas, que mantinham o público mais atento:

– Como já afirmei, eles estão em toda parte no cotidiano de nossas vidas, talvez uma mãe e dona de casa ou um colega de trabalho, um empresário com atitudes e posturas mais afetuosas, sempre atento e respeitando a forma de ser e sentir de seus colaboradores. São muito focados no que fará a diferença positiva na vida das pessoas. Muitas das vezes, atuam de forma telepática, transmitindo mensagens e intuições, coordenando e orientando de forma sutil e amorosa as pessoas ao seu entorno.

Apontando para a plateia, perguntou:

– Vocês nunca tiveram um momento mágico em que uma pessoa surgiu do nada e ofereceu ajuda num momento de grande preocupação e necessidade? Uma pessoa na rua ou num aeroporto que lhe sorri de forma acolhedora e gentil, transformando seu dia, transmutando suas vibrações para alegria e otimismo sem nenhuma explicação causal para o fato? E o principal, como essas pessoas têm o dom da telepatia mais desenvolvido, elas podem captar, mesmo que distantes, as orações, os pedidos de ajuda, e em situações de perigo e desespero, se aproximam e antecipam soluções. Muitas vezes, ouvimos relatos de anjos que surgiram no momento crucial de desespero, fazendo toda a diferença, iluminando, protegendo e auxiliando.

Continuou apontando para o salão e falou:

– Muitos de vocês que aqui estão neste momento do início do terceiro milênio são seres intergalácticos profundamente amorosos e generosos, receberam a missão de auxiliar os humanos na elevação das vibrações da terceira dimensão para a quinta e, mais adiante, para outras, se assim for possível pelo nível avançado evolutivo. Vejam bem, estamos no início do milênio, primeiros dias do mês de janeiro do ano 2000. Vocês estão chegando neste momento histórico em que muito da energia vibracional positiva gerada pelos humanos durante essa passagem já foi utilizada por seres interestelares, para impulsionar as transmutações de frequências para a próxima etapa evolutiva, mas temos ainda muito por realizar, aprender e desenvolver. Já vou antecipando a todos que existirão outros momentos como este, com muita energia gerada pelas mentes dos humanos em orações, mentalizações e propósitos de mudanças de vida, tanto impulsionados por medos e ansiedades como pela fé e esperança

Mestre Sahnat parou de falar, avaliando como estava a atenção de todos e, quando satisfeito, continuou:

– Já antecipo que um desses momentos será no ano de 2012, quando haverá o término de um ciclo dentro do calendário Maya, e novamente a partir de 2020 teremos um momento muito delicado e difícil, com doenças, medos e mortes em todo o planeta. Mas tudo isso será de alguma forma benéfico para todos aqueles que aproveitarem essas oportunidades, aparentemente catastróficas, para despojar-se de toda a bagagem de egos que pesa e atrasa a viagem, pois preparará os humanos para a passagem evolutiva para a quarta, quinta e demais dimensões. Toda essa energia gerada pelos humanos será colhida e aproveitada, tendo a condução dos seres interestelares em missão.

Vendo muitas testas franzidas, com um ponto de interrogação acima de suas cabeças, seguiu:

– Sobre o ano de 2012 e 2020, as profecias dos maias de final de ciclo serão muito utilizadas pela mídia do mundo todo como uma possibilidade e mesmo interpretação como final dos tempos, fim do mundo. Enfim, o que vai ocorrer nesse período de tempo e alguns anos que antecedem essas datas? Com certeza, muitas pessoas vibrarão no medo ao ter acesso a essas informações e crenças, então buscarão formas de como sair-se bem e sobreviver às profecias, que serão espalhadas de forma negativa, criando um verdadeiro escarcéu, muito alvoroço negativo alarmante e pessimista, como é bem comum acontecer devido à ênfase dada pelos noticiários e pelas redes de comunicação. Com a aproximação de um possível apocalipse, muitos irão buscar um novo estilo de vida, com mais alegria e prazer, volta à natureza, lugares e comunidades longe da poluição das grandes cidades, com água pura, alimentos orgânicos, mudança da forma de ser, sentir e viver.

Fez uma pausa para tomar um gole de água e prosseguiu:

– Em 2020, ano astrologicamente do Sol, com seu brilho e luz, tudo que estiver obscuro, escondido nas trevas, virá à luz. A humanidade passará por momentos de doença, baixa imunidade, medo, pânico e será obrigada a se isolar, fechar-se em suas casas na busca de maior segurança. Como todos os eventos têm um momento de pico máximo de crise e depois passa, esse período também passará, mas os humanos não mais serão os mesmos. Até 2050, muitos eventos aparentemente calamitosos ainda ocorrerão e serão apenas um novo formato de acelerar o processo do dar-se conta dos humanos, tomando o caminho do meio, saindo da dualidade.

A plateia arregalou os olhos, e ele seguiu com suas explicações:

– Será então nesses períodos que os trabalhadores da luz estarão mais uma vez preparados para entrar com uma ação de estímulo à volta à vida mais em contato com a natureza, com a busca de uma alimentação mais natural e orgânica, aumento da imunidade, trabalhando nas pessoas aquelas emoções que provocam desequilíbrios mental e vibracional, como medos, raivas, mágoas, desesperança, enfim. Muito se ouvirá sobre reforma íntima, amor incondicional, expansão da consciência. Um grande número de pessoas estará em busca de evoluir para formas mais condizentes, com a possibilidade de salvação de suas almas nos corpos que hoje habitam. Um dia foi dito por um avatar do amor, nosso Mestre Jesus: "fora da caridade e amor não há salvação". Tudo que os humanos amedrontados buscarão será uma mudança radical em suas vidas. Marquem estas datas, final de 2012 e 2020, pois seres interestelares estarão prontos para aproveitar esse estado emocional dos humanos para entrar mais profundamente com suas ações de resgate e mudanças de paradigmas com maior solidariedade. Está iniciando-se o projeto-missão "Vitória da luz". Estou agora pronto para responder às suas perguntas.

Mestre Sahnat foi enviando telepaticamente um recado a Hannah, Pedro, Inthi e os demais seres interestelares em missão presentes no salão para que discretamente se deslocassem para trás do palco, nos bastidores, para se encontrarem. Aos poucos, alguns dos presentes foram sem serem percebidos deslocando-se por um corredor lateral, indo em direção a uma pequena porta no lado inferior do palco.

Quase uma hora depois, Mestre Sahnat chegou. Todos estavam felizes conversando, era muita emoção de reencontros e alegria de descobrirem-se vindos alguns do mesmo planeta, parecia uma multidão em um estádio conversavam todos ao mesmo tempo, mas silenciaram quando perceberam que estavam sendo divertidamente observados. Hannah estava no lado extremo da sala, conversando animadamente com um grupo de jovens vindos de Vênus. Pedro veio buscá-la para juntos se aproximarem do mestre, que estava sendo abraçado por Inthi. Foram momentos indescritíveis, uma emoção que aquece o peito, que acelera o coração, que dá um nó na garganta, um sentimento muito forte e gostoso, emoções ternas de reencontros com as pessoas que amamos. Era o que nutria a alma de todos.

Sahnat, aproveitando a energia do clima emocional formado, convidou todos a se aproximarem, pois precisava falar agora em um tom mais baixo, visto que após horas falando, suas cordas vocais estavam pedindo um tempo para se recuperar.

– Amanhã estão todos convidados para um encontro. Quero falar mais detalhadamente sobre a missão "Vitória da Luz", já que chegou o momento de agirmos. Tanto os que agora estão chegando quanto os milhares de trabalhadores da luz espalhados pelo planeta Terra estão recebendo esse convite. Nos reuniremos o dia todo num anexo aqui na universidade, numa espécie de minianfiteatro com espaço para 300 lugares, número este de seres mais diretamente comprometidos com o comando, que lá estarão e que vêm sendo preparados para irem por todo o planeta coordenando os trabalhos em grupos de despertar.

Despedindo-se de todos, envolveu-os em uma bola de luz, e muitos perceberam emocionados a presença de alguns mestres e outros seres, que se aproximaram para nutrir suas almas de vibrações elevadas de luz. Sim, as almas que ocupam um corpo físico se nutrem de energias luminosas através de fótons de energia pura.

Inthi, Pedro e Hannah foram os últimos a sair. Na rua, caminhando em direção aos alojamentos, Hannah curiosa perguntou:

– Vocês viram aquele mestre no canto da sala nos fitando? Eu já o vi outras vezes e percebo que está sempre se conectando conosco. Vocês sabem quem é ele?

– Sim, ele está conosco desde a casa do Mestre Sahnat, foi com ele ou com a presença dele que comecei a me iniciar na vidência. Vou relatar rapidamente como ele nos introduziu através de vivências em um entardecer olhando o pôr do sol. Bolas de luz rosa, algumas azuis, se moviam e se misturavam em uma só bola de luz, transmutando-se em luz lilás, e se eu fixasse mais, se transformava em uma chama, como um fogo violeta.

Pedro sorria muito, sentindo-se grato e feliz por conhecer esse mestre e ter tido encontros com ele, com Sahnat e outros mestres, lembrando-se, principalmente, do dia da metabiomorfose com o tigre e Hannah, sendo que um dos mestres que vieram socorrê-la era ele. Também o viu nas pirâmides, ou seja, sempre percebia sua presença quando eram realizadas as afirmações de Eu Sou. Mestre Mohan falou dele na sua aula sobre Alquimia dos vegetais. Foi ele que fez a abertura do encontro com os mestres na oitava dimensão, quando todo o grupo participou em projeção astral antes de sairmos das Montanhas Azuis.

Hannah, refazendo conexões com os muitos momentos que ele esteve presente junto dela, olhou para Pedro, ansiosa, querendo saber mais, e ele continuou:

– Sim, Hannah, esse mestre chama-se Saint Germain. Vou relatar a vocês tudo que sei a seu respeito assim que chegarmos em nossos alojamentos e estivermos acomodados.

Hannah mal conseguia esperar por esse momento de saber tudo sobre Saint Germain, agora que sabia que essa não era a primeira vez que o encontrara, mas como sua mente estava aprisionada em um corpo, suas lembranças ficaram acumuladas nos registros akáshicos. Sabia também que sua alma, quando liberta em projeção fora do corpo, poderia lhe passar mais detalhes de suas outras passagens em que ela e o mestre estiveram juntos, mas agora, por Pedro, iria saber um pouco mais sobre esse ser que tanto a intrigava e, ao mesmo tempo, parecia familiar. Já acomodados no tapete da sala particular dos dois quartos que ocupavam, Pedro solenemente começou a falar:

— Como havia nos informado Mestre Sahnat, a cada 2.000 anos ocorre vibracionalmente uma mudança de energia planetária. Desde o ano 1 até ao ano 2000, tivemos o planeta Terra sob a influência da energia do sexto raio com a vinda de Jesus, um dos muitos avatares enviados por Deus, tendo como missão dirigir e orientar a humanidade na Era de Peixes, pertencente ao raio da devoção, do amor. A partir do ano 2000, começamos um novo ciclo, a Era de Aquário, regida pela energia do sétimo raio, do qual vários mestres foram destacados para dirigir essa nova fase da humanidade, sendo Saint Germain indicado para ser o mestre mentor até o ano 4000. Ele mais que ninguém conhece profundamente as mentes e os corações humanos e acredita que se um grande número de seres vibrarem nas mesmas orientações programadas pelos mestres, grande parte da humanidade até 2050 irá ascender para dimensões mais sutis, já liberta.

Pedro silenciou, olhando avaliativo para seus amigos. Então, Inthi falou emocionado:

— E nós três, pelo que estou entendendo, teremos um tempo estipulado para desenvolver métodos e formas para acelerar o despertar dos humanos para essa nova consciência, será assim.

Pedro concordou e continuou informando:

— Para tal, no final do milênio passado e neste que se inicia, de forma mais forte e gradual, vêm sendo instalados centros e laboratórios alquímicos etéricos e muitos agora físicos, em muitas partes do planeta Terra, trazendo de volta filosofias e conhecimentos herméticos para ancoragem e sustentação da chama violeta. Todos os seres interestelares que aqui chegaram vêm trabalhando e dedicando-se a expandir essa luz transmutadora, através de magnetizações dos ambientes com energias sustentadas de alegria, positividade, fé, confiança e coragem. Assim, por ressonância, os seres humanos irão aderindo a essa nova forma de ser, sentir e viver sob as vibrações da chama violeta.

Inthi saltou, ficando em pé e falando rápido e entusiasmado, trazendo uma leveza para o ambiente:

– Agora entendo o que nossa mãe, Alicia, nos falava sobre terapias holísticas que muito auxiliariam a humanidade. Eu quero logo aprender a usar, a fabricar, a divulgar e distribuir essa chama por todo o planeta Terra. Vai ser fácil, vamos usar desde histórias e desenhos de heróis infantis até pedras, cristais, aromas, florais, filmes e livros com novas propostas transmutadoras, com o ensino do uso e da adoção da chama violeta, acelerando o processo evolutivo da humanidade, transmutando tudo como uma limpeza cósmica, desobstruindo os caminhos dos humanos, libertando-os de seus passados e no presente ensinando-os a semear corretamente. Agora com a certeza de um futuro promissor e luminoso.

Inthi falou atropelando as palavras. Hannah, contagiada pelo seu entusiasmo, saltou correndo em direção a Inthi, abraçando-o. Foi tão forte seu impulso de correr e abraçar que terminou por ambos caírem ao chão estatelados, foi uma cena cômica. Inthi a afastou, intrigado e deveras assustado com sua atitude, pois ela o pegou desprevenido com seu impulso infantil. Hannah sentiu o clima de rejeição, voltando quietinha, envergonhada, e se sentou ao lado de Pedro. Este, contendo o riso para não a magoar, tomou suas mãos dizendo sério:

– Hannah, querida menina, tem muito que aprender e lembrar. Agora mesmo, já sendo uma alma evoluída, está passando por uma experiência num corpo físico, e para nós, agora humanos, as manifestações dos impulsos dos sentimentos devem ser controladas, pois explosões de emoções quando não bem contidas e orientadas podem não serem bem-vindas e compreendidas no mundo dos humanos.

Hannah, feliz e agora tentando ser mais cuidadosa e comedida, levantou-se e foi aproximando-se suave e delicada, beijou a face de seus amigos, quase roçando próximo a seus lábios. Sentindo-se deveras perturbada, logo reagiu, voltando a ser a Hannah de sempre, saindo intempestivamente correndo para seu aposento e gritando de forma teatral:

– Eu amo você, eu os amoooo, Pedro e Inthi, meus grandes e eternos amores; os amarei para sempre; boa noite, amanhã cedo me acordem, pois quero ser a primeira a chegar no encontro com Mestre Sahnat.

Pedro ainda sorria encantado com a imagem brejeira de Hannah quando se voltou para Inthi, o encontrando sério e com olhos lacrimejantes como sempre. Aliás, ele era muito sensível às emoções puras vindas do coração. Inthi questionou:

– Até quando vamos ficar nessa indefinição? Cada dia que passa está ficando mais difícil conter o grito de meu coração pedindo para se manifestar. E também, Pedro, tenho que confessar que a presença próxima de Hannah vem me perturbando muito fisicamente, às vezes fico mole sem ação, outras com uma vontade imensa de agarrá-la, apertá-la em meus braços, beijá-la longamente. Muitas fantasias têm perturbado meus sonhos.

– Sim, Inthi, compartilho dos mesmos sentimentos, que vêm seguidamente perturbar meu sono. Nesses momentos, levanto, tomo banhos frios, faço ginásticas ativas, desafiando meu corpo em força e vitalidade, pois sinto que ajuda, mas sei que não é esse o caminho. O que sei é que nós dois temos que ter paciência. Foi combinado que no momento certo a definição viria. Vamos aguentar e aguardar, pois nosso amor por Hannah é legítimo e muito forte. Agora vamos fazer um pacto, independentemente de com quem a Hannah decidir ficar, vamos continuar mantendo nosso amor e nossa amizade que sentimos um pelo outro.

– Sim, Pedro, concordo contigo, mas teremos ainda quanto tempo nessa indefinição? Amo tanto Hannah que não olho para nenhuma outra jovem, e veja, ontem fui abordado por uma linda interestelar, senti subliminarmente seu interesse de forma diferente por mim, fiquei nervoso, acho até que me comportei de forma infantil e pueril. Percebi também que sua presença chama a atenção de outras moças do grupo, mas nós dois só temos coração e olhos para Hannah. Até quando vamos conseguir sustentar essa situação? Confesso, amigo, que estou sofrendo muito, está realmente difícil.

– Vamos dormir, Inthi, e nos próximos dias abordaremos esse assunto. Conforme Mestre Mohan nos orientou, devemos sempre falar abertamente os três juntos. E eu concordo contigo que essa situação não está sendo confortável para nós dois, pois também estou me sentindo infeliz e sei que esse sentimento não é nada bom para a missão que temos a realizar juntos.

Na manhã seguinte, muito cedo estavam entrando no anfiteatro, quando Hannah pegou as mãos de ambos e os puxou para um lado do corredor e foi falando corada, atropelando as palavras:

– Ontem voltei de meu quarto para buscar água e ouvi a conversa de vocês. Perdoem-me, sei que agi errado ao ficar a escutar vocês. Todo o tempo eu sabia que não era correto, mas uma força maior, podem até chamar de curiosidade, mas não era, era algo mais forte que me segurou para ouvi-los dizer aquilo que não falariam tão abertamente para eu tomar conhecimento.

Hannah tremia, sua respiração era curta e ofegante, seu coração batia forte na garganta, sensação já muito familiar sentida no passado de sua curta vida no planeta. Sentia seu pulsar dizendo: "vai, Hannah, agora não para". Tomou fôlego e confessou:

– Enfim, ouvi tudo, mas não me arrependo de ter escutado às escondidas, por isso quero completar a conversa de vocês com o que estou sentindo, prometo que serei breve. Pois bem, passei a noite ensaiando o que iria dizer, bem vamos lá: eu, Hannah, também tenho sentido sensações estranhas em meu corpo, percebo que quando elas vêm nem sempre vêm somente do coração, são várias partes do corpo que vibram, e sinto-me feliz e perturbada, mas o que está enlouquecendo-me é que esse sentimento, tanto físico como emocional, eu sinto com a presença e o toque de vocês dois, entendem?

Ambos estavam sérios, sentindo seus corpos fraquejarem. Com as pernas trêmulas, respiraram fundo e afirmaram um "sim" e um "não" seguidos, na verdade nem conseguiam falar ou pensar claramente. Hannah também não se deteve em observar suas respostas, tinha que continuar sua fala, que havia treinado mil vezes durante a longa e infindável noite.

– Pois bem, o que é isso que nós três estamos sofrendo? Passando? Ou sei lá, vivendo esse mesmo sentimento, emoção, ou como diriam os humanos, sofrendo do mesmo mal, no que não concordo, pois o que estou sentindo, ou melhor, o que estamos sentindo é muito lindo, muito forte e temos que nos entregar e viver essas emoções profunda e intensamente.

Eu quero me permitir viver essas emoções até o seu final, mas eu preciso me conhecer e conhecer vocês, estão me entendendo? Estão me seguindo? Mas...

Hannah parou, respirando fundo, deu um passo para trás, sentindo cambalear. Era muita tensão e emoção que ela não sabia lidar. Então Pedro, ansioso e querendo dar um final àquela conversa, que o estava deixando constrangido, questionou:

– Mas? O que queres dizer Hannah com este "mas"?

Com as últimas palavras vibrando nos corações dos três, foram informados que Mestre Sahnat iria iniciar e estava apenas à espera dos três retardatários conversando no fundo do corredor.

– Conversamos mais tarde, mas não passa de hoje, é muito importante para nós – sussurrou Inthi, olhando para Pedro e esperando seu sinal afirmativo de concordância. Voltou-se para Hannah, deixando combinado de mais tarde terminarem a conversa.

Hannah suavemente tocou a face de Pedro e Inthi, com olhar cheio de amor e muita ternura, muita vontade de ali permanecer, e antes que fraquejasse, passou rapidamente na frente de ambos, entrando no anfiteatro. Três lugares na primeira fila esperavam por eles. Hannah sentou-se na cadeira do meio, deixando uma livre de cada lado seu, logo ocupadas por Pedro e Inthi. Mestre Sahnat olhou-os sério, mas um risinho divertido entortou seu canto da boca. Hannah cruzou os braços, sentindo-se invadida, e pensou: "será que ele tinha captado tudo que estava acontecendo?"

– Bom dia a todos, hoje teremos um dia intenso de informações e conversas importantes, pois será o fechamento do período de iniciações que viemos realizando. Muitos que aqui estão fizeram parte das muitas turmas do milênio passado que passaram pelas Montanhas Azuis. E, como vocês todos já sabem como funciona um computador, quero que mentalmente abram no cérebro várias pastas mentais e coloquem títulos curtos sobre os temas que hoje preciso passar a vocês antes de saírem em grupos de missão pelo planeta Terra, cada um com tarefas específicas. Por um período, todos irão buscar bem aprender e desenvolver o que for solicitado a vocês, e todos terão o foco nos mesmos elementos: pessoas, sentimentos, emoções, ecologia planetária, família, sociedade, espiritualidade, divisão política dos países, ou seja, o planeta Terra como um todo.

Ele seguiu falando, enquanto todos iam se concentrando para apreenderem tanta informação.

– Cada grupo irá para locais diferentes, com missões e buscas sobre o mesmo tema, isto é, a evolução planetária, e ao cabo de cinco anos, precisamente em 31 de dezembro de 2005, iremos nos encontrar no Monte Auzangate, na Cordilheira dos Andes, quando então cada um trará suas tarefas e propostas concluídas para juntos, mestres e seres de muitas dimensões, traçarmos um plano para os próximos 15 anos. Quando estivermos com os resultados obtidos nesse período, em dezembro de 2019, véspera de 2020, nos reencontraremos para uma avalição do que foi bom e funcionou e o que estará fazendo a diferença na humanidade e o que terá que ser revisto.

Suas explicações não paravam:

– Prestem agora muita atenção, pois muito do futuro da humanidade ficará na dependência dessas datas e ações específicas não somente dos seres interestelares em missão, mas de uma ação conjunta com todos os humanos que estão despertando para essa realidade. Depois de 2020, com todos os acontecimentos do ano do Sol sobre os humanos e todas as grandes mudanças que ocorrerão nesse ano, teremos ainda mais 30 anos de prazo para realmente fazermos a virada e levar os humanos na busca de suas essências primordiais, tomando o caminho do coração de volta para casa. Lembrem-se:

2020 – Início da Operação Resgate;

2030 – Operação Reconexão;

2040 – Operação Transmutação;

2050 – Operação Despertar da Humanidade.

– Essas operações terão divulgação e trocas informativas e vibracionais através de todos os canais de luz, telecomunicação, redes sociais e outros meios de disseminar o bem. Vamos buscar trabalhar os humanos através da Operação Resgate, de cursos, palestras, mentorias e vivências periódicas ministradas por trabalhadores da luz. Estes dedicados à sua principal missão junto a todos os humanos, que é trazê-los de volta, conectando-os à essência de equilíbrio das emoções e dos sentimentos contraditórios, levando-os à compreensão de tudo que lhes acontecerá, a uma busca de reinventarem-se, pois passarão por muitos momentos de grandes dificuldades. Com o passar dos anos, nada será como antes, pois terão que ressignificar seus pensamentos, sentimentos e suas buscas de espiritualidade. Uma nova postura de ser e viver será indispensável, e assim se darão conta do que realmente vieram fazer aqui, tornando-se cada dia mais autênticos e felizes. Do ano de 2030 a 2040, durante a Operação Reconexão, serão intensificadas as últimas ações de resgatar, de trazer de volta as pessoas que estão reconectando-se com seu verdadeiro Eu Sou, mas ainda necessitam de ajuda para terem mais coerência com seu despertar de consciência. Será um período de mais leveza e paz, quando muitos dos seres que nasceram neste milênio estarão precocemente auxiliando neste lindo momento planetário. E do ano 2040 ao ápice até 2050, a Operação Transmutação irá se intensificar com auxílio mais presente e intenso dos mestres ascensos, retirando e transmutando as últimas emoções negativas que porventura ainda persistirem. E a partir de 2050, a Operação Despertar da Humanidade, agora com uma nova humanidade, feliz, amorosa e desperta, ajudará na mudança das frequências vibracionais do planeta Terra, que estará nesse lindo momento sendo preparado para entrar na categoria de planeta em ascensão, onde os humanos que aqui habitarão serão seres amorosos, felizes, com sentimentos e emoções vibrando em altas frequências; serão seres iluminados, cada vez mais despertos e unos com as energias de luz superior.

Todos ouviam emocionados. Eram muitas informações. Essa missão lhes exigiria dedicação, entrega e responsabilidade, pois muito do futuro da humanidade dependerá dessa grande mudança em massa, e o que lhes estava sendo colocado era realmente possível e factível. Muitos dos que ali estavam, no passado, tinham participado com sucesso desse tipo de Operação Resgate, mas alguns ainda se questionavam sobre se essa transformação seria total, de forma massiva, para todos os humanos. Mestre Sahnat, captando telepaticamente essas dúvidas, continuou:

– Todos terão as mesmas oportunidades de seguirem o caminho do despertar; todos serão chamados, tocados, envolvidos nas mais variadas técnicas e sugestões de resgate que vocês, já em 2005, irão nos apresentar. Infelizmente, existem muitas almas ainda vivendo numa faixa mais densa, obscura, por seu livre-arbítrio e talvez pela falta de vontade de virem para a luz; agora será dada essa oportunidade a todos. A ascensão será apenas pela vontade própria do querer, e esse é um caminho solitário.

Mestre Sahnat, respirou fundo, fez uma pequena pausa e prosseguiu:

– Vocês todos aqui presentes serão encaminhados aos mais longínquos pontos do planeta, entrarão em contato com todas as mazelas humanas para colherem apenas o que de melhor os humanos vêm desenvolvendo e sendo, pois a partir do ano 2020, após os conflitos que passará o planeta, as forças das trevas tenderão cada vez mais a enfraquecer e se extinguir. Vibrações desprovidas de amor não terão força nesta nova Era de Aquário; os humanos, em sua maioria, estarão cada vez mais buscando, almejando por uma nova vida; paz é o sentimento que mais clamam. Quando foi perguntado a milhares de seres na Terra, no final do milênio passado, o que mais queriam para suas vidas, a maioria pediu paz. Seguiram-se pedidos de saúde, harmonia familiar, equilíbrio entre o ser e o ter, em conexão com a abundância e liberdade financeira, enfim, todos sonhavam em viver num mundo de alegrias plenas e duradouras. Às vezes, me pergunto: "se todos querem e almejam isso, por que seguem caminhos opostos?" Enfim, não tenho todas as respostas, o que sei é que vocês terão cinco anos para entrar em contato com os humanos, colher dados e informações, conhecê-los em suas mais diferentes formas de ser, sentir e como vêm se desenvolvendo. Dentro deles já vem nascendo uma expectativa de virem a ser cada dia mais saudáveis, felizes, evoluídos e espiritualizados.

Percebendo um certo cansaço do grupo, falou:

– Perdoem-me por me tornar repetitivo, mas considero de fundamental importância trazer mais uma vez para a consciência de todos vocês quais as propostas efetivas que farão a diferença na vida dessas pessoas, de maneira que possam ajudá-las a sair do estágio de seres conscientes, pois sabem da realidade, para seres coerentes, agora com mudanças e atitudes verdadeiras. De nada adianta estarem conscientes dos problemas que os aflige se continuam a atuar no cotidiano de forma incoerente, com medos, raivas, ambições, invejas, falta de atenção e amor ao próximo e a si mesmo. Digo isso porque quero que observem que têm muitos humanos que são maus para consigo, se anulam, passam por cima de suas vontades íntimas para agradar ao outro, quando há mais de dois mil anos foi dito: "ama ao próximo como a ti mesmo". Perguntem-se: "como eles estão lidando e respeitando sua individualidade e seu amor-próprio?"

E as explicações não paravam de chegar:

– Essas etapas e situações que passará toda a humanidade nada tem a ver com crenças, religiões, partidos políticos, raças, enfim, com qualquer segmento do sistema organizacional dos humanos. Tem a ver com suas essências. Independentemente de tudo isso, todos serão igualmente conscientizados, chamados e mobilizados, pois para a nova fase que virá, o ser humano terá que reinventar-se, e uma forma diferente de conexão com Deus e crenças verdadeiras serão implantadas, sem mais religiões e dogmas. Uma nova proposta de transitar pelo planeta, sem mais as ambiciosas divisões territoriais e políticas. Todos serão seres únicos da raça humana vivendo suas trajetórias de vida, sem mais as constrangedoras e formais identificações para poder ir, vir e transitar, ou seja, não haverá mais necessidade de passaportes e outros números de identificação, sendo que o trânsito em qualquer parte do território terrestre será controlado pelas frequências vibracionais que cada ser humano trará dentro de si, passando por uma espécie de aparelho tipo um "frequencímetro", que medirá suas frequências em hertz. Assim, quanto mais elevadas e puras, mais liberdade de ir e vir, inclusive para outras dimensões.

Era muita informação sendo passada, mas todos seguiam concentrados em ouvir e registrar tudo. O mestre continuou.

– Existem muitos lugares sagrados no planeta, com fortes energias de amor, que se potencializam com a fé de quem as acessa. Essas boas vibrações ficam imantadas nas mentes das pessoas que passarem fisicamente por esses locais e, mais tarde, se manifestam em forma de ideias, criatividade, em que a pessoa se dará conta que é uma espécie de intuição, que não foi sua mente que criou, ou seja, são ideias luminosas que foram assimiladas durante a estada nesses lugares sagrados, manifestando-se, posteriormente, no momento certo e necessário.

Mestre Sahnat tinha muito a ensiná-los:

– É importante entenderem que o campo de força ressonante no entorno da Terra está com uma camada de vibrações diferentes, que vêm se aglomerando ao longo do tempo. A humanidade está evoluindo através da luz gerada a partir de seus corações. Infelizmente, no mesmo espaço, percebemos vários círculos concêntricos densos e escuros de muita força negativa gerada pelos humanos e pelos seres do mundo das trevas, que ainda vivem no planeta em torno da crosta e em túneis no interior da Terra. Na medida em que o número de seres começarem a vibrar em frequências altas, por ressonância e sintonia, as vibrações de luz vão tomando força e libertando os humanos de sua doença física e mental. Sim, meus amados, a humanidade está adoecendo a cada dia por suas próprias escolhas e condenada, nas próximas décadas, se não houver mudanças, a ter mortes em massa. Já sabemos e visualizamos a imensa possibilidade de que nada dessas previsões apocalípticas ocorram, bastando através de nosso trabalho e dedicação levar informações de luz e amor aos seus corações, sendo que a única forma de salvar os humanos é despertá-los e trazer à luz o seu tesouro interno.

Para finalizar sua conversa, disse:

– Neste milênio, não importa o passado dos humanos, e sim o que estão e farão com suas vidas, como estão evoluindo em direção a essa energia divina que está ao dispor de todos; o que estão realizando para o controle de seus pensamentos e sentimentos; o que suas emoções estão criando e atraindo para suas existências. É uma nova oportunidade de a humanidade reconstruir o seu futuro, cada um fazendo sua parte, reinventando-se fora dos paradigmas do passado. Já me despedindo de todos, saibam, acreditem e reconheçam o ser de luz que vocês realmente são e trabalhem para despertar essa luz nos corações dos humanos, pois somente assim, através dessa alquimia transmutadora da alma, poderemos recuperar a energia vital dos irmãos terráqueos, por meio dessa verdadeira alquimia da vida, que passa pelos acordes do amor incondicional.

Uma névoa luminosa lilás foi envolvendo todos os presentes. Mestre Sahnat encerrou o encontro, informando que a partir do dia seguinte todos receberiam em seus aposentos um horário para virem conversar com ele e serem distribuídas as tarefas, missões e locais onde iriam atuar até o ano de 2005.

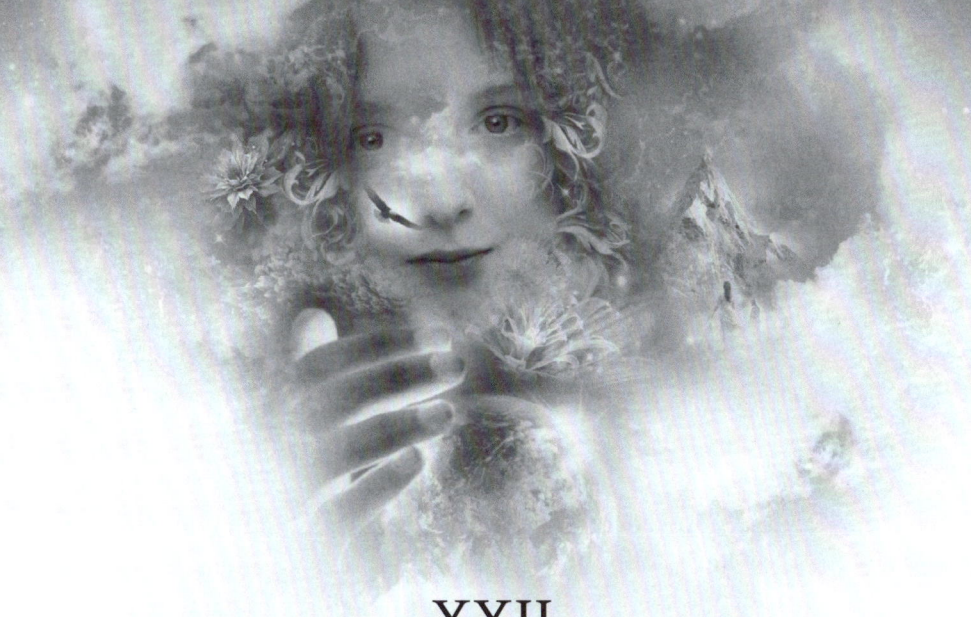

XXII
O inesperado – mudança de planos

Todos estavam saindo quando Mestre Sahnat chamou os três para dar as suas últimas orientações sobre como deveriam proceder, onde e como iriam atuar. Hannah sentiu uma sensação intuitiva estranha, com garganta seca, e voltou junto com Pedro e Inthi. Silenciosos, sentaram-se em frente ao mestre, sentindo algo diferente no ar, aguardavam inquietos para ouvirem o que lhes seria passado.

Quando lhes foram apresentadas as novas mudanças em suas missões planetárias em conjunto, ficaram em choque, petrificados e surpresos com o inesperado, com a decisão que os mestres haviam tomado naquela noite a respeito deles. O inesperado estava sendo colocado para eles, e assustados sentiram a fragilidade de suas emoções diante das futuras expectativas que estavam sendo deslocadas para outro patamar. Nunca haviam visto seu amado Mestre Sahnat tão sério, reticente, como se estivesse medindo cuidadosamente as palavras que iria falar, informando de antemão que essa decisão era definitiva e que esperava dos três muita abertura, aceitação e compreensão para o que seria informado:

– Vocês têm até dia 31 de dezembro de 2005, quando todos nos encontraremos nos Andes, para tomarem algumas decisões: se irão ficar no planeta Terra e participar até o final desse movimento que se iniciou ou voltar aos seus planetas de origem; se optarem por ficar, Hannah terá que estar determinada em sua decisão e escolha de com qual dos dois irá ficar, se Pedro ou Inthi, para juntos trilharem essa nova etapa de missão, que se iniciará em 2005, como um casal humano.

Então, prosseguiu pausadamente:

– Por consenso, avaliamos com muito cuidado e critério a forma que vocês vêm conduzindo os relacionamentos nestes últimos dias e percebemos que poderia chegar a uma situação de indisposição e quebra da harmonia entre os três, o que prejudicaria imensamente a missão que vocês assumiram. Não existe mais condições de substituições nem gostaríamos de assim proceder, pois contamos com o trabalho dos três por muitas décadas ainda, por isso decidimos que nessa primeira etapa, ou seja, até o ano de 2005, vocês seguirão suas missões separadamente.

E antes que eles reagissem questionando o porquê ou discordassem do que estava sendo proposto, continuou de forma inexorável e firme, sinalizando que não queria ser interrompido até o final das suas orientações:

– Pedro, você irá, com a nossa proteção e ajuda, vivenciar tudo que diz respeito às guerras, brigas e contendas da humanidade, que vem reduzindo suas formas de lutarem entre povos, raças, famílias, países e continentes. Necessitamos de um projeto de paz no sentido mais amplo para este planeta.

Olhou para Inthi, orientando:

– Inthi, você irá, com nossa proteção e ajuda, vivenciar tudo que diz respeito ao elemento psicológico, ou seja, aquilo que passa pelas mentes e pelos corações nas mais diversas sociedades do planeta. Vai observar como os seres humanos vêm, através dos egos, perdendo seu centro, envolvendo-se em campos energéticos tóxicos em suas vidas no cotidiano, com descontrole das emoções e dos sentimentos. Ao final desse tempo, terá que nos trazer uma proposta de como retornar para seu eixo indestrutível e poderoso, como acessar uma inteligência sensível e no controle das emoções puras comandadas pelos impulsos do coração.

O campo vibracional estava tenso, muito forte, em vibrações ansiosas e poderosas, então o mestre respirou fundo e, voltando-se para Hannah, continuou:

– Você, Hannah, irá ficar sem a nossa proteção e ajuda. Atente-se!

Estou dizendo sem a nossa proteção e ajuda, tendo o livre-arbítrio humano como sua única liberdade de escolha e deslocamento. Terá todas as condições de ir e vir por onde quiser. Durante esse período, irá vivenciar e conviver com todas as últimas mazelas de negatividade que a humanidade ainda vem apresentando, como: medos, raivas, invejas, ciúmes, mágoas e, principalmente, conhecer melhor os humanos e suas crenças religiosas. Levará apenas consigo, em seu íntimo, sua pureza, devendo ter muito cuidado para não ser contaminada nem contagiada em seus sentimentos imaculados, sem entrar no jogo dos egos humanos. Deverá ser uma pessoa pura, íntegra, corajosa, compreensiva e bondosa. Lembram-se daquela frase de Cristo: "dar a outra face para bater"? Sua ação terá que passar por esse desafio da grandeza do poder dos humanos. Deverá ao cabo de cinco anos voltar com a mesma frequência vibracional pura de hoje, e para o ano de 2005 deverá trazer uma proposta de auxílio aos humanos para erradicar sentimentos negativos em conexão com as sombras e energias mais densas, potencializados pela falta de fé em um Ser Superior.

Pedro e Inthi saltaram juntos, ficando em pé, prontos para protestar, mentalmente se colocando na condição de substituírem Hannah nessa sua missão sem proteção. Também queriam melhor entender e questionaram:

– Como assim sem proteção? Em que amplitude se estenderia a afirmação de "dar a outra face para bater"?

Mestre Sahnat, calmamente, convidou-os a sentar-se, enquanto Hannah, neutra, parecia um pouco alheia ao que estava ocorrendo, parecia nem mesmo ter ouvido a parte que lhe competia neste momento, permanecia desalentada, apenas pensando e fixada na possibilidade de os três virem a ficar separados por cinco anos.

– Acalmem-se, meninos, vocês vão entender e espero nos acolher e nos dar razão às nossas decisões, vamos por partes. Hannah, volta para cá! Presta atenção. Você terá como missão sentir todos os níveis que um ser humano possa passar a partir de suas crenças e conexões com as emoções, tanto positivas como negativas, relativas à espiritualidade, vivenciando, observando e trazendo propostas de um amadurecimento e controle equilibrado dos sentimentos humanos, que hoje tanto carecem de uma inteligência emocional mais clara e controlada. Quanto a dar a outra face para bater, será na verdade o grande desafio da humanidade para este milênio, entender e viver com sabedoria a lei do retorno, pois quando retornamos com ações más, na mesma altura da agressão, estamos demonstrando que somos iguais. O aprendizado é reagirmos ao mal com o bem. Existe a grande possibilidade de, ao fazermos o bem, desarmar a pessoa agressora, inclusive o campo vibracional que criamos no entorno irá magneticamente atuar positivamente. Até porque acreditamos na essência pura interna dos seres humanos, e mesmo que estejam a gritar e agredir, se as respostas vierem com tom suave e baixo, com muita compreensão e amorosidade verdadeira, o campo que se cria poderá desarmar magneticamente o poder vibracional da agressão. O aprendizado será nunca baixar sua frequência ao nível do agressor, com sentimentos de raiva, maledicência, agressões. Com certeza, com essa postura acolhedora e amorosa no proceder e reagir, o agressor irá enfraquecer. Como bem diz uma frase popular: "nunca deixe que as pessoas a coloquem na tempestade delas, mas as coloque na sua paz".

Respirou fundo e seguiu:

– E por último, mas não menos importante, por que Hannah não terá nossa proteção? Porque se a protegermos de passar por essas situações conflitivas das emoções sensitivas, ela com certeza, no papel de observadora, ficará olhando de fora o processo, não terá a abrangência profunda do vivenciar, que é estar no fundo e dentro do problema, tendo que controlar seus sentimentos e emoções aflorando e manter-se com uma passividade e clareza racional sem perder-se em crenças limitantes, mágoas, raivas e defesas de ego. Quem atinge esse grau de autocontrole está elevando-se a um grau de maturidade emocional perfeito para iniciar-se na caminhada evolutiva, onde o controle das emoções é primordial e de fundamental importância. Fiquem tranquilos quanto à real proteção oferecida a Hannah, na verdade sua alma é que estará livre e sem proteção para vivenciar e reagir por seu livre-arbítrio às emoções que se descortinarem em suas experiências. Seu corpo humano nada sofrerá, este sempre estará sob nossos cuidados e proteção, e essa forma de proteção nossa se estende a todos os seres interestelares que aqui estão passando por essa experiência.

Para melhorar os ânimos, contou:

– Saibam que Luhan e Cristal e os demais companheiros já se encontram em uma comunidade/escola, aprendendo o básico por uns três anos, para depois saírem pelo planeta visitando vários tipos de formas de viver em comum com paz, harmonia e abundância. Até 2005, irão vivenciar, observar e trazer sugestões e projetos de bem viver em comunidade. Agora voltem para seus alojamentos e descansem, pois amanhã vocês serão encaminhados para os locais destinados a cada um neste momento, e eu ficarei aqui na universidade por mais algum tempo, até que todos os iniciados nas Montanhas Azuis tenham partido em missão para cumprirem o que lhes foi destinado aqui na Terra. Então, se necessitarem de algo, ainda estarei por aqui.

Pedro, Inthi e Hannah despediram-se do mestre, saíram pesarosos e silenciosos. Uma nuvem de tristeza e desalento os envolvia. Haviam agora entendido a magnitude de suas tarefas, a seriedade e importância dessa decisão; sentiam que o relacionamento a três não estava tomando um caminho tranquilo e seguro, por isso não poderiam colocar em risco a missão que assumiram, mas o fato de terem que separar-se por cinco anos deixava-os desanimados. Uma estrela cadente riscou a noite escura, e Hannah, que por sua forma de ser não conseguia permanecer triste por muito tempo, estava já no seu limite zero de estoque de tristeza, respirou fundo, sorriu lindamente para os dois e foi tomando suas mãos, propondo alegremente:

– Vamos realizar três pedidos com a energia da luz dessa estrela amiga que acaba de riscar a noite, vou começar: eu, Hannah, desejo que eu consiga realizar da melhor forma minhas tarefas e volte com uma linda proposta para os humanos, e mais uma coisinha, que estes cinco anos passem rápido e possamos novamente felizes nos abraçar com o mesmo amor que hoje habita em nossos corações.

– Eu, Pedro, não realizarei um desejo, e sim uma promessa: eu prometo que vou dar o meu melhor, observando e vivenciando o mundo dos conflitos e das guerras no planeta Terra; vou dedicar-me de coração para trazer em definitivo uma solução de paz e compreensão para a humanidade.

Inthi afastou-se até um canteiro próximo, colheu um espinho de uma planta rasteira, o trouxe e propôs a Pedro realizarem os três um pacto de ritual cigano que havia aprendido em suas andanças com seus pais: com uma gota de seus sangues misturadas iriam realizar um juramento, selando o amor forte e verdadeiro que os unia. Picou seu dedo indicador, passou a Pedro, que também feriu sua pele, e Hannah, emocionada, tudo observava. Inthi tomou sua mãozinha com cuidado, espetou o espinho até que uma gota vermelha aflorasse, e juntos os três suavemente e com cuidado uniram as pontas dos três dedos feridos, formando uma pirâmide com seus indicadores unidos. Logo uma luz violeta os envolveu em forma piramidal. Em seguida, deram um longo e emocionado abraço a três, e num balanço suave permaneceram silenciosos, cada um imerso em seus pensamentos.

Hannah estava consciente de que teria que submeter-se aos mesmos padrões físicos dos humanos neste momento evolutivo, andando pelo planeta, usando como ferramenta o coração, um desafio que não a deixava ansiosa, apenas se questionava: "não quero em nenhum momento me sentir impotente e confusa diante de eventos aleatórios e imprevisíveis que sei que vou passar, preciso silenciar e aos poucos tentar organizar minha mente de uma forma coerente, então procurarei encontrar um sentido maior em cada ação, organizando os acontecimentos que forem se delineando de forma a surgir uma postura, um método, de ação correta. A humanidade vem passando por um longo processo de medo de perder o controle sobre suas vidas, tanto na integridade física como mental/emocional e, realmente, está caminhando para um abismo, pois falta a parte espiritual. Quero através da observação e das vivências dentro deste momento planetário buscar por certezas emocionais que tragam de retorno um sentir ordenado e seguro, com emoções e pensamentos alinhados e coerentes com o mundo espiritual".

Inthi e Pedro aguardavam pacientemente que Hannah voltasse de seus pensamentos e devaneios, a olhavam encantados, apaixonados e já saudosos de sua presença. Ela continuava com seu diálogo interno: "tenho que ter bem presente o que Mestre Sahnat falou: 'os padrões que vivemos e enxergamos no mundo não são reflexos da realidade, mas, sim, reflexos de nós mesmos, essencialmente do que desejamos e do que temos medo'. E eu, Hannah, nessa missão, tenho que tentar alinhar esses dois sentimentos, desejo e medo, dentro deste mundo que atualmente estou, quero que este seja um novo momento na história das emoções humanas, então não posso em nenhum momento aceitar a possibilidade de não atingir o êxito e superação sobre as emoções negativas; me manterei convicta e focada na possibilidade de um perfeito alinhamento entre esses dois mundos, interno e externo, conectados pela inteligência emocional adquirida pelo novo ser humano que sei, emergirá. Entendi muito bem o que significa dar a outra face para bater, é uma forma figurada de que cada um pode dar apenas aquilo que tem dentro de si, e eu não poderei oferecer uma reação de ressentimento ou raiva, pois isso não é o que está sendo processado a partir de meus sentimentos vindos do coração. Terei que ter sabedoria e maturidade emocional para lidar com pessoas e emoções negativas mais difíceis, transmutando em um convívio harmônico e amoroso".

Pedro e Inthi, que tão bem conheciam sua amiga, perceberam que a mente de Hannah não estava presente, e silenciosos beijaram sua face em despedida e afastaram-se sem conseguirem dissimular que no fundo de seus corações pesava uma imensa preocupação com a menina de suas vidas, pois a amavam muito e nada de mal poderia lhe acontecer.

XXIII
Fase final das guerras e dos conflitos humanos

Muito cedo pela manhã, Pedro já preparado aguardava as orientações de como proceder. Bateram à porta de seu quarto, entrando uma linda jovem vestida com um uniforme militar sem uma identificação de nação a que pertencia, se apresentando como Athena, uma interestelar vinda de Marte. Estava há 19 anos na Terra e vinha sendo preparada para acompanhá-lo nessa missão e vivenciar os locais onde estavam ocorrendo guerras, brigas e contendas, sabendo que a humanidade nos seus últimos tempos vem lentamente reduzindo, mudando suas formas de lutar entre povos, raças, famílias, países e continentes. Estava trazendo tudo anotado, o que já havia vivenciado e observado, e agora se colocava à disposição de Pedro para juntos formatarem um projeto de mudança radical e definitiva dos reais motivos, das emoções negativas e densas que levam os seres humanos a entrarem em guerra.

Saíram logo em seguida, tomando um jipe dirigido por Athena. Depois de conversarem brevemente sobre suas pessoas, ela foi colocando Pedro ao par do que vinha acontecendo com a humanidade desde o milênio passado:

– Caro amigo, as guerras desencadeiam as mais baixas e atrozes vibrações que um ser humano pode aflorar, reduzindo sua energia vital, o que o leva a sofrer as consequências imediatas em seus corpos físicos, mentais e espirituais. Todas essas contendas há milênios se intensificam, quando algumas nações vêm se especializando em tecnologia, armamentos físicos, químicos e biológicos através de vírus e bactérias e muitos outros métodos psicológicos de vencer para terem poder, ou seja, quem mais consegue submeter, dominar, vencer e matar em embates durante uma batalha. Vou passar resumidamente os últimos números, já ressaltando que é muito triste para nós que viemos de planetas pacíficos lidarmos com esse assombroso número de atrocidades. Somente no período que se passaram as guerras mundiais do século XX, a humanidade perdeu mais de 70 milhões de vidas de forma desumana e atroz, e a destruição não parou por aí, pois a partir de 1945 mesmo ano que terminou a Segunda Guerra Mundial, iniciaram-se os 40 anos de Guerra Fria, com muitos momentos de terror, perdas de vidas, de almas, que de forma sangrenta e cruel foram sendo retiradas de seus corpos físicos, e tudo isso só finalizou com a queda da União Soviética. Infelizmente, nesse período morreram no planeta cerca de 17 milhões de pessoas em conflitos armados.

Pedro ouvia atento aos dados, sentia-se gelado, nauseado, pensando: "como milhares de almas são retiradas de seus corpos físicos sem uma oportunidade de exercerem seu poder interior, sua essência amorosa? E quando as almas libertas saíssem do corpo físico, sairiam com seus processos evolutivos desencadeados positiva ou negativamente?" Athena captou telepaticamente seus anseios e continuou:

– Sim, Pedro, é bem assim, e nós que estamos aqui há algumas décadas, temos acompanhado lutas isoladas em todo o planeta, como a guerra fria, que felizmente já acabou, mas o Oriente, ainda por questões religiosas, territoriais e lutas de poder, vem sempre em constante decadência humana através de guerras e conflitos internos. Temos acompanhado de perto, com auxílio de mestres e outros seres de luz, líderes internacionais das principais nações do mundo, discretamente, instituírem uma aliança na Terra, com o objetivo de instalar uma nova era de paz, prosperidade, liberdade e busca de evolução espiritual, junto com seres de outras dimensões, formando uma nova Federação Galáctica neste milênio. Concluímos que esse será o caminho para a paz entre os homens. Muitos inventores e cientistas foram auxiliados pelos integrantes da Federação

Galáctica, uma espécie de associação mundial de líderes e estadistas sob orientação de mestres, anjos, arcanjos e extraterrestres, com o objetivo de ajudar através de novas tecnologias o desenvolvimento humano, tornando-os cada vez mais despertos de seu poder interno e elevando suas consciências.

Pedro a olhava encantado com tanta verbosidade e sabedoria, percebendo seus lindos traços de um perfil delicado, mas voluntarioso, com um narizinho arrebitado que lembrava o de Hannah. Então respirou fundo, pegou os papéis que ela lhe havia alcançado, sinalizando que estava aproveitando muito, e que se não se importasse, gostaria que continuasse com suas considerações e informações, que estavam sendo preciosas. Com um suspiro profundo e um sorriso enigmático, Athena continuou:

– Pedro, graças às interferências diretas dos mestres e seres trabalhadores da luz que vêm intensamente dedicando-se nessa tarefa, muito do arsenal bélico mais pernicioso, como a energia nuclear, está sendo desativado no que tange à destruição em massa do planeta. Esse risco, a cada ano que passa, é menor. Se a humanidade nas próximas décadas atingir uma massa crítica maior que 50% em vibrações de amor e gratidão, um novo mundo se descortinará. E agora, presta bem atenção, pois é muito sutil e complicado o que vou relatar. Verá nos próximos anos, aliás já vem ocorrendo, uma leve mudança no sistema bélico como um todo, em que a tendência atual dos conflitos armados entre os povos no mundo não se vincula tão somente a interesses dos egos humanos dos comandantes dos Estados, tais como território, soberania ou política do poder.

Fez uma breve pausa e continuou:

– Agora estão mais voltados e interessados no desenvolvimento tecnológico e na supremacia comercial, e essa disputa pelo domínio da tecnologia se manifesta de forma mais leve e fluida, pois não mais deverá estar tão relacionada com a indústria da guerra, venda de armas, e sim uma nova luz e foco se direciona para aquisição da capacidade de controlar a tecnologia de redes e o comércio internacional. Essa é e vai ser nos próximos anos a maior disputa de poder, pelo menos esse poder não mais colocará tão em risco vidas humanas em campos de batalha. Na verdade, assim esperamos que seja. Não que isso seja bom e ideal para os humanos, mas temos aqui uma nova premissa: quanto maior o interesse das nações no comércio mundial baseado em cooperação, vendas e trocas de insumos entre os países, menor a quantidade de conflitos armados entre os povos, e em consequência, menor a quantidade de mortos. Será que esse será o caminho que nós teremos que trilhar e focar, Pedro? O que pensa dessa minha afirmação ou constatação?

Pedro a ouvia encantado, sentindo uma forte conexão com a energia que ela lhe passava, formando-se entre ambos um mesmo campo vibracional fluido e muito bem ancorado. Athena, feliz, percebeu o que estava acontecendo, aproveitando para dar continuidade ao que estava falando e para reforçar os elos que estavam se estabelecendo entre os dois.

– E claro, Pedro, tem também o problema do petróleo, do gás e de outros combustíveis e insumos que estão se exaurindo em extinção.

Pedro, entusiasmado, acrescentou:

– Enquanto falava, Athena, fui pensando em direcionar nossas ações às tecnologias limpas, que funcionem com outros tipos de energias positivas, e que haja uma troca de conhecimentos de uma inteligência mundial em que todos serão beneficiados.

Athena olhou carinhosamente para Pedro, estendendo sua mão em direção à perna de Pedro, dando-lhe uns tapinhas familiarmente, deixando Pedro com uma sensação gostosa, estranha e um pouco constrangido. Ela percebeu e, envolvendo-o mais uma vez num lindo e enigmático sorriso, completou:

– Meu caro amigo, tens muito ainda a vivenciar, observar e perceber da real situação, o que está por detrás de cada ação e as formas de atuar que o sistema condicionou os humanos, cheios de esquemas, subterfúgios. Muitos já vêm assim atuando por atavismo, é quase como uma herança genética sob influências ancestrais sem mesmo saberem por quê. Agem assim porque nasceram assim e foram criados com essas formas de pensar e agir e não se disponibilizam a mudar. Estão engessados no sistema. Temos muito que nos focar nesse sistema mundial, cada um com suas peculiaridades, mas todos mortalmente paralisantes, sugadores e perniciosos à humanidade.

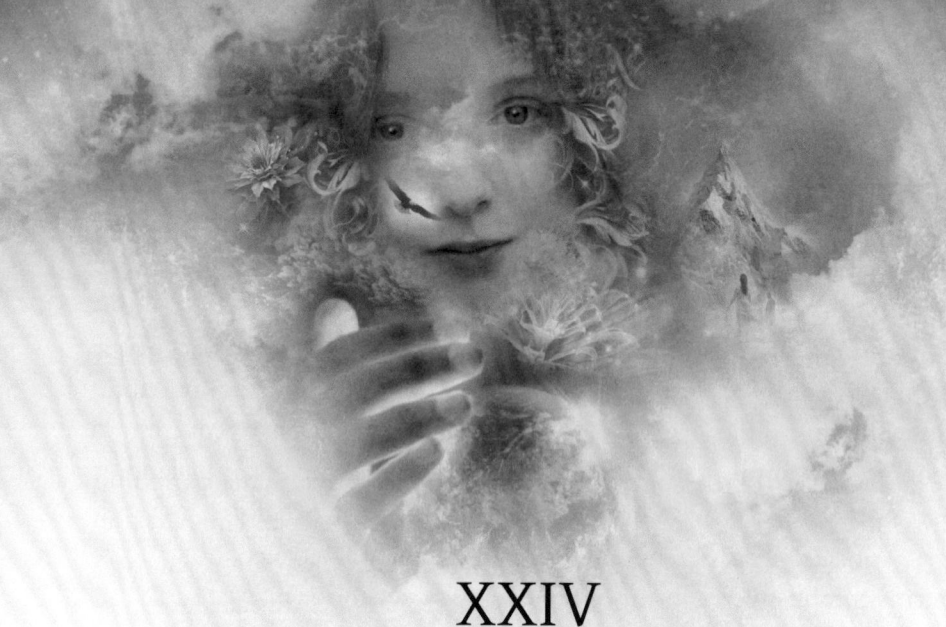

XXIV
Campos vibracionais tóxicos interferindo nas emoções

Não muito distante de onde Pedro e Athena se encontravam, Inthi tomou um ônibus em direção a São Paulo, um grande polo comercial de distribuição de insumos para o mundo todo. Chegou a uma imensa estação, com centenas ou milhares de pessoas se acotovelando entre espécies de baias, corredores, para tomarem uma condução, um ônibus ou metrô, muitas em retorno para seus lares, pois era um final de tarde. Saindo do ônibus, buscou um banco entre os poucos espaços vazios que restavam, sentou-se e ficou a observar aquela multidão parecendo robôs, autômatos, zumbis, enquanto aguardava que o viessem buscar. As últimas orientações para ele ainda ecoavam em sua mente:

– Inthi, você irá por cinco anos vivenciar, nas mais diversas sociedades no planeta, como os seres humanos vêm através dos egos perdendo seu centro, envolvendo-se em campos energéticos tóxicos em suas vidas no cotidiano, modos de viver, alimentar-se, educar as crianças, mundo digital descontrolado, afetando assim a saúde das emoções e dos sentimentos. Sua tarefa será trazer uma proposta de como auxiliar os humanos a retornarem para seu centro, sua essência, acessando novamente suas inteligências sensíveis que comandam e controlam as emoções puras ordenadas pelo coração.

O tempo foi passando, e a estação antes lotada foi se esvaziando. Inthi, quase solitário, observava um homem varrendo o lixo acumulado no piso, baratas correndo entre os movimentos da vassoura. Observou as paredes sujas, esverdeadas pela umidade e bolor, e distraído nessas observações, não percebeu a aproximação de um senhor e um menino. O senhor chegou pedindo desculpas pelo atraso, explicando que havia perdido muito tempo preso no trânsito e ainda teve que pegar o filho na escola que ficava o dia todo.

Inthi ficou feliz em ter a oportunidade de um contato mais próximo com uma criança, sendo então convidado a ir até a lancheria da estação pois o menino vinha no carro reclamando de fome. Sentaram-se à mesa num canto da sala, o senhor desculpou-se e, com as costas das mãos, foi tentando limpar a mesa cheia de farelos e papéis sujos do antigo ocupante do espaço. O menino pediu um sanduíche com salgadinhos de bacon e uma Coca-Cola. Inthi informou estar sem fome, sendo então olhado pelo homem com certa desconfiança e desdém, que foi explicando que ele teria que ir se acostumando com essa pequena falta de higiene, que era normal em grandes centros, devido ao grande número de usuários que passam o dia todo pelos lugares públicos.

O senhor pediu uma cerveja e um sanduíche, oferecendo uma parte a Inthi e, sem preocupar-se com sua resposta e recusa, pôs-se a comer e beber com uma rapidez incrível, enquanto o menino reclamava de sono, cansaço e dor de barriga. O homem ralhou com ele, informando que logo estariam em casa e teria que descansar, pois no outro dia, bem cedo, teria que estar pronto para ir à escola, onde passava o dia todo, só vindo dormir em casa, pois ambos os pais tinham que trabalhar o dia todo. Inthi, angustiado com a cena, questionava-se: "o que está acontecendo é real? O que tudo que estou assistindo está querendo me ensinar?" Parecendo ter captado seus pensamentos, o homem, limpando com o dorso das mãos o queixo engordurado, explicou:

— Meu patrão que deveria estar aqui para receber você, mas teve um imprevisto e pediu para eu lhe fazer esse favor, assim, antes de ir para minha casa, vou passar no hotel onde você ficará hospedado, já tem uma reserva confirmada. Quando quiser, estamos prontos a acompanhá-lo.

Mais tarde, estava acomodado em um lindo e arejado apartamento no hotel, onde tudo era muito limpo e arrumado. Havia uma cesta de frutas como boas-vindas sobre uma mesa com produtos orgânicos, como castanhas e frutas secas, um ramo de ervas medicinais para chás e, dentro de um frigobar, várias garrafinhas de água mineral. Apesar de tudo muito limpo e claro, Inthi sentiu um aperto no peito de saudades de comer uma fruta colhida no pé, de beber água diretamente da fonte, de pisar na terra. Nostálgico olhou através da janela do oitavo andar, vendo um mar de luzes a cintilar na noite escura, uma sirene de ambulância ou polícia tocou sem parar, buzinas de carros se ouviam ao longe, e o ar estava pesado, parecia denso, irrespirável. Inthi pensou em Hannah e Pedro, onde e como estariam seus amigos?

Uma campainha tocou, Inthi demorou alguns segundos para entender que era alguém em sua porta o chamando e dirigiu-se até ela abrindo-a, sendo delicadamente empurrado de forma rápida para dentro, e a porta apressadamente foi fechada. Um senhor de meia-idade sorridente explicou, desculpando-se:

– Tive que ser rápido para fechar a porta, pois o hotel está dedetizando os andares abaixo, e o cheiro forte dos inseticidas estão tomando conta dos corredores superiores, e não quero que respire esse ar tóxico, contaminado por produtos para limpezas mais profunda dos ambientes e para combater insetos, como baratas, aracnídeos e ácaros.

Em seguida pediu licença e foi até o lavabo, lavou as mãos e voltou sorridente, apresentando-se:

– Meu nome é Andrés, sou médico psiquiatra aposentado. Aceitei o desafio de trabalhar nos próximos anos sobre a temática da evolução e decadência que a humanidade vem atravessando, tema que venho estudando há algum tempo.

Andrés, sempre sorridente e apertando fortemente a mão de Inthi, voltou-se para um recanto do apartamento onde havia duas cadeiras e para lá dirigiu-se, convidando Inthi a acompanhá-lo. Já acomodados, continuou a falar com uma disposição incrível.

– Sobre esses assuntos, escrevo artigos para algumas revistas científicas e jornais, e este momento planetário é muito delicado para as áreas da Psicologia e Psiquiatria devido às grandes mudanças que farão, com imensa possibilidade de serem altamente positivas. Acredito que através dessas novas metodologias psicoterápicas que vêm sendo estudadas e aplicadas, abriremos espaço para novas propostas e ações concretas na área da inteligência emocional dos humanos. Mas, Inthi, temos que ser rápidos, pontuais e focados. Vamos nos próximos dias discernir que setores e posturas vamos tomar e atuar, e acredito que nossas ações irão fazer a diferença positiva nessa virada de milênio. Ou seja, vamos focar no controle dos sentimentos e das emoções, e esse será o caminho do equilíbrio da humanidade.

Inthi olhava surpreso e atento, eram muitos esclarecimentos seguidos de uma apresentação informativa, cheia de conteúdos relevantes, mas ainda buscava entender melhor tudo que estava sendo apresentado, dito e falado.

Dr. Andrés deu-se conta de estar atropelando o primeiro encontro dos dois e foi logo desculpando-se de seu entusiasmo, dizendo ser este seu jeito e sua forma de atuar no cotidiano, sempre alerta e a mil em pensamentos, palavras e ações. E retirando um cartão impresso do bolso da camisa, foi lendo e explicando:

– Eu vou ficar a seu dispor nos próximos cinco anos, o acompanhando aos mais diversos centros urbanos no mundo, desde pequenos povoados a grandes aglomerações. Durante esse período, tenho como tarefa o colocar em contato com as mazelas e os infortúnios humanos, sua degradação física, emocional e espiritual, cada dia mais afastados de sua verdadeira natureza pelo tipo de vida que têm que se sujeitarem para sobreviver nesses locais.

Inthi o ouvia silencioso, no que Andrés, aproveitando a oportunidade de falar sem ser interrompido, continuou:

– Nesse tempo juntos, vamos estudar e criar uma forma de retirar de dentro de seus corações a mais pura essência das emoções humanas, que é linda e perfeita. Estou feliz, honrado e entusiasmado em estar aqui com você para essa missão. Amanhã cedo, logo depois do desjejum, sairemos em viagem. Passaremos por alguns arrabaldes deste grande centro, para que veja com seus próprios olhos o que está acontecendo, e no caminho vou lhe passando todas as informações e as principais constatações que venho adiantando nesse tema.

Amanheceu, e uma neblina fria e nebulosa reduzia a visão a distância. Inthi embarcou no banco detrás de um carro onde estava bem acomodado Dr. Andrés, apresentando Tony como motorista e informando que o trio iria viajar junto por várias cidades. Voltou-se para Toni e pediu que tomasse o caminho do subúrbio sem pressa, enquanto durante o trajeto iria passando a Inthi os detalhes de suas pesquisas e observações.

– Inthi, querido menino, posso chamá-lo assim? Acho que tenho idade para ser seu avô, estou o adotando como se assim fosse, mas, vamos lá: nossa missão será observar como vem se comportando emocionalmente a humanidade diante de situações tóxicas. Iremos entrar em contato com suas formas de ser e viver, com seus relacionamentos, sentimentos, emoções, alimentação, famílias e trabalhos desgastantes, um mundo contaminado que vem adoecendo física e mentalmente as pessoas. Alguns em grandes centros agem e reagem como zumbis, autômatos, com olhar opaco, movimentos automáticos desprovidos de vida, alegria, com sua energia vital exaurida.

Inthi ouvia fascinado com as perspectivas futuras de conviver com esse mestre e muito aprender sobre um tema que o tocava profundamente, "o controle das emoções e sentimentos perante um mundo caótico e descompensado". Assim, o questionou:

– Como era seu trabalho no consultório?

Andrés ficou feliz em poder compartilhar e falar de seu mundo da psiquiatria e suas observações:

– Durante os meus atendimentos, muitas vezes eu quis auxiliar o paciente a se libertar dessas posturas e reações, como, por exemplo, com a forma de alimentar-se: os seres humanos estão muito apegados a esse sistema de vida, criaram hábitos arraigados e manias com o uso e a adoção desses elementos nocivos, pois gastaram e investiram muito tempo de suas vidas com o uso dessas toxinas e estão viciados ou mesmo apegados a esses hábitos perniciosos. Muitas vezes, tentei alertar para essas situações. Alguns no início, num rasgo de despertar da consciência, dão-se conta da realidade, o olhar brilha por um segundo, como se tivessem captado a mensagem e se dispusessem a voltar à sua vida e aos cuidados mais puros e naturais, mas logo argumentam achar difícil abrir mão das facilidades que o sistema oferece, desde alimentar-se abrindo caixinhas, comendo e bebendo líquidos processados, comprando produtos antinaturais, sendo mantidos por meses e até anos de validades longas abaixo de conservantes, corantes, antioxidantes e outros "antes" tóxicos, que são verdadeiros venenos para o organismo.

Inthi ouvia atento, absorvendo cada informação que estava sendo passada, e muitas perguntas surgiam, mas aguardava o momento certo para questionar. Andrés continuou:

– E olha, Inthi, que estamos vivendo em um mundo que caminha para a decadência física. Há milhões de seres doentes, enfraquecendo e morrendo de doenças autoimunes, com perda da energia vital das células no organismo, com respostas inflamatórias graves. E um dos grandes problemas neste momento dos humanos é que eles não conseguem ser diferentes, muito poucos procuram adquirir alimentos naturais e saudáveis. Sem querer ser repetitivo, mas quero enfatizar bem que a maioria ainda vai aos supermercados adquirir alimentos processados e industrializados. São altamente tóxicos, e a médio e longo prazos vão adoecendo os corpos físicos, surgindo cada vez mais inflamações crônicas, como sinusite, artrite, gastrite, otite e outras "ites" devido ao acúmulo de alimentos comprados embalados em caixas, latas e outros invólucros e maneiras industrializadas de ter os alimentos por mais tempo conservados.

Inthi, como vinha de uma experiência de vida até este seu momento extremamente cuidadosa, saudável e natural, impressionado com o que ouvia, pediu para Andrés detalhar mais esse tema que desconhecia.

– Os alimentos vindos diretamente de sua origem, que não passam por processos químicos, são mais saudáveis, naturais e realmente nutrem. Temos que achar uma forma de transformar a tendência deste milênio, como um despertar dos indivíduos para essa realidade, e promover mudanças radicais em suas formas de nutrir-se. A humanidade está adoecendo e morrendo com enfermidades que poderiam ser totalmente erradicadas e evitadas, bastando para tal que mudem o que vem ingerindo, e olha que ainda nem falei dos medicamentos e da indústria farmacêutica.

Tony reduziu a velocidade, parando para deixar passar alguns jovens, que pareciam ir para a escola. Atravessaram quase sem olhar para os lados, deslocavam-se em grupo vestidos de forma semelhante, uniformizados, a maioria deles segurava um cigarro aceso entre os dedos. No início deste milênio, é moda entre os jovens e dá um certo status o ato de fumar. Inthi, curioso e ao mesmo tempo indignado, perguntou:

– Esses jovens adolescentes, nessa forma apática de ser e reagir, pele macilenta, pálidos, sobrevivem por muito tempo em seus corpos físicos, fumando e vivendo dessa maneira? Tem como reverter essa situação?

– Os que saem do sistema, rompendo com essa postura massiva nos grandes centros, sim, ainda existe uma boa possibilidade de recuperarem sua energia vital saudável. Existem pesquisas mais recentes sobre o aumento da longevidade dos humanos neste milênio, o que está diretamente ligada à volta de nutrir-se de alimentos naturais, orgânicos e não processados, tomar sol todos os dias e também respirar ar puro, oxigênio em altas doses de pureza. Diferentemente de como muitas pessoas vêm sobrevivendo, mais parecendo zumbis em ambientes com ar-condicionado, fechados, saturados, com pouco oxigênio, muitos deles fumando nesses ambientes, chegando ao final do dia exaustos, irritados, sonolentos, com memória fraca, respirando ar poluído.

– Mas sabendo de toda essa degradação e vida sem sentido, não se dão conta do que está acontecendo? – perguntou Inthi, emocionalmente tocado e revoltado pelo que estava vendo.

– Inthi, meu querido e emotivo menino, agora entendo por que você foi o escolhido para trabalhar nesse segmento das emoções humanas, pois essa sensibilidade e indignação o transforma em um forte aliado no combate a toda essa decadência. Essa realidade vem sendo mostrada a todos, mas a maioria das pessoas não quer sequer saber, ver e mudar; muitas seguem angustiadas, mas sem reação; outras dão-se conta, como um paciente adulto meu que questionou: "Como posso ser e atuar diferente? Minha vida, profissão e minhas escolhas estão aqui e são dessa forma. Não tenho condições de realizar mudanças agora, mesmo que eu não fume, as pessoas ao meu redor fumam muito, tenho que tomar refrigerante, sucos de caixinha, alimentos aquecidos no micro-ondas, não tenho outra opção, não tenho tempo para mudar para uma vida mais saudável, dá trabalho, requer envolvimento, mas no momento tem que ser assim, quem sabe um dia. Agora não posso nem quero saber mais sobre esse assunto, me deixa ansioso e angustiado, e já tive algumas crises de pânico no passado e não quero mais me pressionar emocionalmente, deixa assim, assunto encerrado..."

Inthi considerou tudo que estava sendo explanado e, de uma forma sábia e ingênua, ponderou:

– Não podemos deixar para lá, alguém tem que mudar essa situação, não posso aceitar como definitivo e sem possibilidades de reverter esse quadro. Concordo que eles foram longe demais e que, infelizmente, assim vem caminhando a humanidade, conscientes da situação, mas não comprometidos com a coerência de mudar esses padrões. Acredito que se os humanos não mudarem sua forma de ser e agir, muitos morrerão nos próximos anos por intoxicação e baixa imunidade.

Andrés, entre divertido e feliz com a reação de Inthi, agora de forma provocativa e quase querendo impactar mais sua indignação, continuou:

– Outro grande problema que venho observando no mundo infantil é a forma que as crianças estão sendo alimentadas. O açúcar, por exemplo, é muito danoso nos primeiros anos de vida das crianças, mas é mais fácil dar doces, bolachinhas recheadas e refrigerantes. Muitos dos pós brancos na alimentação são mortais para o aparelho gastrointestinal infantojuvenil, pois a curto prazo mata a flora intestinal, sendo que o intestino é considerado pelos neurocientistas como o segundo cérebro. Nos intestinos que é secretada grande parte das serotoninas e endorfinas, tão importantes para o despertar da alegria e do entusiasmo. Seria suficiente para terem uma energia vital saudável e feliz se optarem por ter como nutrição, no âmbito de doçuras, apenas o açúcar das frutas, a frutose.

Tony estacionou em frente a uma casa de dois pisos, e sorridente, pediu licença para ir rapidamente até seu interior deixar um cartão de crédito para sua esposa, para que durante o período que estivesse fora ela pudesse ficar bem em relação às despesas familiares. Voltou alguns minutos mais tarde, agradecendo pela paciência de esperar e desculpando-se por ter que voltar mais algum tempo, pois teria que junto com sua esposa resolver um problema surgido com as crianças dos vizinhos do andar de cima de onde moravam. Foi logo explicando que os pais saíam pela manhã cedinho para trabalhar e só voltavam à tardinha, e assim procediam por necessidade de sobrevivência, para cumprir com os pagamentos de suas despesas como família.

Explicou que tinham dois filhos de 4 e 9 anos e os deixavam sozinhos. Sua esposa hoje estranhou o silêncio vindo do andar superior e, como já havia anteriormente acordado com seus pais, ela ficava com as chaves da casa para ver se estavam bem. Ao meio-dia, ela sempre subia e os trazia para almoçar com seus filhos e os levava juntos para a escola. Nessa manhã, estranhando o silêncio, ela subiu antes do horário previsto e os encontrou jogados sobre o sofá da sala. O menor estava todo sujo e vomitando, e o mais velho, assustado, estava abatido e febril. Ambos estavam com uma possível virose, que foi logo diagnosticada pelos médicos na falta de um diagnóstico mais preciso. Dr. Andrés foi explicando com mais detalhes o que significava virose:

– Hoje em dia, tudo que acontece de anormal com nossos pequenos é denominado de virose. Na verdade, os médicos têm razão, pois neste planeta existem muitos vírus, e o corpo vai aos poucos adquirindo imunidade e com reações do próprio corpo criando defesas. Assim, na maioria das vezes, ficam imunes a recaídas, aliás, na vida, principalmente das grandes cidades, vem se tornando algo corriqueiro contagiar-se com um vírus e imunizar-se com o próprio vírus atenuado. Muitos cientistas e médicos afirmam que a melhor forma de combater uma pandemia de vírus é tornar a pessoa autoimune, enfim, adquirindo o vírus e curando-se por ter imunidade alta.

Inthi pediu para acompanhá-lo e ver o que poderia fazer para auxiliar, e Dr. Andrés os acompanhou. Entraram na sala da casa de Toni, sua esposa já estava vestindo os meninos após um banho rápido, e os filhos de Toni correram para abraçar alegremente Dr. Andrés, seu amigo e muito querido por eles.

Inthi, após saudar a todos, aproximou-se do menor, que o olhava curioso no colo de Manuela, esposa de Tony, pediu licença e espalmou sua mão sobre a testa do pequeno e a outra foi suavemente deslizando pelo peito, descendo até sua barriga, inchada e gelada. Fechou os olhos, trazendo um impulso amoroso vindo do coração, visualizando uma luz curadora que, passando pelos seus dedos, foi adentrando em seu corpinho infantil, limpando, equilibrando e curando. O menino foi amolecendo, encostou sua cabecinha em Manuela, respirou fundo e adormeceu sorrindo, já sem febre. Inthi, ainda em uma espécie de transe vibracional suave, dirigiu-se para o outro menino, que olhava tudo com olhos lacrimejantes pela febre, sentindo-se nauseado e frágil, e o abraçou carinhosamente, sendo envolvido na mesma luz curadora. Após alguns minutos, Inthi sentou-o em uma poltrona ao lado de seu irmão adormecido, os cobriu com uma coberta macia e quentinha e, voltando-se para Tony, perguntou:

– Seus filhos, os de seu vizinho e sua esposa poderiam por hoje ficar em casa? Pergunto porque, enquanto realizava esse trabalho de doação de energia fluídica, me veio intuitivamente que deveria estender essa vibração para todos os presentes nesta sala, inclusive sua esposa. Assim, durante o dia de hoje, todos ficariam de repouso para recuperarem sua energia vital e a partir de amanhã estarão aptos e saudáveis para seguirem na realização de seus afazeres e estudos.

Dr. Andrés ficou encantado com tudo que assistira e tinha cada vez mais certeza de que Inthi, seu companheiro de jornada alquímica através das mentes e dos corações, era a pessoa certa para acompanhá-lo nessas buscas. Sentia do fundo de sua alma uma imensa gratidão e sabia ser esse sentimento a principal ferramenta para acessar o interior dos humanos, seus corações. Despediram-se e voltaram para o carro quando Inthi emocionado falou:

– Estou imensamente grato pela oportunidade de servir, de ser útil, de fazer algo pelos outros. É incrível como me sinto energizado, elétrico e feliz, pois nunca tinha observado como é bom e forte esse sentimento de gratidão pelo simples fato de poder ajudar.

– Sim, Inthi, a gratidão é um sentimento incrivelmente poderoso. E já que estamos falando dele, vamos comentar sobre seu antagônico, que é a ingratidão, e esta pode aflorar de inúmeras maneiras. Há uma forma de ingratidão que a humanidade, em sua grande parte, padece. Em meu consultório, considerava como meu grande desafio trazer clareza e ações corretas, sobretudo quando dentro de uma família afloram sentimentos de ingratidão dos pais para com os filhos e vice-versa. Veja bem, Inthi, os mesmos pais que geram, envolvem-se na gestação, no parto, na amamentação e nos cuidados no cotidiano da criança nos primeiros meses de vida, quando ainda dependentes totalmente deles para sua sobrevivência – pois nenhum bebê sobreviveria sem os cuidados básicos dos pais, principalmente sendo privado do sentimento de amor, pois hoje já se sabe que um bebê abandonado em um abrigo, sem receber toques, afetos, energia amorosa, acaba por definhar e morrer –, são vistos como ingratos pelos seus filhos. Se um ser humano sobreviveu e teve os cuidados amorosos necessários, cresceu, brincou, estudou, fez-se adulto e partiu para o mundo, sendo todo esse tempo apoiado e supervisionado pelos pais, questiono: por que o sentimento dos filhos de sentirem seus pais ingratos? Tenho atendido jovens com esse sentimento e são honestos, não são pessoas más, mas sentem um desamor para com os pais e muitos os consideram ingratos, estes sentimentos e situações dentro de um sistema de constelações familiares é um tema que futuramente vamos estudar e conversar melhor.

Inthi sentiu que teria muito a aprender, pois essas situações não eram vivências suas, já que vinha de uma família extremamente amorosa e era muito grato a ela. Assim, questionou:

– Existem pais ingratos?

Andrés, tomado de surpresa com a pergunta, sentiu-se desafiado a dar uma explicação plausível e que correspondesse à realidade de suas experiências.

– Inthi, respondendo essa pergunta de forma real, tenho que considerar que sim, existem pais relapsos, estressados, ansiosos, extremamente protetores, tolhendo o bom desenvolvimento da criança, pais com sentimento de culpa, agindo com compensações de presentes permissivos demais, pais que não sabem ou têm preguiça de se envolver e educar, que não aprenderam a amar e vêm num processo de repetirem padrões familiares, de muitas gerações, reforçando paradigmas superados, mas foi o que aprenderam e não sabem ser diferentes. Seriam, por isso, pais ingratos?

Inthi ouvia com atenção e avaliava, já formando uma opinião e sinalizando um não com a cabeça, mas com certa dúvida. Andrés continuou, agora levemente emocionado:

– E os filhos ingratos? Eles realmente existem? De certa forma, sim, pois muitos são vítimas da própria educação dada pelos pais, que por acomodação, preguiça ou por serem extremamente ansiosos como pais, foram se tornando permissivos, mimaram demais, e a criança cresce com o sentimento de sempre querer mais. E querer mais vem de onde? Quem seria o provedor desse sentimento e dessa vontade insaciável? Os pais, que sempre estiveram presentes, nutrindo e alcançando tudo que faltava à criança e ao adolescente. No consultório, costumava denominar de crianças e adolescentes sem limites, pois antevia que quando se tornassem adultos, não saberiam lutar e buscar sua sobrevivência. Hoje muitos adultos são assim, tentam e falham, tentam novamente e se frustram, sempre com o sentimento bem claro de que a culpa é dos pais, que na sua infância não os preparou para ser um adulto emancipado e bem resolvido, surgindo assim, no contexto humano, o personagem do filho ingrato. Onde fica e como fica essa forma de ingratidão de pais para com os filhos e destes para com os pais?

Andrés silenciou e ficou aguardando e observando o efeito de suas palavras sobre Inthi, quando do banco da frente Tony voltou-se sem desviar sua atenção do volante, e pediu licença para dar seu parecer.

– Inthi, como vamos ficar um longo período trabalhando juntos, gostaria que me conhecesse melhor. Neste momento existencial, estou motorista, mas na verdade venho como assistente do professor Andrés dentro da universidade trabalhando e compilando suas pesquisas. Manuela e eu um dia buscamos ajuda ao professor por estarmos como pais nos sentindo culpados por deixar nossos filhos tantas horas em creches e aos cuidados de estranhos enquanto estávamos estudando e nos preparando para um dia termos condições de proporcionar um futuro melhor para nós e os dois filhos. Foi quando aprendemos que o mais importante é a presença ativa e a intensidade de nossa ação quando estamos com as crianças, pois há pais que ficam muitas horas com os filhos, mas ausentes, realizando outras coisas, consultando celulares, enfim, presenças ausentes. Com o Dr. Andrés, aprendemos que a presença ativa, amorosa e significativa é o que realmente conta. E claro que nos outros momentos de nossa ausência, devemos buscar com muito critério e atenção escolas e locais com pessoas íntegras e comprometidas para entregar os cuidados de nossos filhos.

Nesse momento, Inthi teve a certeza de que esses cinco anos passariam de forma muito produtiva e feliz, apesar de já estar sentindo muita falta de Pedro e Hannah.

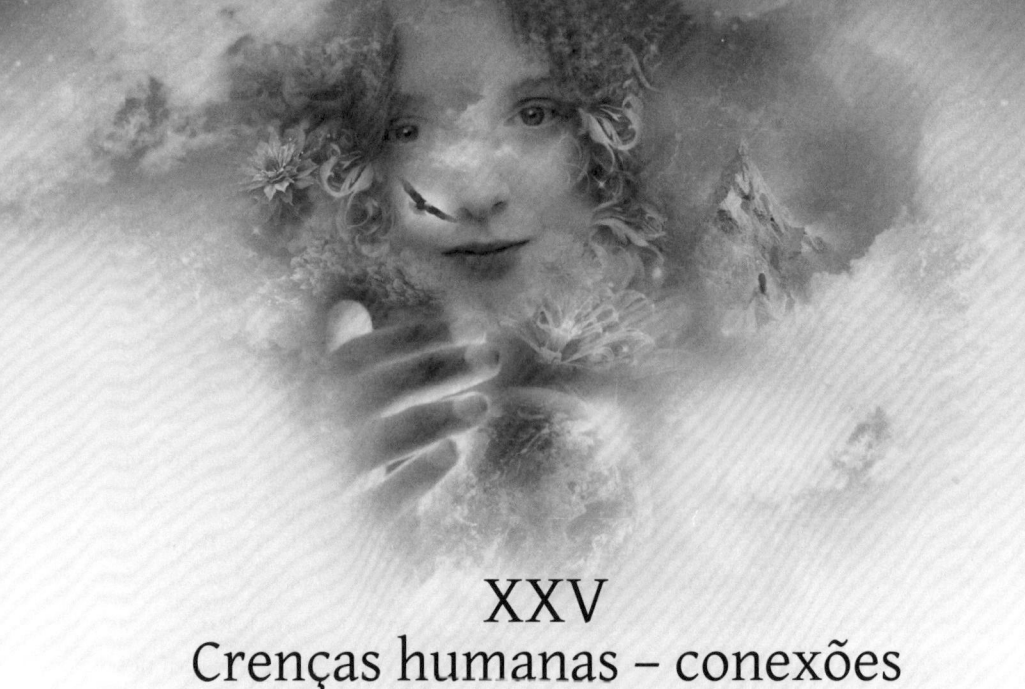

XXV
Crenças humanas – conexões com a essência

Hannah, diferentemente de seus companheiros de jornada, não recebeu nenhum ser humano para orientá-la e acompanhá-la em sua caminhada de cinco anos sobre a Terra e permanecia nos alojamentos do centro holístico.

Vestiu-se rapidamente e saiu para as ruas da cidade na busca de entender melhor como os seres humanos se conectam com suas crenças ou uma energia superior, seja o nome que quisessem dar, mas para ela sua busca se iniciava com um nome bem claro e delineado em sua mente e coração: ir atrás de um encontro com Deus, sabia que em Deus teria todas as respostas. "Mas onde e como buscá-lo?" – se perguntava. Sentia-se estranhamente só, ao mesmo tempo que uma sensação de liberdade tomava conta de suas percepções mais internas, onde solidão e liberdade combinam muito bem quando se tem necessidade de tomar decisões e seguir em frente.

Hannah passou vários dias tentando compreender como as pessoas manifestam suas crenças, seja participando de seus rituais religiosos, conversando com seus dirigentes, seja buscando entregar-se e ter melhor compreensão de como realmente se efetuava essa ligação dos indivíduos com Deus. Suas pesquisas, com o passar dos dias, a deixavam mais confusa e abatida, pois passou a perceber que a maioria das pessoas que buscavam Deus ou um Ser Superior não fazia isso por gratidão ou para compartilhar o êxtase de uma fé, e sim porque estavam tristes, com medos, desesperadas, angustiadas, pedintes de um milagre, de uma benção, de um favor de Deus. Assim, a luz da fé e entrega quase nunca era observada ou captada através do campo vibracional interno dessas pessoas; eram mais pedintes, buscadores de uma solução no exterior para suas vidas, para seus problemas, para seu cotidiano.

Dessa forma, não conseguia perceber uma luz maior de conexão fluídica verdadeira com a energia de um Deus interior. Via também muitos dirigentes bem-intencionados, mas ainda com dogmas e conceitos sobre Deus que os tornava incapazes de transmitir a palavra de um Ser maior, se não o tinham ou sentiam profundamente em seu âmago, faltava-lhes fé, entrega. E não os estava julgando, era realmente uma triste constatação sua pela realidade observada.

Já vinha pensando com certo desânimo em mudar o rumo de suas buscas, que estavam restando infrutíferas, queria realmente entender qual era a verdadeira conexão dos homens com Deus, pois pensava que através dessa descoberta seguiria os mesmos sinais e as conexões para então se sentir uma humana transitando na Terra. E perdida em reflexões e questionamentos, num final de tarde entrou para meditar em uma pequena capela próxima de onde estava hospedada, junto ao campus universitário. Era uma capela com imagens datadas do século XVII, com esculturas de Jesus sorridente e fora da cruz ao lado da Virgem Maria que a encantavam, pois passavam-lhe uma sensação de paz.

Hannah, em silêncio, orava pedindo uma orientação, uma intuição, um sinal, quando alguém tocou seu ombro. Voltou-se solícita, mas não viu ninguém no local, estava sozinha dentro da capela. Buscou ao redor, pois tinha certeza de que havia sentido o toque em seu ombro, e seu olhar recaiu sobre o banco ao seu lado com algumas folhas de papel com uma mensagem impressa. Ansiosa, sentou-se novamente, preparando-se para ler o que sabia intuitivamente ser a resposta para suas orações. Era uma orientação para ela e os humanos com suas conexões mais sutis, com sua fé em Deus. Começou a ler e ficou muito tocada e emocionada com cada linha que lia no texto:

Deus segundo Spinoza

Para de ficar rezando e batendo no peito! O que eu quero que faças é que saias pelo mundo e desfrutes de tua vida. Eu quero que gozes, cantes, te divirtas e que desfrutes de tudo o que Eu fiz para ti.

Para de ir a esses templos lúgubres, obscuros e frios que tu mesmo construíste e que acreditas ser a minha casa. Minha casa está nas montanhas, nos bosques, nos rios, nos lagos, nas praias. Aí é onde Eu vivo e aí expresso meu amor por ti.

Para de me culpar pela tua vida miserável: Eu nunca te disse que há algo mau em ti ou que eras um pecador, ou que tua sexualidade fosse algo mau. O sexo é um presente que Eu te dei e com o qual podes expressar teu amor, teu êxtase, tua alegria. Assim, não me culpes por tudo o que te fizeram crer.

Para de ficar lendo supostas escrituras sagradas que nada têm a ver comigo. Se não podes me ler num amanhecer, numa paisagem, no olhar de teus amigos, nos olhos de teu filhinho... Não me encontrarás em nenhum livro! Confia em mim e deixa de me pedir. Tu vais me dizer como fazer meu trabalho?

Para de ter tanto medo de mim. Eu não te julgo, nem te critico, nem me irrito, nem te incomodo, nem te castigo. Eu sou puro amor.

Para de me pedir perdão. Não há nada a perdoar. Se Eu te fiz... Eu te enchi de paixões, de limitações, de prazeres, de sentimentos, de necessidades, de incoerências, de livre-arbítrio. Como posso te culpar se respondes a algo que eu pus em ti? Como posso te castigar por seres como és, se Eu sou quem te fez? Crês que eu poderia criar um lugar para queimar a todos meus filhos que não se comportem bem, pelo resto da eternidade? Que tipo de Deus pode fazer isso?

Esquece qualquer tipo de mandamento, qualquer tipo de lei; essas são artimanhas para te manipular, para te controlar, que só geram culpa em ti.

Respeita teu próximo e não faças o que não queiras para ti. A única coisa que te peço é que prestes atenção em tua vida, que teu estado de alerta seja teu guia.

Esta vida não é uma prova, nem um degrau, nem um passo no caminho, nem um ensaio, nem um prelúdio para o paraíso. Esta vida é o único que há aqui e agora, é o único de que precisas.

Eu te fiz absolutamente livre. Não há prêmios nem castigos. Não há pecados nem virtudes. Ninguém leva um placar. Ninguém leva um registro. Tu és absolutamente livre para fazer da tua vida um céu ou um inferno. Não te poderia dizer se há algo depois desta vida, mas posso te dar um conselho: vive como se não o houvesse; como se esta fosse tua única oportunidade de aproveitar, de amar, de existir. Assim, se não há nada, terás aproveitado da oportunidade que te dei. E se houver, tem certeza de que Eu não vou te perguntar se foste comportado ou não. Eu vou te perguntar se tu gostaste, se te divertiste... Do que mais gostaste? O que aprendeste?

Para de crer em mim – crer é supor, adivinhar, imaginar. Eu não quero que acredites em mim. Quero que me sintas em ti. Quero que me sintas em ti quando beijas tua amada, quando agasalhas tua filhinha, quando acaricias teu cachorro, quando tomas banho no mar.

Para de louvar-me! Que tipo de Deus ególatra tu acreditas que Eu seja? Me aborrece que me louvem. Me cansa que agradeçam. Tu te sentes grato? Demonstra-o cuidando de ti, de tua saúde, de tuas relações, do mundo. Te sentes olhado, surpreendido?... Expressa tua alegria! Esse é o jeito de me louvar.

Para de complicar as coisas e de repetir como papagaio o que te ensinaram sobre mim. A única certeza é que tu estás aqui, que estás vivo, e que este mundo está cheio de maravilhas. Para que precisas de mais milagres? Para que tantas explicações? Não me procures fora! Não me acharás. Procura-me dentro... aí é que estou batendo em ti.

Hannah chorava, ria, lia novamente, Deus estava se manifestando por intermédio de Spinoza, então buscou saber quem ele era, e no rodapé da folha em letras miúdas dizia:

(Baruch Spinoza – nascido em 1632 em Amsterdã, falecido em Haia em 21 de fevereiro de 1677, um dos grandes racionalistas do século XVII dentro da chamada Filosofia Moderna).

Nesse momento, Hannah estava dentro de um templo com peças do século XVII, então começou a entender as conexões que a vida proporciona, pois nada é obra do acaso, tudo são conexões que vão ocorrendo em sincronicidade com o fluir da vida.

Depois de passar semanas correndo por igrejas, templos e sinagogas, em uma folha impressa encontrou todas as respostas para suas indagações,

225

sabendo agora muito bem como iria organizar essa parte do que lhe coube observar, conjeturando:

– Se os humanos seguissem esta oração de Spinoza, muitas de suas crenças e limitações quanto à busca de Deus estariam resolvidas.

Uma nova etapa se descortinava para Hannah. Já estava entardecendo, a capela iria ser fechada, então Hannah saiu caminhando pelas alamedas, sem pressa, entrou em seu alojamento para arrumar seus pertences decidida de que iria começar sua jornada pelo mundo. Ela pensava como teria sido bem mais simples e seguro se estivesse junto com seus dois amigos e parceiros de missão, e saudosa enviou uma mensagem telepática que os amava muito e estava bem e feliz.

Hannah adormeceu orando, com uma fé diferenciada.

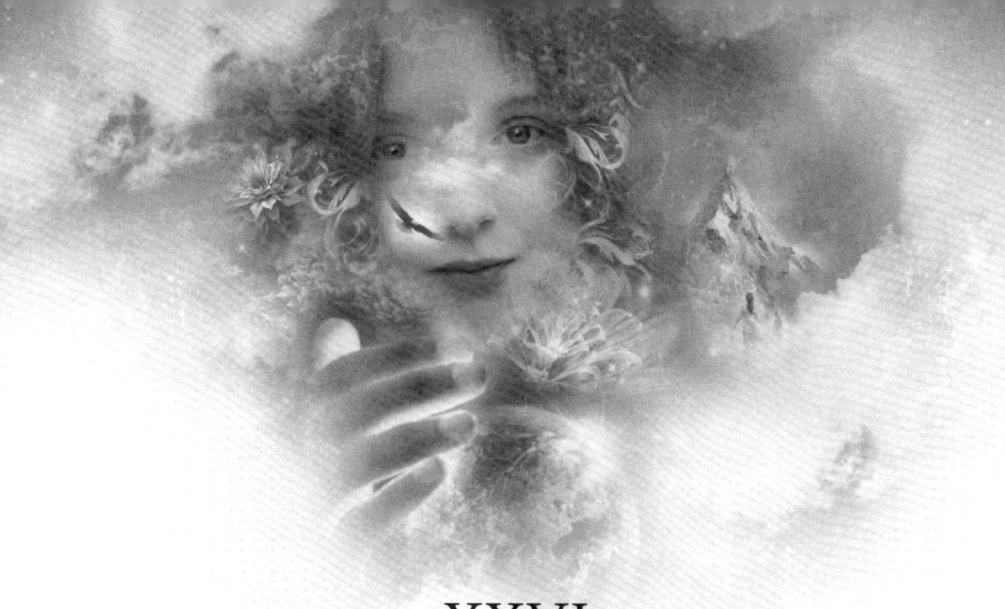

XXVI
Encerrando a primeira etapa da jornada alquímica

Mestre Sahnat, após ter trabalhado nas Montanhas Azuis no milênio passado, agora viaja pelo mundo como mentor, professor e palestrante, no auxílio do despertar e controle dos sentimentos, tornando-os claros e verdadeiros. Os anos de 2000 até em torno de 2005, definitivamente, serão para os humanos palco de muitas mudanças radicais de vida e crenças, de decisões fortes e definitivas, muitos pela dor, doenças, separações, acidentes, perdas econômicas, outros pelo despertar de mentes e corações comprometidos com essa nova etapa planetária.

Era imensa a responsabilidade que recaía sobre todos os envolvidos nessa jornada, cada um com uma missão diferente, mas com o mesmo objetivo. Cinco anos passam rapidamente, quando mente e corações se encontram imersos e entregues na busca de criar algo, encerrando ciclos, fechando portas, abrindo portais de imensas possibilidades. Essa caminhada pelo planeta, paralelamente aos grandes aprendizados, foi para alguns pontilhada de muitas dores, dúvidas, sofrimentos físicos e emocionais, momentos de envolvimento com as suas sombras e do planeta.

Para os seres interestelares em missão, foi um grande desafio, pois além de terem que superarem-se, convivendo com a densidade gravitacional, teriam que sentir e trabalhar com o peso das emoções descontroladas que afloram constantemente. Superar-se, vencendo a si mesmos, foi um grande desafio, mas também a melhor forma de prepararem um projeto para a missão "Vitória da luz", para ser apresentado no futuro encontro já agendado. A trajetória de Hannah e seus dois amigos, em especial, ainda requeria uma definição afetiva sobre com quem ela iria dividir sua vida pessoal no futuro.

Enfim, chegou o dia 31 de dezembro de 2005, e todos se encontraram no interior da Montanha Auzangate. A última a chegar foi Hannah, que após ser recebida por Saint Germain, foi logo abraçada por seus companheiros de missão, Pedro e Inthi, com uma carinhosa e saudosa recepção. Imediatamente, por suas expectativas por tanto tempo reprimidas, foram dizendo que estava chegando a hora de muitas definições para os três. Hannah, porém, só queria ficar abraçada aos dois, pois sentira muito a falta deles. Agora, entre feliz e aflita, cheia de planos e entusiasmo a compartilhar, seu coração acelerado não permitia acalmar seu tremor, que passava por todo seu corpo, principalmente quando afirmou:

– Amo vocês. Eu os amo muito.

Sendo contestada pelos dois:

– Não, Hannah, não é assim que deve se expressar, chega de indefinições. Você tem agora que optar, chega de esperar, já se passaram cinco anos.

Todos olhavam curiosos para o trio, que continuava abraçado, com a expectativa de saber sua definição. Mestre Sahnat aproximou-se deles, quebrando aquele estado tenso que estava se formando e convidando-os a se prepararem para apresentar a todos o fruto de seus trabalhos e as devidas propostas para as próximas décadas.

Saint Germain, invocando a Divina Presença Eu Sou, pediu atenção e silêncio de todos, convidando-os a se aproximarem para participar de um dos momentos fundamentais para o futuro da humanidade:

– Estamos aqui reunidos com o objetivo de auxiliar a transição planetária, que já se iniciou, e hoje vamos ouvir vários relatos de observações e experiências de amigos interestelares que estão em missão pela Terra. Hoje eles apresentarão propostas para esse novo momento. Estamos todos bem conscientes do imenso poder guardado nos corações dos humanos, portanto cabe a nós neste milênio criar meios de ser despertado e de forma correta levá-los a utilizar suas capacidades inatas que estão adormecidas. É simples, mas eles ainda se enredam em buscar fora quando as posturas e direções sinalizam para dentro, no interior de cada um. Parecem palavras corriqueiras, mas a verdade intrínseca é somente esta: o poder está em acreditar, ter fé e entrar no fluxo do caminho do coração. Convido agora Luhan, Cristal e os demais de seu grupo para que venham aqui na frente e nos relatem o que vivenciaram e que propostas nos trazem.

Luhan e Cristal entraram de mãos dadas, orgulhosos, com um menino de 4 anos, filho do casal. Não conseguiam conter o sorriso de felicidade. O grupo que os acompanhou nessa trajetória com Lara e Nathan também se aproximou. Luhan, emocionado, falou:

– Passamos cinco anos convivendo em inúmeras comunidades e projetos de viver em grupo em várias partes do planeta, algumas bem-organizadas, outras nem tanto, mas todas sofriam de um mal comum: as diferenças das personalidades egoicas na forma de ser e atuar, e estas sempre interferiam de forma negativa no bom convívio que todos buscavam. Foram muitos lugares por onde passamos, e observamos que existe uma forte tendência e vontade das pessoas de buscar uma nova forma de bem conviver, e as comunidades vêm surgindo como uma nova alternativa, seja em grandes centros, em condomínios residenciais, ou fora de centros urbanos, na natureza, mas sempre com vida em comum, reunindo grupos de seres afins. A maioria com objetivo de auxílio mútuo dentro de uma convivência pacífica, e esta é muito importante, pois podemos afirmar com certeza que, pela nossa observação do mundo na natureza, sem a interferência e participação dos humanos, tudo se desenvolve com harmonia e paz, e o fundamento principal dessa vida harmônica, na natureza, é a cooperação, e não a competição. Competição esta que vem nas mentes humanas há milênios gerando conflitos, separação, insegurança e medos.

Fez uma pausa e continuou:

– Estamos trazendo uma nova proposta para as futuras comunidades, buscando desenvolver projetos de bem viver em comunidade, de forma harmônica, feliz, autossuficiente, resgatando as individualidades, valorizando-as, respeitando a privacidade de cada um, seguindo o exemplo da natureza, que deixa fluir, não compete e está em constante colaboração e doação em ciclos harmônicos que se repetem. Enfim, afirmamos que uma comunidade bem-sucedida sempre tem a sua frente um mentor coordenando e orientando suas ações. Mentorias neste milênio serão fundamentais.

Para encerrar, Luhan deu um passo à frente, puxou seu irmão, Inthi, e apresentou seu sobrinho. Foi um momento de muita emoção. Feliz, Inthi ficou abraçado naquele serzinho de nome Berilo sentindo nesse abraço algo familiar, inexplicável. Para quebrar o clima de emoções e lágrimas, foi sinalizado a Inthi que tomasse a dianteira e realizasse seu relato.

Inthi, visivelmente emocionado, iniciou sua apresentação lembrando que ela se baseou em como os seres humanos são influenciados por seus egos, vivendo e envolvendo-se em campos energéticos tóxicos, descontrolando suas emoções e sentimentos. Com auxílio de Dr. Andrés, concluiu que:

– Tudo, absolutamente tudo, o que ocorre com os humanos se deve à forma como sentem e pensam. E todo o futuro é construído em como são os pensamentos no presente, e pensamentos corretos e coerentes passam pelo autoconhecimento. Quanto mais eles se conhecem, menos medos terão e mais seguros e despertos caminharão no processo evolutivo. Posso tranquilamente afirmar a todos vocês que aí está a raiz, a origem de tudo que se relaciona às emoções. Asseguro-lhes que o DNA humano passa por um processo de mudanças intencionais que tem a ver com a evolução de cada ser, pois através do pensamento existe uma intenção vinda dos impulsos do coração, gerando mutações no DNA, e será aqui que nós vamos atuar em nossos projetos, focar no desenvolvimento de "intenções" corretas que mobilizem o processo evolutivo.

Inthi agradeceu telepaticamente ao Dr. Andrés por todo esse conhecimento adquirido e continuou entusiasmado:

– Ouçam agora com muita atenção: esta é a nova inteligência emocional, através das visualizações, para os seres deste milênio. Nossa proposta é de os humanos buscarem evoluir em seus processos emocionais sutilizando-os através do caminho do coração, pois quem vibra com amor e gratidão só terá bons sentimentos, emoções felizes leves e controladas.

Hannah ouvia encantada Inthi falar. Seu querido amigo havia dado um salto quântico no mundo das neurociências. Procurou com um olhar

Pedro, que estava se aproximando de Inthi, pois havia recebido o comando telepático que seria o próximo a dar seu depoimento. Abraçou Inthi, comovido, e o segurou pelo braço, mantendo-o ao seu lado, como se pedisse seu apoio para o que iria relatar.

Pedro teve como tarefa vivenciar tudo sobre guerras e conflitos que a humanidade vem há milênios sofrendo, tudo em nome de defesas de territórios, raças, religiões e outras crenças separatistas. Bastante emocionado, quase que se apoiando em Inthi, começou a falar sobre a forma desprovida de sentimentos, uma vez que os humanos matam e deixam-se abater em nome de crenças e filosofias que nem bem compreendem, mas adotam:

– O que vi nesses cinco anos foi uma inconsciência coletiva em relação ao real significado de sermos almas ocupando um corpo físico. Sim, somos seres espirituais tendo uma experiência humana na Terra, e o corpo é o veículo que usamos para essas experiências. Até agora, acreditaram que esse corpo estava regido por leis biológicas imutáveis, que funcionavam sempre da mesma forma, quer sejam seres bons ou maus. Agora, trago-lhes uma nova informação, prestem muita atenção, pois essa compreensão muito nos auxiliará em nossa missão aqui na Terra. Vejam bem.

Fez uma breve pausa e prosseguiu:

– Na medida em que as mentes e os corações vibram positivamente dentro do corpo físico, vão projetando outras e novas informações vindas desde o campo quântico que o envolve, desencadeando fortes e poderosas transformações no seu DNA, ou seja, os corpos também evoluem, sutilizam-se. Essa evolução passa com certeza pela forma como os seres vêm se conduzindo em sentimentos e atitudes. Quanto mais amor e harmonia vibrarem, mais seus corpos físicos se iluminam.

Pedro falou olhando para Inthi, comunicando telepaticamente que ambos estiveram trabalhando e buscando nas mesmas origens, o DNA, sinalizando estar muito feliz com a sintonia que estava se estabelecendo entre os dois, e entusiasmado continuou:

– Minha proposta é que sejamos condutores conscientes de nossos corpos, para que uma nova energia comece a tomar conta de todas as conexões neurossensitivas, através de emoções e sentimentos como grandes coadjuvantes na transformação deste momento planetário, desenvolvendo assim um maior respeito ao ser que habita um corpo físico. Ainda estou impactado com o que pude presenciar no dia 11 de setembro de 2001, nos Estados Unidos, no atentado ao World Trade Center em Nova York. Seres colocando sua própria vida em prol de filosofias, políticas e crenças de nações e em poucos minutos destruindo a vida de mais de três mil pessoas. Uma nuvem de medo, terror, indignação e impotência envolveu todo o planeta, e essas energias densas perduraram por muito tempo, ocasionando um atraso vibracional em todo o sistema de paz e harmonia que vinha sendo criado e mantido sob toda a noosfera.

Respirou fundo e seguiu:

– E nós que aqui estamos somos corresponsáveis por tudo que virá ocorrer. Mais que nunca, acredito que as almas que ora vêm ocupando corpos físicos e transitam pelo planeta são seres cada dia mais pacíficos, amorosos e comprometidos com a evolução massiva através dos acordes do coração. Escutem com o coração o que lhes falo. A minha proposta no hoje é a semeadura e o cultivo dessa amorosidade em todos os atos, pensamentos e sentimentos, para que as futuras colheitas sejam cada vez mais abundantes e pródigas de amor e gratidão. Com esse sentimento nos corações, as guerras e lutas no planeta se acabarão, pois não existe a mínima possibilidade de matar ao outro se estiver introjetado em todos os corações o sentimento de "ama ao teu próximo como a ti mesmo", como nos orientou nosso grande Mestre Jesus.

Pedro encerrou entusiasmado, olhando para Hannah, que se encontrava junto a Saint Germain. Mestre Mohan, carinhosamente, se aproximou dela para conduzi-la, era sua vez de falar. Ela deslocou-se com passos vagarosos até Inthi e Pedro, colocando-se entre os dois e pedindo mentalmente que ficassem ao seu lado. Luhan, Cristal e Berilo vieram somar em carinho e apoio a ela, que começou a falar. Estava irreconhecível, não era mais aquela menina de olhos ingênuos e tímidos, sua voz melodiosa sonora e clara envolveu todos os espaços do salão.

– Minha tarefa foi sem proteção dos mestres, para que eu pudesse viver, sentir e trabalhar em mim como humana os sentimentos negativos de falta de fé em um Ser Superior, postura esta que vem atrasando a caminhada evolutiva da humanidade. Entrei em contato profundo com medos, invejas, ciúmes, me magoei, me machuquei, sofri raivas, desenvolvi um coração rancoroso, senti todas as agruras e a miséria de um ser descontrolado em seus sentimentos e emoções; senti impotência, me perdi nas elucubrações mais baixas, desci ao fundo do poço, fiquei coberta de lama, frio, medo e vontade de desistir como humana, morrer. Foi nesse túnel escuro e solitária que pude encarar todas as minhas sombras criadas, dar-me conta de cada um desses sentimentos negativos, então olhei-os de frente e entendi que não eram meus, que eu não era aquilo que havia me transformado. Chorei, clamei, pedi ajuda e fui resgatada.

Emocionada, fez uma pausa e continuou:

– Foi então que entendi que a mente, o corpo e alma são testados até limites sobre-humanos, e somente quem tem acesso às vibrações vindas diretamente do coração consegue sobreviver, sair dessas vibrações densas, frequências baixas que levam a pessoa ao fundo do poço de suas possibilidades. Confiei em seres durante a minha caminhada, fui traída, machucada, corrompida, entendi não ser fácil manter relacionamentos sem, muitas vezes, se decepcionar e se machucar. Foi com muita dor e sofrimento todo este aprendizado.

Pedro e Inthi, atônitos, ouviam e olhavam sensibilizados tudo que Hannah relatava. Captando suas emoções, ela olhou para os dois, sorriu, respirou fundo e continuou:

– Aos poucos, fui me curando, me limpando física e energeticamente de tudo que eu mesma atraí e criei para mim, e foi nesse momento, quando encarei de frente meu lado sombra, que eu me curei, e hoje sei que essas curas irão por ressonância, vibrando, curando e limpando as gerações do passado e futuras em muitas dimensões. Hoje, de volta para a casa de minha alma, meu corpo, trago em minha bagagem a consciência da importância e do cuidado que teremos como seres humanos com o campo vibracional, pois somente ele e através dele que se oportuniza o encontro de energias afins que iremos atrair. Agora entendo mais do que nunca que semelhante atrai semelhante, portanto, se eu vibrar com amor, alegria, leveza, compaixão, vou atrair para meu campo seres com a mesma sintonia e frequência vibracional e, por ressonância, vou contagiar outros campos ao meu redor. Deus é quem mais sabe dos humanos, muito mais que eles mesmos, por isso nem sempre atende aos seus pedidos, e por esse motivo depois felizes eles oram: "Obrigada, Deus, por não ter atendido meus pedidos, e sim ter-me dado o que realmente era importante para mim".

Como sentia muita emoção ao relatar sua trajetória nesses cinco anos, fazia pequenas pausas para continuar falando:

– Por isso é importante lembrar e trazer bem claro para todos que devem ter muito cuidado com a forma como realizam seus pedidos a Deus ou a qualquer outra energia que acreditem, pois, na maioria das vezes, oram pedindo saúde para curar alguma doença, colocando a emoção de medo da doença, refletindo em sentimentos de medo de não ter uma saúde desejada. Temos que aprender a orar, visualizar de forma vibracional correta, trocando o sentido das orações e visualizações, não mais como pedintes suplicando para obter uma benção, e sim afirmar e orar agradecendo pela saúde perfeita, pelo corpo perfeito e saudável, mentalizando com fé e entrega, pois de nada adianta orar se não houver entrega. Saia do comando!

Hannah respirou fundo, era uma nova Hannah, suas vivências foram fortes e transformadoras. Era uma nova mulher que estava voltando. Os mestres tinham razão em terem separado os três nessa caminhada e buscas. Pedro e Inthi, com corações acelerados, a olhavam encantados, sim sua amiga havia voltado diferente, e essa diferença os deixava cada vez mais apaixonados. Hannah continuou falando pausadamente:

– A proposta que trago hoje é que usemos os meios de comunicação e divulgação, como rádio, tevê, editoras de livros, revistas, jornais, redes sociais e outras entidades éticas e honestas, formadoras de opinião, para que atuem através do ensino dos comandos corretos vindos dos impulsos mente/coração. Vamos usar todos os recursos audiovisuais para mobilizar e motivar as pessoas a identificarem e realizarem mudanças internas por haverem compreendido. E assim, quando tivermos influenciado um determinado número de pessoas, quando atingirmos uma massa crítica de mais de 50% de humanos comprometidos, por ressonância dessas pessoas identificadas, nossa mensagem irá reverberar e duplicar-se em forma exponencial por toda a humanidade.

Tomou um gole de água e continuou:

– Tenho como exemplo minha própria história de vida, venci minha sombra e desafiei minha capacidade de mudanças, fui ao meu limite, e posso com certeza afirmar: é possível, sim, olhar as nossas sombras e iluminá-las com coragem e humildade. Temos que ser humildes para reconhecer que não somos perfeitos, saber pedir perdão e auto perdoar-se. Acredito nesse poder mental vibrando em ondas curtas e frequências altas, com gratidão e clareza tudo é possível, o Bem sempre ilumina e dissolve as trevas. Vamos, a partir de janeiro de 2006, iniciar pelas crianças que em 2020 já serão jovens e adolescentes despertos. Temos que investir nessas mudanças de paradigmas na base dos humanos, depois teremos mais 30 anos para irmos trabalhando e implementando até 2050. Dessa forma, por ressonância, vamos trazer mais e mais humanos para o despertar rumo a esta dimensão, que sempre esteve presente no mundo das possibilidades e dentro de cada um.

Respira fundo e segue:

– Teremos que ter nesse período, em todos os recantos do planeta Terra, mais humanos comprometidos, buscando, criando, desenvolvendo meios e técnicas que possibilitem, que facilitem o real desenvolvimento do sentimento de amor, que saibam usar suas emoções de forma inteligente. Uma nova consciência para o amanhã através dos impulsos fortes do coração. E somente então o momento tão esperado e proclamado por todos os seres de luz, avatares que aqui estiveram, se concretizará na nova Terra, que se ilumina e floresce pelas vibrações dos corações dos humanos em uníssono.

Pedro, Inthi, Luhan e Cristal a ouviam impressionados com a nova Hannah, agora forte, segura, convicta, serena e madura em suas colocações e considerações. Ela respirou fundo novamente, olhou para seus amigos e visivelmente emocionada completou:

– Uma de minhas decisões agora publicamente a revelo: decidi que vou ficar aqui na Terra, vou permanecer, pois quero contribuir, trabalhar e aqui estar colhendo a linda semeadura de sementes de amor que já se iniciou.

Pedro e Inthi a olharam ansiosos, com corações acelerados, esperando a segunda e tão importante decisão. Ela decidiu ficar na Terra, mas com quem iria compartilhar sua existência ainda era um segredo. Hannah desviou o olhar dos dois. Todos que sabiam que ela teria que apresentar sua decisão e escolha a olhavam esperando-a continuar. O ambiente foi ficando tenso, e Hannah voltou-se para Mestre Mohan como se pedisse socorro. Este, captando sua mensagem e pedido de ajuda, veio em seu auxílio declarando encerrado o encontro e convidando a todos para confraternizar, saboreando as delícias de sucos, frutas pães, geleias e bolos preparados especialmente para o encontro.

No início, um clima estranho perdurou por alguns instantes, mas por discrição ninguém comentou nada em voz alta, só as mentes não conseguiam calar a pergunta: "com quem Hannah iria ficar?" Todos amavam e admiravam igualmente Pedro e Inthi e agora pensavam não ser justo mais uma vez essa decisão ser postergada. Aos poucos, esses questionamentos e emoções foram sendo esquecidos e abafados por muitas vozes e conversas de todos querendo contar, saber e comunicar tudo que havia acontecido em detalhes nos últimos anos. Hannah afastou-se silenciosamente, saindo antes de todos do salão.

No final do encontro, foram orientados a deslocarem-se até a cidade de Cuzco, onde já estavam sendo esperados, e todos foram deslocando-se através de uma entrada escondida entre um paredão de pedras com uma parte ainda coberta de neve por detrás de uma cachoeira. Saíram em um ponto alto da Montanha de Auzangate e de lá, de forma tranquila e com maestria, seguiram teletransportados até a cidade de Cuzco, uns 75 quilômetros próximo do local onde estavam, hospedando-se num mosteiro do século XVI transformado em hotel próximo à Plaza de Armas del Cuzco.

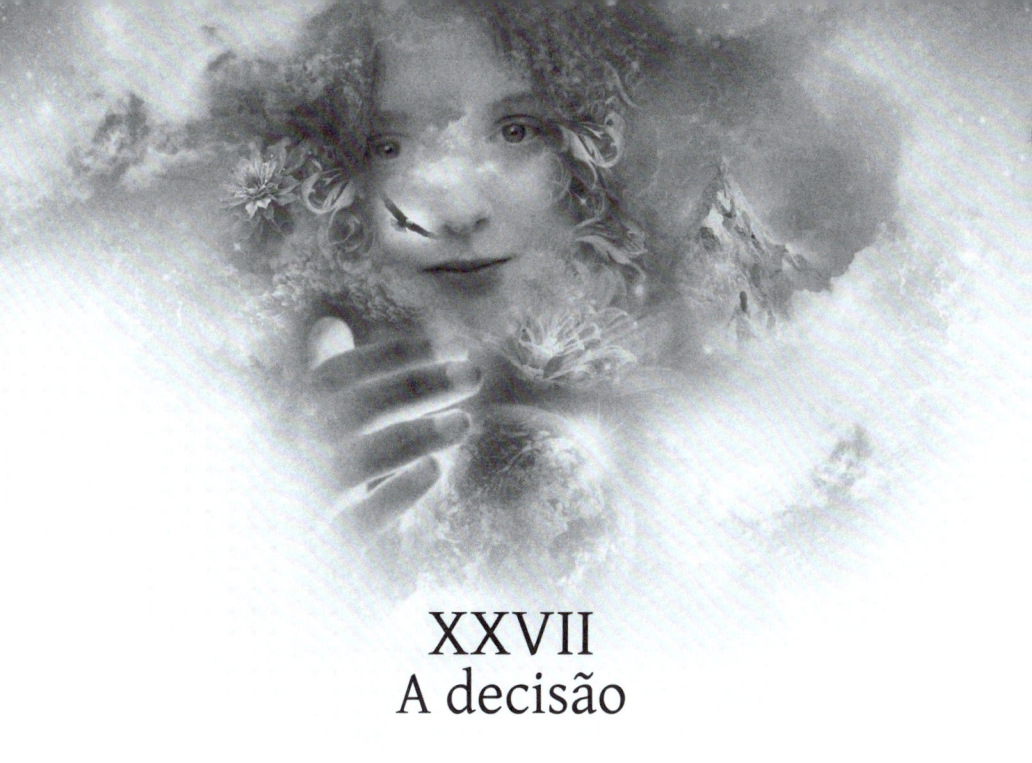

XXVII
A decisão

Com todos acomodados em seus quartos, Hannah, ainda muito tensa e ansiosa, saiu furtivamente de seus aposentos em busca de um recanto mais solitário e discreto. Passou por um lindo jardim que estava vazio, de um pátio interno do Mosteiro-Hotel, dirigiu-se a um canto próximo a uma fonte e, escondida entre os arbustos, sentou-se apoiando as costas no tronco de uma imensa árvore, deixando-se levar por um diálogo interno. Foi uma verdadeira avalanche de questionamentos, pois sabia que ainda nesta noite teria que definir-se, dar uma resposta e que seria uma decisão definitiva para seu novo momento como mulher e humana. Cinco anos haviam passado, mas seu coração conservava a mesma indecisão. Já havia declarado publicamente que decidira permanecer no planeta, porém seus amigos aguardavam uma resposta, então orava pedindo uma luz, um sinal, uma forma que a ajudasse a definir-se de forma correta, sem magoar os dois seres que ela mais amava e tinha consideração. Intuitivamente, sentiu uma presença, voltou-se encontrando Pedro a contemplá-la com muita ternura e amor.

– Olá, Pedro, estava pensando em vocês, pois preciso da sua ajuda para tomar a decisão certa, vem cá, se senta aqui pertinho de mim, me abraça, preciso mais uma vez confessar que senti muita falta de vocês dois.

– Hannah, o "vocês dois" está terminando, tem que definir por um de nós. Eu amo você e todo esse tempo pensei em você, meu coração conservou intacto meus sentimentos. Tive algumas oportunidades ao conhecer e conviver com outras jovens nesse período, mas sempre que tentava me aproximar e estabelecer um contato mais íntimo, sua imagem e seu olhar se impunham em minha mente e coração. Assim, hoje posso afirmar que eu realmente a amo, desejo e o que mais quero é viver para sempre ao seu lado, sendo felizes.

Hannah olhou profundamente dentro dos olhos de Pedro, e ficaram alguns segundos a se fitarem. Uma onda de vibrações foi aumentando, criando um só campo de energias amorosas em tons de luzes e cores. Parecia que estavam subindo, imersos num céu estrelado onde só existiam dois corações batendo forte, e o tempo parou. Pedro foi aproximando sua face, tocando suavemente a pele quente e ruborizada de Hannah, que instintivamente fechou os olhos, e todo seu corpo estremeceu, sentindo os lábios de Pedro tocarem os seus, com toques leves. Ele repentinamente parou, afastou-se um pouco a olhando com muito amor, e Hannah abriu os olhos, fitaram-se apaixonados, felizes, entregues a esse momento mágico. Uma avalanche de emoções explodiu em sensações agora incontroláveis, abraçados, beijando-se, tocando-se, descobrindo emoções, sensações incríveis e fortes, sentimentos que estavam adormecidos e abafados à espera de serem despertados. Agora não queriam nem conseguiam parar. Pedro a abraçava cada vez mais forte, foi quando extasiado de tanto amor, ouviu a tão esperada frase:

– Pedro, eu te amo, te amo, te amo, sim, eu te amo, quero ficar contigo, quero seguir minha vida contigo, dividir meu espaço neste planeta junto a ti. Seremos uma família humana feliz e...

Pedro arrebatado, calou sua voz, beijando-a apaixonadamente, quando de repente parou e ainda abraçado a ela, não pôde deixar que um pensamento seu voasse diretamente para seu amigo Inthi, e Hannah telepaticamente captou seus pensamentos, falando:

– Vamos agora mesmo ao seu aposento falar com ele. Temos muito para conversar nós três, sei que temos uma missão em comum e nossa decisão de assumirmos viver uma vida como casal não poderá perturbar nosso compromisso maior. Nós dois amamos muito Inthi e vamos antes de conversar com ele fazermos um pacto, vamos buscar respeitar seus sentimentos e não magoar seu imenso coração amoroso.

Pedro concordou emocionado, sempre tão seguro e tendo o domínio sobre qualquer situação, agora sentia um tremor ansioso, mas não era medo, era um sentimento diferente que não conseguia explicar, também não era pena, não, era talvez aquele sentimento que Mestre Mohan havia um dia comentado e denominado: compaixão, que seria uma forma de compreensão e estado emocional de empatia por outra pessoa; compadecer-se sem ser piedade, colocar-se no lugar do outro e sentir sua emoção e vibrar mentalmente, dando-lhe força e apoio através de energias positivas.

Saíram de mãos dadas pelos corredores, com corações acelerados. Chegando ao quarto de Inthi, a porta se abre antes que eles batam, e ele olha os dois juntos. Antes que Hannah falasse, ele adianta-se, puxando-os para dentro de seu aposento e fazendo-os se sentarem. Com suavidade, disse:

– Meus queridos, vou poupar-lhes o constrangimento ou a busca de palavras corretas e amorosas para me comunicar que vocês descobriram que se amam de uma forma muito linda e intensa. Eu os amo o suficiente para confessar a vocês que inexplicavelmente estou tão feliz com a descoberta e decisão de vocês que não sei se assim me sentiria se fosse eu o escolhido por Hannah, pois apesar de ainda amá-la muito, também sinto um imenso amor e respeito por Pedro, portanto, a decisão de Hannah me deixa leve e feliz duplamente por vocês, que são meus grandes amores aqui na Terra.

Hannah e Pedro ficaram mudos, sem palavras, com mil pensamentos e questionamentos: "Como combinarem agora e se organizarem os três para continuarem sua missão sem que essa decisão viesse influenciar no que estava por vir?" Inthi enfático continuou:

– E tem mais, tenho um pedido a fazer e não aceito recusas. Gostaria que amanhã vocês me acompanhassem teletransportados até a Pirâmide do Sol. Inthi quer dizer em linguagem quíchua Sol, é lá onde tem a antiga cidadela de Teotihuacán, que fica no México, pois bem, soube que tem uma pirâmide que é uma das mais altas do mundo, possui 71 metros de altura e em torno de 223 metros de cada lado, imaginem que foi construída entre os anos 1 e 150 d.C. e tem origem asteca.

Parecia que Inthi estava tendo dificuldade de falar o que queria e perdia-se em relatar detalhes sobre essa pirâmide. Por fim, respirou fundo e disse que havia tomado uma decisão caso não fosse o escolhido por Hannah. Em conversas com seus amigos em Auzangate, ficou sabendo que essa pirâmide é na verdade mais uma estação interestelar de chegadas e saídas aqui nas Américas. E falou como se desse um comando sem possibilidade de mudanças:

– Pedro e Hannah, gostaria que vocês me acompanhassem até lá, pois pretendo de lá partir como uma alma em missão voltada ao planeta Terra, na busca de mais seres interestelares que possam ser sensibilizados a vir auxiliar nosso trabalho que juntos nos comprometemos. Dessa forma, poderão, nos próximos anos e décadas, reencarnarem como humanos aqui. Sei que temos uma missão em conjunto, não me esquecerei e prometo a vocês que um dia ainda nestes próximos anos terrestres voltaremos a nos encontrar. Voltarei para junto de vocês, que amo tanto, não vou falhar para com nosso compromisso, sei que muito ainda teremos a realizar.

Hannah e Pedro, surpresos com a comunicação de Inthi, sentiram que não haveria argumentos para dissuadi-lo de sua decisão e também sabiam da importância deste trabalho de captação de mais seres interestelares, pois depois das últimas apresentações na Montanha de Auzangate, estavam bem cientes que seria um trabalho hercúleo, que exigiria muitos seres comprometidos no auxílio e resgate da essência humana.

Saíram pelo hotel a procurar os Mestres Sahnat e Mohan juntamente com seus amigos para comunicarem a dupla decisão dos três amigos, de que Hannah e Pedro decidiram assumirem-se mutuamente como casal e Inthi de partir no dia seguinte para outras dimensões. Ficando então combinado que nesta mesma noite oficializariam em uma cerimônia íntima o casamento de Pedro e Hannah e, na manhã seguinte, sairiam teletransportados até Teotihuacán, no México.

Cristal e mais duas companheiras convidaram Hannah para irem às lojas de Cuzco comprar um lindo vestido de noiva, e elas também queriam comprar uma roupa especial para essa ocasião. Saíram felizes e tagarelas, deixando Berilo com tio Inthi nos jardins do Mosteiro-Hotel. Pedro e Mestre Sahnat foram até a recepção do hotel combinar e reservar um local para a cerimônia de casamento e jantar, sendo então informados que para esta noite todos os salões estavam reservados, ocupados. Há uma hora, um senhor reservou o último salão para uma festa de casamento e jantar, lamentamos, já está sendo tudo providenciado, salão, decoração, quarto suíte nupcial e os noivos Pedro e Hannah inclusive já se encontram hospedados aqui no hotel.

– Pedro e Hannah? – perguntou feliz Mestre Sahnat. – Quem poderia ter feito a reserva se estavam acabando de comunicar suas decisões?

O gerente surpreso e sem bem entender o que estava acontecendo, informou que a assinatura da reserva estava no nome do Sr. Germain, assim como todas as despesas já estavam pagas.

Eram 20 horas, e no salão reservado já estavam todos os convidados presentes. Mohan, Sunyata, Andrés, Athena, Comandante Diógenes, Lara e Nathan, emocionados, foram os padrinhos nesse momento especial para todos. No altar preparado e decorado com beleza e requinte, encontrava-se Pedro, nervoso, com Luhan e Cristal à espera da noiva. Saint Germain e Mestre Sahnat conduziriam a cerimônia. Um som de órgão suave inundou o ambiente, a porta se abriu surgindo o menino Berilo sorridente, vestido a rigor com um traje inca, abrindo caminho para a mais linda e feliz noiva, que vinha conduzida por Inthi, que a levou até onde Pedro se encontrava, beijando-a carinhosamente na testa e cochichando ao seu ouvido:

– Eu te amarei para sempre! Seja feliz!

E voltando-se, pegou a mão trêmula de Hannah entregando-a a Pedro, falando baixinho:

– Pedro, sejam felizes, eu amo vocês!

Saindo totalmente fora do cerimonial anteriormente combinado, Pedro estendeu os braços e os três se envolveram em um longo abraço, sendo imediatamente iluminados e envolvidos pela pirâmide fluida de luz violeta. Todos olhavam encantados. Bolas de luzes se tornaram visíveis por todo o salão, indicando que além dos convidados presentes fisicamente, muitos seres de outras dimensões, anjos, arcanjos e mestres também se manifestavam abençoando esse momento de muito amor e entrega.

A cerimônia teve início, e Saint Germain aproximou-se do casal, estendendo uma caixinha de cristal contendo dentro uma aliança de diamantes, orientando a Pedro que a colocasse no dedo anelar de Hannah e proferisse algumas palavras vindas do coração.

Pedro, num lindo e clássico terno claro, tomou as mãos de Hannah e olhando em seus olhos falou:

– Hannah, desde minha chegada à Terra, sentia-me perdido a navegar no mar das vibrações do planeta, com ondas de insegurança, de medos, insatisfação, e um vazio que só foi preenchido quando você surgiu em meu caminho, como um farol a iluminar-me e sinalizar uma direção. Na primeira vez que a vi, senti, decidi que seguiria por toda minha vida ao seu lado, mesmo que fosse de longe, e assim me mantive por algum tempo, me nutrindo de sua presença, regenerando as feridas do vazio que não mais existia. Eu tinha a sua imagem clara quando fechava meus olhos ao adormecer e era sua figura ao amanhecer que se fazia presente. Começamos a trilhar os mesmos caminhos, e sua presença deu um novo sentido à minha existência humana. Quando olhou dentro de meus olhos pela primeira vez, senti-me feliz e, ao mesmo tempo, perdido, pois um amor muito forte começou a pulsar, tirando-me de meu eixo, e olha que eu sempre primei pelo meu controle físico, mental e emocional.

Todos riram confirmando o que Pedro estava confessando, e emocionado ele continuou:

– Quando nossa missão nos aproximou mais e mais, cada dia foi ficando difícil segurar tanto amor, ternura, atração, como uma vontade insistente e envolvente, deixando-me sem ação e controle. Sim, eu estava totalmente perdido e só me encontrava se estivesse ao seu lado. Hoje a vida está me presenteando, estou por recebê-la como minha mulher para juntos caminharmos e realizarmos nossos sonhos e missão. Sem mais me estender: eu, Pedro, a recebo Hannah como minha mulher e prometo, além de muito amá-la, seguir seus passos, realizar seus sonhos, cuidá-la e protegê-la todos os dias de nossas vidas.

Trêmulo, Pedro colocou a linda aliança de diamantes no dedo de Hannah, que olhando firme para Pedro falou:

– Eu, Hannah, o recebo Pedro como meu marido e prometo, além de muito amá-lo, seguirmos juntos nesta caminhada no planeta, desenvolvendo primeiramente em nós como humanos e depois por ressonância por toda a humanidade nosso imenso amor e gratidão pela oportunidade de estarmos juntos nesta missão de amor e doação.

Com a benção dos mestres e de todos os presentes, a noite se estendeu, sendo servido um banquete irretocável. Saint Germain brindou a todos tocando piano e depois violino, trazendo sons de outras esferas de luz, cores e sons envolvendo em uma tênue atmosfera de muita ternura e leveza, transformando a tudo e a todos em muita paz e plenitude.

Comandante Diógenes, talvez pelo clima diferente que pairava no ar, estava romanticamente encantado por Athena. Conversavam felizes quando Mestre Sahnat veio até sua mesa e sem rodeios foi sugerindo e convidando Athena para ir com o Comandante auxiliá-lo nas Montanhas Azuis na preparação dos seres interestelares que estavam por chegar. Ele ainda seguiria por mais alguns anos viajando pelo planeta preparando e despertando pessoas e grupos para esse novo momento planetário.

Berilo não saía de perto de Inthi. Luhan, encantado, comentou com Cristal sobre essa linda afinidade que se estabelecera entre tio e sobrinho, lembrando que seu nome Berilo lhe fora dado por ser um cristal translúcido azul e dourado ligado ao chacra da coroa e o solar. Cristal, muito intuída, captou telepaticamente uma mensagem vinda de outras dimensões; sorriu, emocionada e feliz, e foi abraçando fortemente Luhan e dizendo:

– Bem-vindos! Eles estão aqui!

Alejandro e Alicia, em forma de luz imantada, se faziam presentes nessa festa maravilhosa que estava integrando todos os seres de muitas dimensões àqueles seres já entregues em missão aqui na Terra.

Já era tarde quando todos foram se retirando, ficando combinado de se encontrarem no jardim central do Hotel Monastério no final da manhã seguinte aqueles que quisessem acompanhar Inthi à sua nova jornada. O casal foi conduzido a um quarto nupcial especialmente preparado para recebê-los. Vasos de porcelana finíssima com lindos ramos de rosas e jasmins-do-campo enfeitavam o local, e uma linda e macia colcha de cetim branca cobria uma imensa cama, convidando-os a pela primeira vez e para o resto de suas vidas a compartilhar do mesmo espaço.

Depois de trocarem de roupa, juntos na cama, Hannah tomou a mão de Pedro e timidamente lhe fez um pedido:

– Pedro, meu querido amado e agora meu marido, nestes últimos dias foram muitas emoções, decisões e sentimentos fortes aflorando, sinto-me cansada, exausta, gostaria de lhe pedir que hoje compartilhássemos desta cama abraçadinhos, carinhosamente aconchegados. Estou envergonhada, mas temos que falar sempre e tudo que sentimos e pensamos. Hoje gostaria de adormecer ao seu lado, deixando para outro momento iniciarmos nossa vida mais íntima como casal.

Pedro, surpreso, mas ao mesmo tempo no controle de suas emoções, a tranquilizou:

– Sim, Hannah, seus desejos, sentimentos e vontade a partir de hoje são para mim meus também. Vem! Deita-se aqui ao meu lado, quero que adormeça sentindo meus braços e meus beijos. Eu te amo, eu te amo.

Hannah sentiu-se feliz e aconchegou-se ao corpo de Pedro, sentindo seus braços fortes a envolverem, e um forte arrepio percorreu sua coluna, estremecendo de alegria e prazer. Procurou seus lábios para um beijo, que se prolongou em novas descobertas de um êxtase e sensações que lhe eram totalmente desconhecidas. Suas mãos percorreram deslizando com suavidade as costas de Pedro, que começou a gemer, sentindo um prazer indescritível. Era a primeira vez que as mãos de sua amada acariciavam suas costas, e tentava controlar um forte impulso de seguir em frente dando vazão a todos aqueles sentimentos e vontades contidas por tantos anos.

Pedro, encantado e cuidadoso, a beijava e acariciava suavemente, deslizando sua mão pelos seus seios, por cima da seda que os cobria, e sentiu por alguns segundos sua mente sair do comando, perdendo toda a cautela. Com esforço, afastou-se dela, e a olhando nos olhos, ouviu a mais linda frase que um homem apaixonado poderia ouvir:

– Pedro, eu te amo, eu te quero, eu quero ser sua mulher totalmente, vem.

Hannah sentiu um prazer indescritível, esquecendo-se de seu cansaço e de tudo que havia pedido e proposto. Aconchegou-se mais, enroscando-se totalmente ao corpo de Pedro, que já se esforçava para controlar seu ímpeto. Numa vibração de êxtase, entregaram-se, seduzidos por sensações de prazer e arrebatamento que os levava a esferas de uma excitação tal que juntos culminaram num orgasmo de encantos, delícias, magia, sinalizando como um prelúdio de tudo que iriam viver para o resto de suas vidas. Adormeceram felizes, abraçadinhos.

O dia amanheceu, cobrindo de brumas toda a cidade de Cuzco, e o sol demorou a se manifestar por entre as nuvens. Todos já se encontravam nos jardins com Mestre Sahnat prontos para partir. Inthi, secando lágrimas que não conseguia disfarçar, aproximou-se de Cristal, Luhan e Berilo para abraçá-los e se despedir, pois eles não iriam até as pirâmides, iriam aguardar com os demais do grupo em Águas Calientes, junto a Machu Picchu. Já estava combinado que na volta de Teotihuacán, todos se reuniriam no Vale Sagrado para receberem orientações dos mestres de como e onde seriam os próximos anos de missão no planeta Terra.

Sendo advertidos por Mestre Sahnat que deveriam apressar seus deslocamentos de teletransporte, pois o grupo que iria partir para outras dimensões estava sendo preparado em Teotihuacán e estavam somente esperando por Inthi e seus dois companheiros. Tinham que cumprir um horário bem pontual para a passagem para outras dimensões, deveria ser exatamente no momento que era formado um canal de luz com seus raios solares, banhando verticalmente a pirâmide do Sol, próximo ao meio-dia.

Já familiarizados com os procedimentos, foram imediatamente teletransportados para Teotihuacán, diretamente para uma porta de entrada lateral, invisível para muitos, mas que dava acesso a um túnel para dentro da Pirâmide, longe do movimento de visitantes e turistas. Olharam rápidos o entorno. O local era muito lindo e mágico, dando muita vontade de ficar contemplando e visitando tudo, mas como estavam sendo esperados, entraram rapidamente até um salão aparentemente vazio. Ao elevarem suas vibrações, logo foi se materializando uma escadaria de mármore branca e prata em outra dimensão com uma plataforma, um gateway, num portal de luz onde os outros os esperavam.

Inthi voltou-se para Hannah e Pedro, cuidando ao máximo para não deixar a emoção tomar conta de seus corações, mas há sentimentos que são maiores que todas as decisões de autocontrole. Trêmulo, sem conter mais as lágrimas, abraçou-os dizendo:

– Me aguardem, eu voltarei para vocês, nossa pirâmide de luz não será desfeita, ela continuará por uns tempos vibrando em nossos corações e almas. Retornarei e vamos continuar juntos nossa missão. Amo vocês!

Foi desprendendo-se com dificuldade de seus abraços, numa decisão de ir, mas com vontade de ficar. Um sentimento de dualidade o envolvia, mas respirando fundo e tomando o comando de suas emoções, deu um passo à frente, seguindo de imediato atrás dos poucos que ainda eram visíveis, muitos já como almas libertas estavam atravessando o portal de luz rumo a outras esferas interplanetárias.

Passado esse momento de fortes emoções, Hannah e Pedro retornaram de imediato para a entrada da Pirâmide do Sol, e Pedro, como era apaixonado por pirâmides, havia pedido ao Mestre Sahnat autorização para ficarem mais algumas horas caminhando pelo local, onde se estendia o vale de Teotihuacán. Queria conhecer a pirâmide da Lua e do Sol e todas as ruínas de uma antiga cidade que era conhecida como o local de muitas pirâmides mesoamericanas ou sul-mexicanas, com uma arquitetura construída na era pré-colombiana nas Américas. Foi autorizado a ficar ali até o entardecer passeando quem assim desejasse e combinado que na manhã seguinte se encontrassem no Pueblo em Águas Calientes, para irem até Machu Picchu juntos.

Anoitecia quando voltaram de Teotihuacán para o Hotel em Cuzco. Na manhã seguinte, teletransportados, todos se encontravam reunidos em Águas Calientes, ouvindo o som forte das águas correndo por entre as pedras do caudaloso e gelado Rio Urubamba, que atravessa o Vale Sagrado até o caminho que leva à cidade Sagrada dos incas. Mestre Sahnat então explicou:

– A partir de agora, nossos deslocamentos serão como todo e qualquer humano. Estamos em Águas Calientes e vamos de ônibus até a entrada da cidade de Machu Picchu, já adquirimos os ingressos. Vamos entrar pelas alamedas, escadarias e corredores sem pressa, sentindo as vibrações e os relatos que cada pedra neste local tem para nos contar. O relógio do Sol é o nosso ponto de encontro, e lá iremos conversar sobre as últimas orientações antes de nos separarmos por alguns anos.

Embarcaram juntos em um coletivo que parecia desafiar a gravidade ao subir os estreitos caminhos que levam à cidade de Machu Picchu. A cada curva da estrada, olhavam para baixo no vale e deliciavam-se com a paisagem bucólica que se descortinava com a visão do Rio Urubamba, que vinha serpenteando por entre as montanhas, ruidoso sobre as pedras, atravessando todo o Vale Sagrado. Tudo foi realizado com arroubos de entusiasmo pelas lindas e mágicas surpresas de tudo que vislumbravam, se divertindo muito com cada momento e com as situações diferentes e inusitadas, como a de terem a sensação de ser como os turistas curiosos, preparando-se para entrar em um sítio arqueológico. Isso despertava sensitivamente em todos um toque místico pelas muitas construções humanamente inexplicáveis, pedras empilhadas e artisticamente lapidadas em imensos blocos maciços, construídas sobre o pico de uma montanha com despenhadeiros desafiadores a qualquer engenheiro deste século, experiente e criativo e com maquinários de última geração.

Caminharam felizes, soltos e descontraídos, tocando nas pedras, sentindo suas vibrações, elaborando conjeturas, ouvindo algumas vezes mensagens intuídas. Foram tantas as sensações e os sentimentos despertados que alguns, em muitos momentos, deixaram lágrimas de pura emoção escorrerem por suas faces, com coração acelerado pelas emoções e pelo esforço físico das subidas através das pedras irregulares, escadarias íngremes e o ar rarefeito pela altura. Paravam em alguns pontos para refrescar-se e deliciarem-se com as águas que fluíam magicamente entre as pedras vindas do degelo das montanhas.

Andaram sempre subindo, explorando cada recanto, cada janela para as montanhas e os vales, até chegarem ao local combinado, o Relógio do Sol, denominado Intihuatana, que significa local onde o Sol é amarrado. É uma pedra inteira entalhada, medindo em torno de um metro e meio e dois metros de diâmetro. Esse bloco foi lapidado em várias faces, planos níveis e tamanhos, tendo na parte superior uma forma mais cúbica, matematicamente definida para medidas das horas dos dias e meses solares. Todas essas informações foram passadas por alguns estudiosos e arqueólogos, sendo que alguns sensitivos que não concordam com essas especificações afirmam que existe muito mais mistérios a serem desvendados nesse local.

O mestre olhou ao redor e percebeu que algo mágico estava acontecendo, pois o local que sempre era tomado por turistas e visitantes, misteriosamente, foi ficando vazio, permanecendo apenas o grupo recém-chegado. Sahnat, pedindo a atenção de todos, começou a falar:

– Será aqui neste local sagrado, com a energia poderosa do astro-rei, que lhes passarei informações importantes para as próximas décadas. Recordarei algumas coisas já faladas para que fique bem claro o que vamos realizar, enfim, tudo que está por vir nos próximos anos. E como estamos hoje em Machu Picchu, assim como em todos os lugares sagrados do planeta, aqui as energias de amor e equilíbrio planetários são mais fortes, e estas vibram e vão imantando as mentes e os corações das pessoas que estão nesses lugares. Mais tarde, de volta aos seus lares, surgem grandes mudanças nos seus padrões vibracionais, e nunca mais serão as mesmas, eliminando crenças limitantes que doravante não terão mais sentido, surgindo muitas ideias e ampla criatividade através da intuição, que cada vez mais estará sendo estimulada e aflorada.

E olhando o vazio, como se estivesse lendo nas entrelinhas, continuou:

– Até 2050, através deste trabalho de despertar dos humanos, que busca transmitir a uma grande quantidade de seres que se mantenham vibrando tão somente nas frequências altas, em ondas vibracionais curtíssimas do amor, será um momento em que se a massa crítica de vibrações se elevar a mais de 50%, o planeta entrará no seu processo de ascensão evolutiva em direção a outras dimensões. O processo de mudança se intensificará a partir de 2020, e como esse ano será o ano cósmico do Sol, irá iluminar todos os recantos da Terra, e tudo que for obscuro e trevoso virá para a luz. Será um ano difícil e desafiador para a maioria da humanidade no planeta, mas para que essa limpeza e seleção se efetue, será necessário que os humanos num mesmo momento e em todo o planeta passem por momentos de parar, olhar para dentro, reavaliar suas vidas e repensarem em como irão continuar sua caminhada a partir dessa data e de todos os acontecimentos que irão ocorrer com toda a humanidade. Depois desse ano, não serão mais os mesmos, mas sobre esse assunto, falaremos mais adiante, quando já estiverem mais de posse de todos os conhecimentos necessários.

Voltando seu olhar sobre Hannah e Pedro, continuou:

– Vocês, como casal, irão nos próximos anos entrar em contato e conhecer como vivem, sentem e pensam os povos da superfície, assim com os seres intraterrenos, suas formas de ser, sentir, que missão assumiram e em que condições. Mas vejam bem, muito do que foi ensinado não será igual à realidade que irão encontrar. Muitos dos humanos da superfície terrestre aprenderam nos bancos escolares que o planeta Terra é uma esfera densa e compacta, com aquecimento intenso e gradual na medida de adentram para seu interior, sem condições de qualquer tipo de vida. No entanto a realidade é outra.

Fez um pouco de mistério e prosseguiu:

– Segundo os exploradores desses locais e os resultados de sondas e tecnologias geológicas, existem centenas de milhares de túneis internos, atravessando todos os continentes, com muitas cidades intraterrenas, algumas com habitantes mais próximos das superfícies já vivendo num corpo humano. Ainda, porém, teremos muito que aprender e nos abrir para o mundo sutil e poderoso dos seres intraterrenos, que têm na sua essência características humanas, mas são mais poderosos e evoluídos.

Sahnat deteve-se, como para chamar a atenção de todos e confidenciar um lamento seu:

– Infelizmente, parte desses túneis que fazem parte da constituição terrestre vêm sendo, há milênios, habitados por seres trevosos, com ações e procedimentos terríveis. Num futuro breve, esperamos que comecem a ser eliminados e limpos, libertando assim milhões de seres humanos lá confinados em espécies de laboratórios de experiências inomináveis, com muita energia densa e doentia.

Pedro, sempre protetor e querendo tornar o momento mais leve, buscou tranquilizar Hannah, sendo surpreendido por essa nova mulher, agora forte, corajosa e segura de sua capacidade como um ser vindo das estrelas, quando ela adiantou-se falando:

– Mestre amado, tenho certeza de que até nosso próximo encontro, através de nossa ação pontual, firme e amorosa, muito do que a humanidade está passando neste início de milênio virá à luz, nada ficará oculto. Vamos levar luz, amor e cura a todos esses locais, túneis, galerias, passagens com estradas e condutos subterrâneos. Esse submundo será iluminado com nossa ação nas próximas décadas.

Pedro abraçou Hannah, que foi aplaudida por todos, que tocados com suas palavras, sentiram firmeza e convicção de que, sim, com Deus no comando tudo já deu certo.

Mestre então os orientou já num tom de despedida:

– Voltaremos agora a Águas Calientes e pegaremos um trem para Cuzco, de lá cada um isolado ou em grupos seguirá sua jornada alquímica com os humanos no planeta. Estamos em janeiro de 2006, e vocês já sabem o que fazer. Estaremos sempre em contato telepático e intuitivo com todos. Nos próximos anos, temos tarefas bem definidas a cumprir, e nosso próximo encontro será em dezembro de 2019, quando faremos um levantamento do que conseguimos realizar e o que deverá ser intensificado nas décadas seguintes, de 2020, 2030, 2040 até nosso final de missão em 2050, que na verdade não acaba, apenas passará por ter uma humanidade livre, leve e desperta, pronta a passar para uma outra dimensão.

Ainda estavam despedindo-se quando uma senhora peruana se aproximou do grupo, oferecendo pingentes para venda de um tipo de pedra comum na região, explicando ser a escultura da cruz inca ou andina em formato de chakana, que simboliza proteção e alto-astral para quem a possuísse. Todos compraram, alguns para colaborar com ela, outros para levarem uma lembrança desse dia e outros ainda para presentear alguns amigos distantes que talvez estivessem necessitando dessa energia vibracional de proteção e alto-astral.

Alguns retornaram a Cuzco para dali tomarem seus caminhos já programados para muitas partes do planeta, e era tão grande a alegria ansiosa de assumirem suas missões que o único sentimento ali presente, apesar de estarem partindo por um longo período sem se encontrarem, era a felicidade plena de que agora definitivamente estavam partindo para iniciar suas missões e propósitos que vinham se preparando até então.

Luhan e Cristal decidiram dedicar-se por uns dez a doze anos a viajarem pelo mundo, participando e auxiliando na criação de comunidades diferenciadas, com uma nova proposta de viver. Depois desse período, iriam escolher um local para criarem sua própria comunidade, que esperavam ser no futuro uma referência para as demais.

Pedro e Hannah com outros companheiros iniciaram sua jornada entrando em contato com pesquisadores, cientistas, enfim, todos os humanos envolvidos no mapeamento desses locais intraterrenos. Ficaram impressionados com a quantidade imensa de estradas subterrâneas que atravessam cidades, rios, lagos e oceanos. Concluíram que sempre existiu um outro mundo abaixo da superfície do planeta, e essa forma de vida, para os próximos anos, agora estava disponível para desvendarem e conhecerem.

Sempre que algo novo começa a se delinear nas mentes humanas, de início a reação é de muita resistência, e conforme a situação vai se tornando familiar no cotidiano, passa a ser incorporada, sem mais contestações. Baseados nessa afirmação, Hannah e Pedro sentiram que teriam um longo e paciencioso caminho no trabalho de aceitação da existência e trabalho cooperativo com os povos intraterrenos.

Depois dessa etapa em locais intraterrenos, ainda tinham muito a realizar, principalmente voltarem-se para a parte sociocultural. Para tal, eles criaram uma agenda a fim de seguirem viajando pelos grandes centros no mundo, ministrando cursos, palestras, trabalhando diretamente com empresas e empresários, preparando através de mentorias centenas de pessoas para serem duplicadores da nova forma de ser, sentir e pensar para a humanidade. Preparando editoras para lançamentos de obras especializadas no desenvolvimento integral do ser por intermédio da autoajuda. Estariam atuando diretamente na criação de espaços holísticos, esotéricos, com terapias complementares, com vistas a acelerar o processo de limpeza energética e de campos vibracionais, através de técnicas de terapias sutis que vão sendo passadas a muitas pessoas no planeta, como reiki, imposição de mãos, passes, mesas radiônicas, constelação familiar, cristalterapia, aromaterapia, fitoterapia, florais e muitas outras terapias maravilhosas que inundarão todo o planeta nos próximos anos.

Depois desse período de dez anos viajando, os dois escolheram um local para morar mais em definitivo, para terem mais tempo para escrever livros, gravar áudios e cursos de autoajuda e mudança de paradigmas. Buscaram um local isolado para ficarem focados e totalmente concentrados nessa tarefa de divulgação nas redes sociais, mas de forma sutil, afastados do tumulto das grandes cidades.

O tempo passou rápido. Todos estavam entregues a percorreram o planeta com grande entrega, dedicação e amor no trabalho de aumento positivo da massa crítica planetária dos humanos, se aproximando cada vez mais da possibilidade de muito em breve, ao despertarem, tomarem o caminho de volta à sua natureza original, que é sentir e atuar com o coração.

Chegamos ao ano de 2016, Mestre Sahnat, que havia passado todo esse período viajando pelos centros universitários do mundo, ministrando palestras, cursos, oferecendo vivências que conectam com a alma, encerrou essa etapa retornando às Montanhas Azuis, levando junto dezenas de adeptos que, durante sua trajetória, se colocaram voluntariamente como futuros trabalhadores da luz. Durante todo esse período que esteve fora, Comandante Diógenes o substituiu nas Montanhas Azuis.

A família de Luhan, Cristal e Berilo cresceu com o nascimento de Larimar, que tinha nome de pedra semipreciosa em homenagem à mãe de Cristal, que amava pedras. Lembrando que Larimar é a pedra dos golfinhos. Junto com os filhos, buscaram um local para começar um trabalho em comunidade com um projeto autossuficiente, com uma forma diferenciada de ser administrada, com novas propostas de relacionamentos entre seus moradores. Criaram normas e diretrizes com base na amorosidade e boa vontade, tendo como mantra a frase: "ama ao teu próximo como a ti mesmo", pois já eram sabedores de que só se pode dar aquilo que se tem o suficiente, e amor ao próximo seria a base de tudo nessa nova forma de viver em comunidade.

Depois de alguns anos implementando e dando certo como de antemão sabiam que assim seria, esse projeto iria ser apresentado ao mundo como um modelo de uma comunidade que deu certo, para ser criado e implantado em todos os continentes. O plano de morarem nas cidades intraterrenas foi ficando para bem mais tarde, agora cada dia mais estavam envolvidos e apaixonados pelo que estavam realizando.

Hannah e Pedro haviam há muito tempo decidido que iriam buscar um local tranquilo nas montanhas, mais próximo ao mar, para bem desenvolver essa etapa de suas missões, tendo encontrado no litoral do Brasil um lugar que chamaram de Paraíso na Terra, e para lá se transferiram para iniciarem a outra etapa prevista para ser realizada em redes sociais, rádio, TV, comunicação digital, contatos com editoras de livros e revistas especializadas, além de outras formas de ensinar, divulgar atendimentos psicoterápicos por intermédio das terapias complementares, sempre focados no resgate dos humanos neste momento planetário, cuja lição-base seria através da mensagem de busca constante de ser feliz, pois, na medida em que os seres sentirem em suas vidas de alma em um corpo físico a felicidade, mais próximos estarão do caminho da iluminação.

Comandante Diógenes, que havia assumido um relacionamento com Athena, agora juntos resolveram voltar à terceira dimensão, saindo das Montanhas Azuis, para iniciarem um trabalho de desenvolvimento de uma consciência real e verdadeira do livre-arbítrio, responsável, com base no sentimento de gratidão. Para tal, escolheram começar pelo complexo Amazônico, na região da tríplice fronteira, Brasil, Peru e Colômbia, onde 60% de sua extensão está contida dentro do Brasil.

Durante a mudança, foram sendo orientados sobre a tarefa que teriam, entre tantas, de desvendar e trazer ao conhecimento dos humanos tudo que existe na superfície Amazônica e no seu subsolo. Realizariam um levantamento dos potenciais e das riquezas que lá existem e sondariam nesses locais todas as possibilidades de possíveis cidades intraterrenas, suas galerias e seus túneis, que percorrem cruzando todo o planeta. Muitos mistérios estão nesse momento sendo desvelados, tudo está interconectado.

O tempo foi transcorrendo rápido. O ano de 2019 já estava entrando no mês de setembro, com muitos acontecimentos felizes e outros não tanto para a humanidade. Todos estavam se preparando saudosos para, no dia 31 de dezembro, se encontrarem. Agora com o tempo mais longo que tiveram de preparo e experiência, iriam apresentar seus projetos em funcionamento ou em andamento, e muitos ainda teriam que tomar uma derradeira decisão, se iriam continuar comprometidos com esse momento e missão planetária ou encerrariam suas passagens por aqui, retornando aos seus locais de origem.

Pedro e Hannah estavam morando no topo de uma montanha junto ao mar, em uma casa com imensa varanda de vidro, de onde de um lado se avistava os mais variados matizes de azul do mar e no horizonte o céu, do outro lado, no mesmo janelão dessa varanda, se descortinava uma exuberante floresta tropical, com uma linda cachoeira parcialmente escondida entre as árvores.

Hannah aproximou-se da janela, deliciando-se com o som da queda-d'água, que tinha um toque mágico, uma sonoridade diferente, onde o ruído das águas ecoava para o interior da montanha, com ligação de uma gruta que se conectava com o mar, onde em seu interior habitavam seus vizinhos e amigos intraterrenos.

Hannah e Pedro estavam sentados em uma chaise longue dupla contemplando o nascer do Sol, e ela comentou que sempre se emociona com esse momento e que se lembra de Inthi. Nunca mais tiveram notícias dele. Silenciosos, ficaram por um longo tempo abraçados apreciando os raios que já brilhavam alto nos céus. Pedro levantou-se, informando que iria para o estúdio que havia sido preparado especialmente para eles e funcionava no andar térreo de sua residência, onde estava sendo esperado por alguns jornalistas para gravar uma série de vídeos para um canal chamado YouTube, que vinha se tornando um excelente meio de divulgação e com grande acesso de público de diferentes idades e nacionalidades.

Hannah dirigiu-se para sua sala, a fim de dar continuidade a mais um livro que estava escrevendo. Enquanto Pedro se despedia com um beijo, ela o convidou para ao entardecer irem até a praia fazerem uma fogueira e festejarem o solstício da primavera e uma outra boa notícia que ela queria compartilhar com ele. Pedro, curioso, forçou para que ela contasse, fazendo cócegas e beijando seu pescoço, mas Hannah, rindo muito, manteve-se firme, prometendo que à luz do fogo à beira da praia iriam conversar.

O dia transcorreu rapidamente, com cada um imerso em seus compromissos. Estava entardecendo, e os últimos raios de Sol tingia o horizonte de um laranja amarelo-ocre. Pedro e Hannah estavam com a fogueira iniciada. Ela colocou uma coroa de flores naturais enfeitando seus longos cabelos, trazendo para Pedro uma guirlanda de crisântemos brancos. Estava tudo preparado para os festejos da entrada do solstício da primavera. Hannah então se levantou e começou a dançar ao redor do fogo. Pedro, encantado, pensava como ela estava linda com a luz das chamas a iluminar seu rosto. Lembra-se que tinham mais um motivo para comemoração, pedindo a ela que não o maltratasse mais, pois sua curiosidade estava extremamente aguçada.

Hannah, feliz e sorridente, veio se sentar ao seu lado e solenemente lhe comunicou:

– Pedro, vamos ser pais, hoje cedinho fiquei sabendo que estou grávida, que meu ventre está acolhendo uma alma para viver uma vivência humana, e nós fomos os escolhidos para receber esse ser, que em poucos meses chegará, temos que nos preparar. Quero ser uma mãe muito especial e amorosa. E você, querido e futuro papai, o que me diz? Está tão calado?

Pedro, feliz, abraça Hannah, sua alegria era imensa, e foi neste instante de pura alegria e magia que perceberam um halo de luz se formar no entorno deles, em forma de uma pirâmide lilás. Eles se olharam, explodindo de felicidade, e Pedro colocou a mão no ventre de Hannah, e com seus corações humanos exultantes deram boas-vindas a esse novo coraçãozinho que pulsava feliz já bem aconchegado no ventre da sua futura mamãe. Inthi estava retornando, agora na condição de filho, para juntos, novamente os três, como almas em missão planetária, darem seguimento a sua missão. Logo cutucou fortemente o ventre de sua mãe, sendo percebido pelo emocionado e feliz papai como um sinal de que muito breve suas missões de almas interestelares no planeta Terra teriam sua continuidade.

Fim

Outras publicações da série

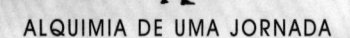

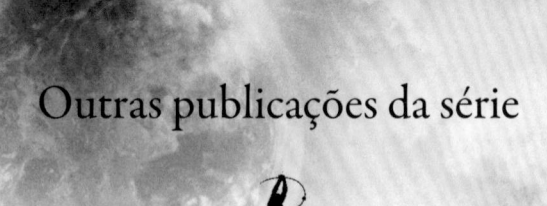

ALQUIMIA DE UMA JORNADA

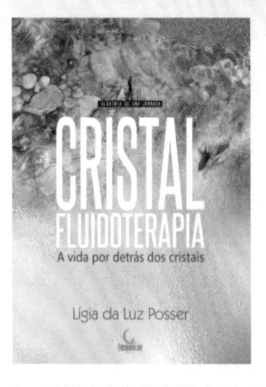

160 págs. | ISBN: 978-85-5527-009-3 | 16 x 23cm

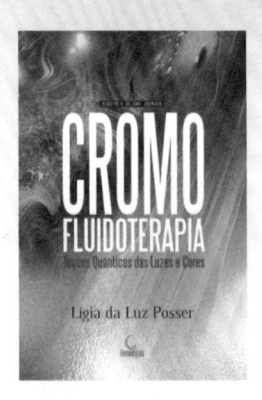

188 págs. | ISBN: 978-85-55270-86-4 | 16 x 23cm

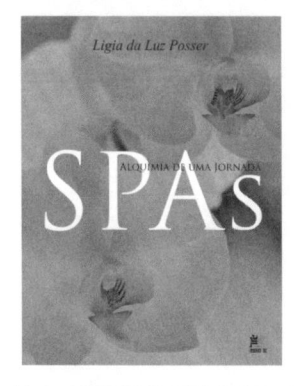

448 págs. | ISBN: 978-85-99275-42-9 | 21 x 26cm

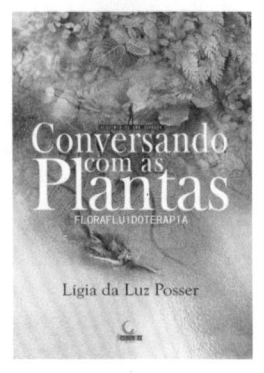

200 págs. | ISBN: 978-85-55270-42-0 | 16 x 23cm